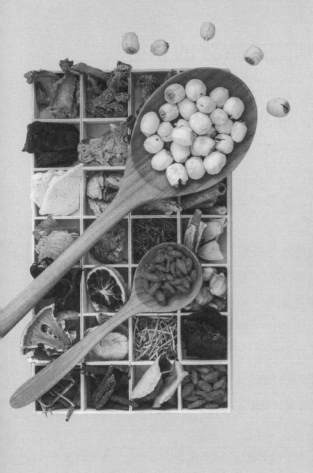

方脈小品

——中醫各科臨床診治要點

師承**五千年中醫文化**，

跟隨世中聯消化病專委會理事**陳曉明**醫師，

帶你**不走彎路**，

快速掌握**中醫臨床診治要點**！

中醫博士
陳曉明 著

從理論到臨床實踐的正道

中醫學博大精深，孫思邈在《大醫精誠》中曰：「世有愚者，讀方三年，便謂天下無病可治；及治病三年，乃知天下無方可用。故學者必須博極醫源，精勤不倦，不得道聽塗說，而言醫道已了，深自誤哉。」說明了中醫理論學習和臨床實踐之間有一道很難跨越的坎。如何跨過這道坎，是中醫學生成為臨床醫師必須面對的一道難題。

中醫臨床上有兩大關鍵核心技術——

一是識證。識證包括辨病和辨證兩個層面。辨病方面除了有歷代醫家給我們留下的寶貴經驗外，建國後，國內各中醫藥大學和中醫院於數十年中西醫結合研究中，對中醫的病及西醫「病」的中醫診斷也做了大量的研究，總結定立了診斷標準。辨證則是中醫相對於西醫學及其它傳統醫學的特色之一，病名確定之後，必須進一步進行辨證，才能發揮中醫思維，在錯綜複雜的臨床病證中找出靶心，有的放矢。

二是遣方。方之所主，不在經時古今，而期以治病。古今醫家，在長期臨床中積累了大量的經驗，留下了眾多行之有效的方劑。如何把前人的經驗轉化為自己治疾療病的武器，就是有效遣方的第一步。之後積累更多臨床經驗後，再進一步掌握因法製方，形成有個人特色的處方用藥。

張仲景在《傷寒論》的自序中，提到他的治學方法是「勤求古訓，博采眾方」。即通過繼承前人的經驗，通過實踐，加以發揮。這就是從理論到臨床的正道。

我的博士研究生陳曉明，在中醫臨床前線工作多年。在日常

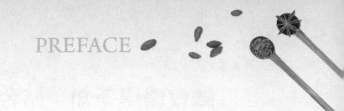

實際診療的基礎中撰《方脈小品》一書，探討了在臨床上如何初步掌握以上兩大核心技術的要點，為初學者如何從理論過渡到臨床提供了一條道路。我很開心為他作這篇序，願莘莘中醫學子能從中獲益。

黑龍江中醫藥大學附屬第一醫院

國家名老中醫

謝晶日 教授

辛丑孟夏於冰城哈爾濱

3

融會醫學新知，結合臨床實踐

中醫藥學是我國優秀民族文化遺產的一個重要組成部分，是國學中的精粹。國學有四個層面：一是物質層面，如中國的飲食、中藥、茶、酒、瓷器、服飾等；二是技術層面，如武術、中醫等；三是制度層面，如歷代律令典章制度；四是精神層面，如道德倫理標準、價值觀等。由此可見，中醫藥學是國學與傳統文化諸多層面中極為重要的一個，因為它更多關係到人民的生命與健康。

中醫藥學是一個偉大的寶庫，早已成為國人的共識。它有數千餘年的悠久歷史，蘊藏著大量的瑰寶，激發無數中外學子的發掘激情，許多有識之士都迫切希望認識中醫、學習中醫，以期繼承中醫脈絡並持續擴展中醫的界線，進而造福於人類。但中醫藥文獻浩如煙海，汗牛充棟，即使窮畢生之力亦難免難窺全豹，復因文字古奧，難以卒讀，使很多初學者望洋興嘆；略知一二的中醫愛好者要進一步鑽研中醫典籍，也常感到無從下手。

陳君曉明聰敏好學，博聞強記，臨床數十年來，多所參悟，厚積而薄發，由博返約，夙興夜寐，筆耕不輟，將博大精深的中醫藥學理論舉一反三，發皇古義，融會現代醫學新知，結合自身臨床實踐，撰成《方脈小品》。一冊在手，提綱挈領，使初學者有所遵循，不至於茫然四顧，不得要領。仲景先師曰：「上可以療君親之疾，下可以救貧賤之厄，中可以養身保全。」學醫的好處實在太多，此之謂也！書成之際，邀我作序，不敢懈怠，是以為序。

河南南陽　香港浸會大學中醫藥學院前高級講師

郭岳峰 教授

辛丑年初夏於香港仲景堂

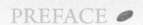

集中、西、日醫學於一書

　　中醫中藥文化源遠流長，有著數千年的文化歷史，其內容豐富，實用性強，效果顯著。亦隨著學者不斷研究，充實和豐富其理論基礎及內容，使其在臨床療效和實際運用得以更為完善和提高，亦為中醫中藥效果和理論提供臨床依據。

　　陳曉明博士自幼聰明好學，博覽群書，不但對中西醫學融會貫通，展其所長，而且對日本的漢方醫學亦深有研究，實為香港中醫界的翹楚，難得其以百忙之中，抽空出撰寫本書，實屬我們中醫業界福祉。本書集合其平素診治疾病時心得及其臨床運用和研究，有系統地分析每一個疾病的理、法、方、藥，實用性強，更深入淺出地分析每個疾病在臨床診治過程中的臨床操作和運用，令初入臨床實踐範疇的中醫師在進行實際臨床診治操作時，更加易於掌握，令效果更為顯著，對於初學中醫、臨床中醫師和研究中醫學者都有所助益。

　　今成書之際，邀我作序，深感榮幸，故樂以為其書序。

北京大學孕嬰童前客座教授

中西結合臨床醫學博士

黃志堅　中醫師

辛丑年夏至於香港逸昇堂

揭密真實的中醫臨床要點

中醫學博大精深，除歷史上的主流經典，如《素問》、《靈樞》、《傷寒》、《金匱》、《神農本草》等，歷代政府的大型官修綜合性教科書，如《太平聖惠方》、《醫宗金鑑》等，建國後的各版統編教材外，尚有各個學術流派，如以火熱立論的河間派、以臟腑經絡立論的易水派、以四季六淫立論的溫病學派、現代以扶陽立論的火神派等；此外，尚有不同地域因應當地特殊氣候、地理、人文而呈現特異的發病學特點及相應的診治經驗形成的地域性流派，如孟河醫派、嶺南醫派、龍江醫派等。各種著作汗牛充棟，各家經驗瀚如蒼海。縱觀這些著作，絕大多數以臨床經驗為主，純理論方面的著作相對少很多。這是因為中醫學是一門實用性科學，脫離了臨床，它將失去意義，這應該也是古今醫家的共識。

現代中醫學重視基本理論的掌握，即《黃帝內經》建立的陰陽五行、臟腑經絡、整體觀、辨證論治的模型。因為這種思想，中醫認為技術從屬於醫學的認識論和方法論，即經驗從屬於理論。如果掌握了正確的醫學理論，就能準確地診治疾病及把握疾病的發展預後。因此，在主流中醫學的臨床上，按照「理→法→方→藥」的順序進行診察和投藥。

但是我們在臨床上進行診療活動時，真實的流程是「通過四診收集患者的體徵、自覺症狀和舌脈等資料→辨病→辨證→處方用藥」。

當中第一步是收集臨床資料的手段，由於舌脈的收集中摻雜了較多醫者的主觀判斷，同時舌診和脈診對初學者來說比較難掌握，因此對大多數醫師來說，他們更依賴的是問診中收集到的資料。在

本書中，將著重描述何種症狀及體徵是辨病或辨證的關鍵。舌脈的重要性當然不可忽略，但這一部分留給有經驗的醫師自行補充，以進一步提高診斷的準確性。

第二步的辨病和第三步的辨證同樣重要。辨病就是辨識具體的疾病，辨病的目的在於掌握疾病發生及發展的規律，並與相關疾病鑒別診斷。每一疾病都有各自的病名，有一定的臨床特點，其發病原因、病機變化與轉歸、預後也都有一定的規律可循，因此臨床應先辨病，明確診斷。但同一疾病在發病不同階段，或由於患者的個體差異，其臨床症狀迥異，治法也不相同，故在辨病基礎上尚需辨證。辨證是在中醫辨證理論指導下，運用正確的思維方法和四診來收集與疾病有關的臨床資料，然後依據八綱辨證、藏象學說、病邪學說、經絡學說等進行綜合分析和歸納，進而對其病變的病因病位、病變機理、功能狀態及演變趨勢等作出綜合性的評定，從而得出一個證的概念。二者密不可分，診療疾病時必須辨病與辨證相結合，先辨病，後辨證，才能準確選擇相應的方藥。

第四部處方用藥最好依據方證相對的原則。主流中醫學會根據治法治則去遣方用藥，優勢是靈活，缺點是一法有多方，精準度不足。方證相對強調證（主要是症）與方之間的密切對應，一症相異則方亦異。而且方是一個固定的組合，歷史上經過無數醫家的驗證，特別是經方和局方，更是經過千錘百鍊。另外，古今也有無數醫家，在長期的醫學實踐中，對一類病或一種病有獨特經驗，而鑽研出行之有效的驗方。這些方的療效總體比依治法治則而自組的方劑效果要好，療效也更穩定。而且更容易從中把握方證相對的奧義。但是中醫歷史上方劑眾多，常有同名不同藥者，所以在這部份本書會注明方劑來源，以免混淆。

本書以實用為主，讀者宜特別留意以下數點：

一、正名：即賦予病或證定義，及規定該概念的內涵與外延。

二、辨病：即如何從錯綜複雜的臨床表現及醫者四診資料分析診斷
　　　　　確定是該病，而非他病。

三、辨證：即如何從錯綜複雜的臨床表現及醫者四診資料分析患者
　　　　　個體刻下屬中醫辨證模型系統中何種證型。

四、方藥：以方證相對為原則，選擇對證之方藥施治。

　　基於本書的出發點是貼近臨床，希望讀者如中醫畢業生或年資
較淺的醫師能借助本書盡快完成從書本到臨床的過渡，所以本書少
談理論，主要介紹如何快速掌握臨床各科各病各證的辨和治。這些
病證筆者全部臨床有親身治療過的經驗，一些筆者沒經驗的病或病
的某些證，都在書中將略去，以免有誤人子弟之虞。同時希望中醫
愛好者和臨床醫師能從本書收穫一定的啟發和得著。

陳曉明 中醫師
辛丑季春於香港養正堂

用量單位對照

　　本書文中使用的中藥分量按香港的一般習慣
用法使用錢、兩的計算方式。換算方式如下表：

1 司馬斤 = 600 克 = 16 兩
1 兩 = 10 錢 = 37.5 克
1 錢 = 3.75 克

目錄

第 1 章　內科

CONTENTS

第 4 章　兒科

第 5 章　五官科

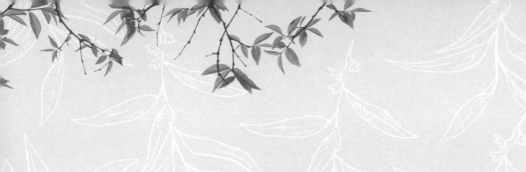

中醫

臨床各科
診治要點

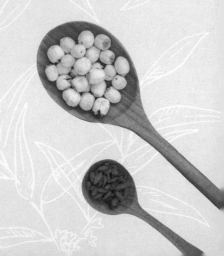

金銀花　太子參　葛根

桔梗　　連翹

薄荷　　甘草

魚腥草

蔓荊子

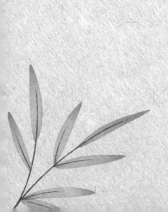

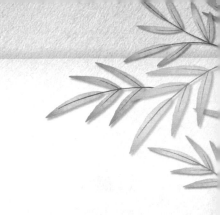

第 *1* 章

內科

一、肺系病

1. 感冒

感冒是感受觸冒風邪或時行病毒，引起肺衛功能失調，出現鼻塞、流涕、噴嚏、頭痛、惡寒、發熱、全身不適等主要臨床表現的一種外感疾病。感冒又有「傷風」、「冒風」、「傷寒」、「冒寒」、「重傷風」等名稱。

感冒為常見多發病，其發病之廣、個體重複發病率之高，其它疾病難以與之相比。一年四季均可發病，以冬、春季為多。輕型感冒雖可不藥而癒，重症感冒卻會影響工作和生活，甚至可危及兒童、老年體弱者的生命，尤其在時行感冒爆發時，迅速流行，感染者眾多，症狀嚴重者，甚至會導致死亡。而且，感冒也是咳嗽、心悸、水腫、痺病等多種疾病發生和加重的因素。感冒有普通感冒與時行感冒之分，中醫感冒與西醫學感冒基本相同——中醫的「普通感冒」相當於西醫學的「普通感冒」、「上呼吸道感染」，「時行感冒」相當於西醫學的「流行性感冒」。

診斷

⑴在氣候突然變化，或有傷風受涼、淋雨冒風的情況，或時行感冒正值流行之際，易於起病。
⑵起病較急，病程較短，病程約3～7天，普通感冒一般不傳變。
⑶典型的肺衛症狀，初起鼻咽部癢而不適，引起鼻塞、流涕、噴

嚏、語聲重濁或聲嘶、惡風、惡寒、頭痛等症狀。繼而出現發熱、咳嗽、咽痛、肢節痠重不適等症狀。部分患者病及脾胃，而兼有胸悶、噁心、嘔吐、食慾減退、大便稀溏等症。

(4)時行感冒呈流行性發病，多人同時發病，迅速蔓延。起病急，全身症狀顯著，如高熱、頭痛、周身痠痛、疲乏無力等，而肺系症狀較輕。

(5)四季皆有，以冬春季為多見。

鑒別診斷

(1)外感咳嗽：當感冒出現發熱惡寒、咳嗽症狀時，易與外感咳嗽相混，其鑒別應以主症為主。發熱惡寒症狀突出者，按感冒論治；咳嗽吐痰，甚則喘息症狀突出者，應辨為外感咳嗽病證。

(2)外感頭痛：當感冒出現發熱惡寒、頭痛症狀時，易與外感頭痛相混，其鑒別應以主症為主。發熱惡寒症狀突出者，按感冒論治；若頭痛明顯，以其為主要痛苦者，應辨為外感頭痛病證。

(3)風溫肺病：感冒與早期風溫肺病都有肺衛方面的症狀，但感冒一般病情輕微，發熱不高或不發熱，病勢少有傳變，服解表藥後多能汗出熱退，病程較短；而風溫肺病其病情較重，咳嗽較甚，或咳則胸痛，甚或咳鐵銹色痰，必有發熱，甚至高熱寒戰，服解表藥後熱雖暫減，但旋即又起，多有傳變，由衛而氣，入營入血，甚則神昏、譫妄、驚厥等。

(4)鼻淵：感冒與鼻淵均可見鼻塞流涕，或伴頭痛等症。但鼻淵多流濁涕腥臭，感冒一般多流清涕而無腥臭味；鼻淵眉額骨處脹痛、壓痛明顯，一般無惡寒發熱，感冒寒熱表證明顯，頭痛範圍不限於前額或眉骨處；鼻淵病程漫長，反覆發作，不易痊

癒，感冒癒後不再遺留鼻塞、流腥臭濁涕等症狀。

➡️ **辨病要點：咽痛。惡寒，發熱，全身不適，鼻塞。**

辨治

⑴症狀：惡寒重，發熱輕，無汗。頭痛，肢節痠疼，鼻塞聲重，時流清涕，喉癢，咳嗽，痰吐稀薄色白。舌苔薄白，脈浮或浮緊。

➡️ **辨證要點：惡寒重，發熱輕，無汗。——風寒**

方藥

🍃 **【葛根湯】**

(應用指徵) 體力中等度以上，感冒初期（無汗），項強，肌肉痛。

(組成) 葛根 5 錢、麻黃 3 錢、桂枝 3 錢、赤芍 3 錢、甘草 3 錢、大棗 3 錢、生薑 3 錢。

🍃 **【小柴胡湯】**

(應用指徵) 體力中等度，感冒後期的諸症狀，胸脅苦滿，口苦納差。

(組成) 柴胡 5 錢、黃芩 3 錢、法半夏 3 錢、黨參 3 錢、甘草 3 錢、大棗 3 錢、生薑 3 錢。

🍃 **【麻黃附子細辛湯】**

(應用指徵) 體力虛弱，手足冰冷，畏寒。

(組成) 麻黃 3 錢、細辛 3 錢、熟附子 3 錢。

⑵症狀：發熱重，微惡風寒。或有汗，鼻塞噴嚏，流稠涕，頭痛，咽喉疼痛，咳嗽痰稠。舌苔薄黃，脈浮數。

➠**辨證要點：咽痛，發熱重，微惡風寒。──風熱**

🍃【**銀翹散**】加減

應用指徵 體力中等度以上，感冒初期，咽喉痛，口乾，或咳嗽。

組成 金銀花 5 錢、連翹 5 錢、荊芥 1 錢（後下）、薄荷 1 錢（後下）、牛蒡子 5 錢、桔梗 3 錢、甘草 2 錢、射干 3 錢、金蕎麥 4 錢、蘆根 5 錢、救必應 5 錢、崗梅根 5 錢、土牛膝 5 錢。

🍃【**大青龍湯**】加減

應用指徵 體力中等度以上，發熱重，惡寒亦重，咽痛，身疼。

組成 麻黃 4 錢、桂枝 2 錢、甘草 2 錢、北杏仁 3 錢、生薑 3 錢、大棗 3 枚、石膏 1.5 兩、板藍根 5 錢、貫眾 5 錢。

(3)症狀：多發生於夏季，面垢身熱汗出，但汗出不暢，身熱不揚。身重倦怠，頭昏重痛，或有鼻塞流涕，咳嗽痰黃，胸悶欲嘔，小便短赤。舌苔黃膩，脈濡數。

➠**辨證要點：面垢身熱，汗出不暢，身熱不揚，倦怠。──暑濕**

🍃【**新加香薷飲**】加減

應用指徵 悶熱感，汗出不暢，口渴不欲多飲。

組成 香薷 3 錢、金銀花 3 錢、連翹 3 錢、厚朴 3 錢、扁豆花 3 錢、小環叉 3 錢、荷葉 3 錢、蘆根 3 錢、木棉

花 3 錢、佩蘭 3 錢、滑石 6 錢、水翁花 3 錢、鴨腳木 3
錢、甘草 3 錢。

【王氏清暑益氣湯】加減

應用指徵 體力稍稍弱以下，身熱汗多，心煩口渴，小
便短赤，體倦少氣。

組成 西洋參 2 錢、土人參 5 錢、小環叉 3 錢、麥冬 3
錢、黃連 2 錢、竹葉 3 錢、荷梗 3 錢、知母 3 錢、甘草
2 錢、粳米 3 錢、西瓜翠衣 5 錢。

【李氏清暑益氣湯】加減

應用指徵 體力稍稍弱以下，四肢困倦，胸滿氣促，身
熱心煩，口渴惡食，自汗身重，溲赤便溏。

組成 黃蓍 3 錢、太子參 3 錢、炒白朮 3 錢、炒蒼朮 3
錢、炒神麴 2 錢、炒青皮 1 錢、陳皮 1 錢、炙甘草 1 錢、
麥冬 3 錢、五味子 2 錢、當歸 2 錢、黃柏 1 錢、澤瀉 2
錢、升麻 1 錢、葛根 2 錢、生薑 2 錢、大棗 2 枚、布渣
葉 3 錢。

(4)症狀：秋燥感冒，多發生於秋季，惡寒發熱，口乾舌燥，乾咳
少痰。

➠ **辨證要點：寒熱，口乾，乾咳。——秋燥**

①症見初起頭痛、身熱、惡寒無汗、鼻鳴鼻塞，類似感受風
寒，但本病有津氣乾燥的現象，如唇燥咽乾、乾咳連聲、胸
悶氣逆、兩脅竄痛，皮膚乾痛，舌苔薄白而乾，脈浮數。

➠ **辨證要點：頭痛，惡寒，無汗，鼻塞，咽乾，乾咳。——涼燥**

> **方藥**
>
> 🍃 【杏蘇散】加減
>
> 組成 紫蘇葉 3 錢、桔梗 2 錢、法半夏 3 錢、枳殼 2 錢、橘皮 1 錢、茯苓 3 錢、甘草 2 錢、北杏仁 3 錢、前胡 2 錢、生薑 2 錢、大棗 2 錢、荊芥 1 錢（後下）、薄荷 1 錢（後下）、辛荑 1 錢（後下）。

②症見初起頭痛身熱、乾咳無痰，咳痰多稀而黏、氣逆而喘、咽喉乾痛、鼻乾唇燥、胸悶脅痛、心煩口渴、舌苔白薄而燥、舌邊尖俱紅，脈細數。

➡ **辨證要點：頭痛身熱，咽乾痛，乾咳，痰黏。——溫燥**

> **方藥**
>
> 🍃 【桑杏湯】加減
>
> 組成 桑葉 3 錢、北杏仁 4 錢、北沙參 6 錢、浙貝 3 錢、香豉 3 錢、山梔皮 3 錢、梨皮 5 錢、枇杷葉 8 錢。

2. 咳嗽

　　咳嗽是指因外感或內傷等因素，導致肺失宣肅，肺氣上逆，衝擊氣道，發出咳聲或伴咯痰為臨床特徵的一種病證。歷代將有聲無痰稱為「咳」，有痰無聲稱為「嗽」，有痰有聲謂之「咳嗽」。臨床上多為痰聲並見，很難截然分開，故以咳嗽並稱。

　　肺氣不清，失於宣肅，上逆作聲而引起咳嗽為本病證的主要症狀。由於感邪的性質、影響的臟腑、痰的寒熱、火的虛實等方

面的差別，咳嗽有不同的臨床表現。咳嗽的病程，有急性咳嗽和慢性咳嗽。咳嗽的時間，有白日咳嗽甚於夜間者，有早晨、睡前咳嗽較甚者，有午後、黃昏、夜間咳嗽較甚者。咳嗽的節律，有時作咳嗽者，有時時咳嗽者，有咳逆陣作、連聲不斷者。咳嗽的性質，有乾性咳嗽、濕性咳嗽。咳嗽的聲音，有咳聲洪亮有力者，有咳聲低怯者，有咳聲重濁者，有咳聲嘶啞者。咳痰的色、質、量、味等也有不同的臨床表現。痰色有白色、黃色、灰色，甚至鐵銹色、粉紅色等。痰的質地有稀薄、黏稠等。有痰量少甚至乾咳者，有痰量多者。痰有無明顯氣味者，也有痰帶腥臭者。

診斷

◎以咳逆有聲，或咳吐痰液為主要臨床症狀。

鑒別診斷

(1)哮病、喘病：哮病和喘病雖然也會兼見咳嗽，但各以哮、喘為其主要臨床表現。哮病主要表現為喉中哮鳴有聲，呼吸氣促困難，甚則喘息不能平臥，發作與緩解均迅速；喘病主要表現為呼吸困難，甚至張口抬肩，鼻翼煽動，不能平臥。

(2)肺脹：肺脹常伴有咳嗽症狀，但肺脹有久患咳、哮、喘等病證的病史，除咳嗽症狀外，還有胸部膨滿、喘逆上氣、煩躁心慌，甚至顏面紫暗、肢體浮腫等症，病情纏綿，經久難癒。

(3)肺癆：咳嗽是肺癆的主要症狀之一，但尚有咯血、潮熱、盜汗、身體消瘦等主要症狀，具有傳染性，X線胸部檢查有助於鑒別診斷。

(4)肺癌：肺癌常以咳嗽或咯血為主要症狀，但多發於 40 歲以上吸煙男性，咳嗽多為刺激性嗆咳，病情發展迅速，呈惡液質，一般咳嗽病證不具有這些特點，肺部 X 線檢查及痰細胞學檢查有助於確診。

➡**辨病要點：咳逆有聲，或咳吐痰液。**

辨治

(1)症狀：咳聲重濁，氣急，喉癢，咯痰稀薄色白，常伴鼻塞、流清涕、頭痛、肢體痠楚、惡寒發熱、無汗等表證，舌苔薄白，脈浮或浮緊。

➡**辨證要點：咳聲重濁，氣急，喉癢，痰白稀。——風寒襲肺**

🌿**【白金止咳方】**

組成 白毛夏枯草 1 兩、金沸草 5 錢、麻黃 3 錢、蟬蛻 2 錢、甘草 3 錢、矮地茶 3 錢、碧桃乾 3 錢、老鸛草 5 錢、生薑 3 錢、大棗 3 錢、蘇子 5 錢。

(2)症狀：咳嗽咳痰不爽，痰黃或稠黏，喉燥咽痛，常伴惡風身熱、頭痛肢楚、鼻流黃涕、口渴等表熱證，舌苔薄黃，脈浮數或浮滑。

➡**辨證要點：咳嗽，咳痰不爽，痰黃黏，咽乾痛。——風熱犯肺**

🌿**【黃金止咳方】**

組成 黃芩 5 錢、金蕎麥 5 錢、金沸草 5 錢、白毛夏枯

> 草 1 兩、麻黃 3 錢、地龍 3 錢、蘆根 5 錢、甘草 3 錢、
> 矮地茶 3 錢、碧桃乾 3 錢、老鸛草 5 錢、魚腥草 5 錢。

(3)症狀：咳嗽反覆發作，尤以晨起咳甚，咳聲重濁，痰多，痰黏膩或稠厚成塊，色白或帶灰色，胸悶氣憋，痰出則咳緩、憋悶減輕。常伴體倦、脘痞、腹脹、大便時溏等症狀，舌苔白膩，脈濡滑。

➠**辨證要點：咳嗽反覆，晨起咳甚，咳聲重濁，痰多白稠，胸悶。——痰濕蘊肺**

方藥

🌿【咳喘七子湯】加減

組成 紫蘇子 5 錢、葶藶子 5 錢、車前子 3 錢、北杏仁 3 錢、炒萊菔子 3 錢、五味子 3 錢、補骨脂 3 錢、生白朮 3 錢、法半夏 5 錢、陳皮 2 錢、生甘草 3 錢。

(4)症狀：咳嗽氣息急促，或喉中有痰聲，痰多稠黏或為黃痰，咳吐不爽，或痰有熱腥味，或咳吐血痰，胸脅脹滿，或咳引胸痛，面赤，或有身熱，口乾欲飲，舌苔薄黃膩，舌質紅，脈滑數。

➠**辨證要點：咳嗽氣息急促，痰多黃稠，胸脅脹滿。——痰熱鬱肺**

方藥

🌿【三小湯】加減

組成 柴胡 5 錢、黃芩 5 錢、法半夏 3 錢、生薑 3 片、黨參 3 錢、大棗 3 枚、甘草 3 錢、麻黃 3 錢、桂枝 3 錢、乾薑 3 錢、細辛 3 錢、白芍 3 錢、五味子 3 錢、黃連 3 錢、全瓜蔞 5 錢。

(5)症狀：上氣咳逆陣作，咳時面赤，常感痰滯咽喉，咯之難出，量少質黏，或痰如絮狀，咳引胸脅脹痛，咽乾口苦。症狀可隨情緒波動而增減。舌紅或舌邊尖紅，舌苔薄黃少津，脈弦數。

➡**辨證要點：上氣咳逆陣作，痰滯咽喉，難咯，量少質黏，胸脅脹痛，口乾苦。——肝火犯肺**

方藥

✍【黛蛤散】合【小柴胡湯】加減

組成 青黛 3 錢（包煎）、海蛤殼 5 錢、柴胡 5 錢、黃芩 5 錢、法半夏 3 錢、黨參 3 錢、生薑 3 片、大棗 3 枚、甘草 3 錢、鬱金 3 錢、浙貝母 3 錢、枇杷葉 5 錢。

(6)症狀：乾咳，咳聲短促，痰少黏白，或痰中帶血絲，或聲音逐漸嘶啞，口乾咽燥，常伴有午後潮熱，手足心熱，夜寐盜汗，口乾，舌質紅少苔，或舌上少津，脈細數。

➡**辨證要點：乾咳，咳聲短促，痰少黏白，聲啞，口乾咽燥，逆上。——肺陰虧耗**

方藥

🍃【滋陰降火湯】加減

組成 當歸 3 錢、白芍 3 錢、生地黃 3 錢、天門冬 3 錢、麥冬 3 錢、陳皮 2 錢、白朮 3 錢、知母 3 錢、黃柏 3 錢、甘草 2 錢、浙貝 5 錢、桑葉 3 錢、藕節 3 錢、知母 3 錢、全瓜蔞 3 錢、百部 3 錢。

3. 喘病

　　喘病是指由於外感或內傷，導致肺失宣降，肺氣上逆或氣無所主，腎失攝納，以致呼吸困難，甚則張口抬肩、鼻翼煽動、不能平臥等為主要臨床特徵的一種病證。嚴重者可由「喘」致「脫」，最後出現喘脫之危重證候。喘病古代文獻也稱「鼻息」、「肩息」、「上氣」、「逆氣」、「喘促」等。喘病是以症狀命名的疾病，既是獨立性疾病，也是多種急、慢性疾病過程中的症狀，若伴發於其它疾病時，應結合其它疾病的證治規律而治療。

診斷

⑴以喘促氣逆，呼吸困難，甚至張口抬肩、鼻翼煽動、不能平臥、口唇發紺為特徵。

⑵多有慢性咳嗽、哮病、肺癆、心悸等病史，每遇外感及勞累而誘發。

⑶兩肺可聞及乾濕性囉音或哮鳴音。

鑒別診斷

⑴氣短：喘病與氣短同為呼吸異常，但喘病以呼吸困難、張口抬肩，甚至不能平臥為特徵；氣短亦即少氣，呼吸微弱而淺促，或短氣不足以息，似喘而無聲，亦不抬肩擷肚，不象喘病呼吸困難之甚。如《證治匯補·喘病》說：「若夫少氣不足以息，呼吸不相接續，出多人少，名曰氣短，氣短者，氣微力弱，非若喘症之氣粗迫也。」但氣短進一步加重，可呈虛喘表現。

(2)哮病：「哮」指聲響言，為喉中有哮鳴音，是一種反覆發作的
　　疾病；「喘」指氣息言，為呼吸氣促困難，是多種急慢性疾病
　　的一個症狀。一般說來，哮必兼喘，喘未必兼哮。

➡ **辨病要點：呼吸困難，甚至張口抬肩、鼻翼煽動、不能平臥。**

辨治

(1)症狀：喘息，呼吸氣促，胸部脹悶，咳嗽，痰多稀薄色白，兼
　　有頭痛，鼻塞，無汗，惡寒，或伴發熱，口不渴，舌苔薄白而
　　滑，脈浮緊。

　➡ **辨證要點：喘息，呼吸氣促，胸部脹悶，咳嗽，痰多白稀。**

　　——**風寒閉肺**

🌿 【二小湯】加減

組成　柴胡 5 錢、黃芩 5 錢、法半夏 3 錢、生薑 3 片、
黨參 3 錢、大棗 3 枚、甘草 3 錢、麻黃 3 錢、桂枝 3 錢、
乾薑 3 錢、細辛 3 錢、白芍 3 錢、五味子 3 錢。

(2)症狀：喘咳氣涌，胸部脹痛，痰多黏稠色黃，或夾血色，伴胸
　　中煩熱，面紅身熱，汗出口渴喜冷飲，咽乾，尿赤，或大便祕
　　結，苔黃或膩，脈滑數。

　➡ **辨證要點：喘咳氣涌，胸部脹痛，痰多黏稠色黃。——痰熱遏肺**

方藥

🌿 【三小湯】加減

組成　柴胡 5 錢、黃芩 5 錢、法半夏 3 錢、生薑 3 片、

黨參 3 錢、大棗 3 枚、甘草 3 錢、麻黃 3 錢、桂枝 3 錢、乾薑 3 錢、細辛 3 錢、白芍 3 錢、五味子 3 錢、黃連 3 錢、全瓜蔞 5 錢、魚腥草 5 錢、金蕎麥 5 錢、地龍 5 錢。

(3)症狀：喘而胸滿悶窒，甚則胸盈仰息，咳嗽痰多黏膩色白，咯吐不利，兼有嘔惡納呆，口黏不渴，苔厚膩色白，脈滑。

➡️**辨證要點：喘而胸滿悶窒，甚則胸盈仰息，咳嗽痰多白黏。**
　　——痰濁阻肺

方藥

【咳喘七子湯】加減

組成 紫蘇子 5 錢、葶藶子 5 錢、車前子 3 錢、北杏仁 3 錢、炒萊菔子 3 錢、五味子 3 錢、補骨脂 3 錢、生白朮 3 錢、法半夏 5 錢、陳皮 2 錢、生甘草 3 錢、厚朴 3 錢。

(4)症狀：喘咳氣逆，倚息難以平臥，咯痰稀白，心悸，面目肢體浮腫，小便量少，怯寒肢冷，面唇青紫，舌胖黯，苔白滑，脈沉細。

➡️**辨證要點：喘咳氣逆，倚息難以平臥，咯痰稀白，心悸，浮腫，小便量少。——飲凌心肺**

方藥

【真武湯】合【苓甘五味薑辛夏仁湯】加減

組成 茯苓 8 錢、甘草 3 錢、乾薑 3 錢、五味子 3 錢、細辛 3 錢、法半夏 3 錢、北杏仁 3 錢、白芍 3 錢、白朮 3 錢、生薑 6 錢、炮附子 3 錢。

(5)症狀：喘促短氣，氣怯聲低，喉有鼾聲，咳聲低弱，痰吐稀薄，自汗畏風，極易感冒，舌質淡紅，脈軟弱。

➡**辨證要點：喘促短氣，氣怯聲低，自汗畏風。──肺氣虛**

✔**【桂枝湯】合【玉屏風散】加減**

組成 桂枝 3 錢、白芍 3 錢、生薑 3 片、大棗 3 枚、甘草 3 錢、黃耆 3 錢、防風 3 錢、白朮 6 錢、黑靈芝 3 錢。

(6)症狀：喘促日久，氣息短促，呼多吸少，動則喘甚，氣不得續，小便常因咳甚而失禁，或尿後餘瀝，形瘦神疲，面青肢冷，或有跗腫，舌淡苔薄，脈微細或沉弱。

➡**辨證要點：喘促日久，氣息短促，動則喘甚，小便常因咳甚而失禁。──腎氣虛**

✔**【金匱腎氣丸】合【參蛤散】加減**

組成 紫石英 5 錢、沉香 3 錢（後下）、椒目 3 錢、熟地黃 5 錢、山藥 3 錢、山茱萸 3 錢、澤瀉 3 錢、茯苓 3 錢、牡丹皮 3 錢、桂枝 3 錢、制附子 3 錢、黨參 3 錢、蛤蚧 1 對、甘草 3 錢、川貝母 3 錢。

(7)症狀：喘逆甚劇，張口抬肩，鼻翼煽動，端坐不能平臥，稍動則喘劇欲絕，或有痰鳴，咳吐泡沫痰，心慌動悸，煩躁不安，面青唇紫，汗出如珠，肢冷，脈浮大無根，或見歇止，或模糊不清。

➡**辨證要點：喘逆劇，張口抬肩，不能平臥，動則喘劇，動**

悸，煩躁，汗出如珠，肢冷。——喘脫

🌿 【破格救心湯】加減

組成 制附子 1 兩、乾薑 1 兩、炙甘草 1 兩、高麗參 5 錢（另煎濃汁兌服）、山萸肉 1 兩、生龍牡各 1 兩、生磁石 1 兩、肉桂皮 5 錢。

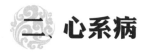

二、心系病

1. 不寐

　　不寐是由於情志或飲食內傷、病後、年邁、稟賦不足、心虛膽怯等病因，引起心神失養或心神不安，從而導致以經常不能獲得正常睡眠為特徵的一類病證。主要表現為睡眠時間、深度的不足，以及無法消除疲勞、恢復體力與精力，輕者入睡困難，或寐而不酣，時寐時醒，或醒後不能再寐，重則徹夜不寐。因其它疾病而影響睡眠者，不屬本篇討論範圍；西醫學中「神經官能症」、「更年期綜合症」等以不寐為主要臨床表現時，可參考本節內容辨證論治。

　　不寐以睡眠時間不足，睡眠深度不夠及不能消除疲勞、恢復體力與精力為主要證候特徵。其中睡眠時間不足者，通常表現為入睡困難，夜寐易醒，醒後難以再睡，嚴重者甚至徹夜不寐。睡

眠深度不夠者，常表現為夜間時醒時寐，寐則不酣，或夜寐夢多。由於睡眠時間及深度品質的缺乏，致使醒後不能消除疲勞，引發頭暈、頭痛、神疲乏力、心悸、健忘，甚至心神不寧等狀態。由於個體差異，對睡眠時間和品質的要求亦不相同，故臨床判斷不寐，不僅要根據睡眠的時間和品質進行評估，更重要的是以能否消除疲勞、恢復體力與精力為依據。

診斷

(1)輕者入睡困難或睡而易醒，醒後不寐，連續 3 週以上，重者徹夜難眠。

(2)常伴有頭痛頭昏、心悸健忘、神疲乏力、心神不寧、多夢等症狀。

➥**辨病要點：睡眠時間、深度的不足，以及無法消除疲勞、恢復體力與精力。**

辨治

🍃【安神方】

組成 柴胡 5 錢、黃芩 3 錢、清半夏 3 錢、黨參 5 錢、桂枝 3 錢、白芍 3 錢、大棗 3 錢、生薑 3 片、炙甘草 3 錢、熟酸棗仁 7 錢、遠志 3 錢、合歡皮 7 錢、夜交藤 2 兩、生龍牡各 1 兩（先煎 30 分鐘）。

投藥指徵 主治各種失眠。本方主要從心肝論治，加之調陰陽，安五臟。

(1)火：

①症狀：心煩不寐，躁擾不寧，怔忡，口乾舌燥，小便短赤，口舌生瘡。舌尖紅，苔薄黃，脈細數。

➠**辨證要點：心煩不寐，躁擾不寧，溲赤。──心火**

方藥

🌿**【黃連阿膠雞子黃湯】加減**

組成 黃連 3 錢、阿膠（烊）3 錢、黃芩 3 錢、白芍 3 錢、雞子黃 1 枚、淡竹葉 3 錢。

②症狀：急躁易怒，不寐多夢，甚至徹夜不眠。頭暈頭脹，目赤耳鳴，口乾而苦，便秘溲赤。舌紅苔黃，脈弦而數。

➠**辨證要點：急躁易怒，不寐多夢，頭脹。──肝火**

方藥

🌿**【柴胡加龍骨牡蠣湯】加減**

組成 柴胡 5 錢、黃芩 3 錢、生薑 3 錢、鈎藤 5 錢（後下）、黨參 3 錢、桂枝 3 錢、茯苓 6 錢、法半夏 3 錢、大黃 3 錢、生龍牡各 1 兩、大棗 3 枚。

③症狀：不寐，胸悶心煩，泛惡，噯氣。頭重目眩，口苦。舌紅苔黃膩，脈滑數。

➠**辨證要點：不寐，胸悶心煩，惡嘔。──痰熱**

方藥

🌿**【黃連溫膽湯】加減**

組成 清半夏 3 錢、陳皮 2 錢、竹茹 5 錢、枳實 3 錢、

茯苓 8 錢、炙甘草 3 錢、大棗 3 錢、黃連 2 錢、生龍牡各 1 兩。

④症狀：心煩不寐，心悸不安，腰痠足軟。頭暈，耳鳴，健忘，遺精，口乾津少，五心煩熱。舌紅少苔，脈細而數。

➥**辨證要點：心煩不寐，口乾津少，五心煩熱。——陰虛火旺**

方藥

【天王補心丹】加減

組成 天冬 3 錢、太子參 3 錢、茯苓 5 錢、玄參 3 錢、丹參 3 錢、遠志 3 錢、桔梗 3 錢、當歸 3 錢、五味子 3 錢、麥冬 3 錢、柏子仁 3 錢、酸棗仁 5 錢、生地黃 3 錢、百合 3 錢、知母 3 錢、淮小麥 1 兩。

(2)虛：

①症狀：多夢易醒，心悸健忘，神疲食少，頭暈目眩。四肢倦怠，面色少華。舌淡苔薄，脈細無力。

➥**辨證要點：多夢易醒，心悸健忘，神疲食少。——心脾兩虛**

方藥

【歸脾湯】加減

組成 黨參 3 錢、炙黃耆 3 錢、茯苓 5 錢、白朮 3 錢、當歸 3 錢、龍眼肉 3 錢、熟酸棗仁 5 錢、木香 3 錢、炙甘草 3 錢、生薑 3 錢、大棗 3 錢。

②症狀：心煩不寐，膽怯心悸，觸事易驚。氣短自汗，倦怠乏力，舌淡，脈弦細。

➠**辨證要點：心煩不寐，膽怯心悸。──心膽氣虛**

✿【安神定志丸】加減

組成 茯苓1兩、太子參5錢、遠志2錢、石菖蒲3錢、
龍齒8錢、紫貝齒1兩。

(3)胃不和：

◎症狀：不寐，脘腹脹滿，胸悶噯氣，噯腐吞酸。噁心嘔吐，
大便不爽。舌苔膩，脈滑。

➠**辨證要點：不寐，脘腹脹滿，噯腐吞酸。──胃不和**

方藥

✿【半夏秫米湯】合【黃連溫膽湯】加減

組成 秫米1兩、清半夏3錢、陳皮2錢、竹茹5錢、
枳實3錢、茯苓8錢、炙甘草3錢、大棗3錢、黃連2
錢、布渣葉5錢。

2. 胸痹

胸痹心痛是由於正氣虧虛、飲食、情志、寒邪等所引起的，
以痰濁、瘀血、氣滯、寒凝痹阻心脈，又以膻中或左胸部發作性
憋悶、疼痛為主要臨床表現的一種病證。輕者偶發短暫輕微的胸
部沉悶或隱痛，或為發作性膻中或左胸含糊不清的不適感；重者
疼痛劇烈，或呈壓榨樣絞痛。常伴有心悸、氣短、呼吸不暢，甚
至喘促、驚恐不安、面色蒼白、冷汗自出等症狀。多由勞累、飽

餐、寒冷及情緒激動而誘發，亦有可能在無明顯誘因或安靜時發病。胸痹心痛病相當於西醫的「缺血性心臟病心絞痛」；胸痹心痛重症即「真心痛」，相當於西醫學的「缺血性心臟病心肌梗死」。

診斷

(1)左側胸膺或膻中處突發憋悶而痛，疼痛性質為灼痛、絞痛、刺痛或隱痛、含糊不清的不適感等，疼痛時常竄及肩背、前臂、咽喉、胃脘部等，甚者可經手少陰、手厥陰經循行部位竄至中指或小指，常兼心悸。

(2)突然發病，時作時止，反覆發作。持續時間短暫，一般幾秒至數十分鐘，經休息或服藥後可迅速緩解。

(3)多見於中年以上，常因情志波動、氣候變化、多飲暴食、勞累過度等因素誘發。亦有無明顯誘因或安靜時發病者。

鑒別診斷

(1)胃痛：疼痛部位在上腹胃脘部，局部呈現壓痛狀態，以脹痛、灼痛為主，持續時間較長，常因飲食不當而誘發，並多伴有泛酸、噯氣、噁心、嘔吐、納呆、泄瀉等消化系統症狀。

(2)胸痛：疼痛部位在胸，疼痛隨呼吸、運動、轉側而加劇，常合併咳嗽、咯痰、喘息等呼吸系症狀。

(3)脅痛：疼痛部位以右脅部為主，呈現肋緣下壓痛狀態，可合併厭油、黃疸、發熱等症狀，常因情志不舒而誘發。

➠**辨病要點：胸悶、心痛、短氣。**

辨治

(1)症狀：卒然心痛如絞，或心痛徹背，背痛徹心，多因氣候驟冷或感寒而發病或加重。感寒痛甚，心悸氣短，形寒肢冷，冷汗自出。苔薄白，脈沉緊或促。

➠**辨證要點：卒然心痛如絞，感寒痛甚。——寒凝**

> **方藥**
>
> ✎ 【當歸四逆湯】加減
>
> 組成 當歸 5 錢、桂枝 6 錢、赤芍 3 錢、細辛 3 錢、炙甘草 2 錢、通草 2 錢、大棗 2 枚、瓜蔞 3 錢、薤白 3 錢。

(2)症狀：心胸滿悶不適，隱痛陣發，痛無定處，時欲太息，遇情志不遂時容易誘發或加重。兼有脘腹脹悶，得噯氣或矢氣則舒。苔薄或薄膩，脈細弦。

➠**辨證要點：心胸滿悶，隱痛，痛無定處，欲太息，情志不遂時加重。——氣滯心胸**

> **方藥**
>
> ✎ 【柴胡疏肝散】加減
>
> 組成 柴胡 3 錢、白芍 3 錢、醋香附 5 錢、枳殼 3 錢、川芎 3 錢、枇杷葉 5 錢、鬱金 5 錢、延胡索 3 錢、青皮 2 錢、炙甘草 2 錢。

(3)症狀：胸悶重而心痛輕，形體肥胖，痰多氣短，遇陰雨天而易發作或加重。倦怠乏力，納呆便溏，口黏，噁心，咯吐痰涎。苔白膩或白滑，脈滑。

➡辨證要點：**胸悶重，痰多氣短，遇陰雨天加重。──痰濁閉阻**

🍃【**瓜蔞薤白半夏湯**】加減送服【**蘇合香丸**】

組成 瓜蔞實 3 錢、薤白 3 錢、制半夏 3 錢、白酒 30 毫升、鬱金 5 錢。

註：蘇合香丸（成藥）：蘇合香、安息香、冰片、水牛角濃縮粉、麝香、檀香、沉香、丁香、香附、木香、制乳香、蓽茇、白朮、訶子肉、硃砂。

(4)症狀：心胸疼痛劇烈，如刺如絞，痛有定處，甚則心痛徹背，背痛徹心，或痛引肩背。胸悶，日久不癒，可因暴怒而加重。舌質暗紅，或紫暗，有瘀斑，舌下瘀筋，苔薄，脈澀或結、代、促。

➡辨證要點：**心胸疼痛劇烈，如刺如絞，痛有定處。──瘀血痹阻**

方藥

🍃【**血府逐瘀湯**】加減

組成 當歸 3 錢、生地黃 3 錢、桃仁 3 錢、紅花 2 錢、枳殼 3 錢、赤芍 3 錢、柴胡 3 錢、甘草 3 錢、桔梗 3 錢、川芎 3 錢、牛膝 3 錢、澤蘭 3 錢、劉寄奴 5 錢。

(5)症狀：心胸陣陣隱痛，胸悶氣短，動則益甚，心中動悸。倦怠乏力，神疲懶言，面色㿠白，或易出汗。舌質淡紅，舌體胖且邊有齒痕，苔薄白，脈細緩或結代。

➡辨證要點：**心胸隱痛，胸悶氣短，動甚。──心氣不足**

方藥

🌿【三參強心湯】

組成 黃蓍5錢、生曬參3錢、丹參5錢、苦參5錢、炙甘草3錢、桂心（焗）2分。

(6)症狀：心胸疼痛時作，或灼痛，或隱痛，心悸怔忡。五心煩熱，口燥咽乾，潮熱盜汗。舌紅少澤，苔薄或剝，脈細數或結代。

➡️**辨證要點：心胸灼痛或隱痛，心悸怔忡，五心煩熱，潮熱盜汗。──心陰虧損**

方藥

🌿【五參養心湯】

組成 玄參3錢、生曬參3錢、丹參5錢、苦參5錢、北沙參6錢、麥冬5錢、百合5錢、浮小麥1兩、五味子1錢、炙甘草3錢。

(7)症狀：胸悶或心痛較著，氣短，心悸怔忡。自汗，動則更甚，神倦怯寒，面色㿠白，四肢欠溫或腫脹。舌質淡胖，苔白膩，脈沉細遲。

➡️**辨證要點：胸悶或心痛較著，動甚，神倦怯寒，四逆。──心陽不振**

方藥

🌿【四逆加人參湯】加減

組成 熟附子5錢、乾薑5錢、炙甘草5錢、高麗參5錢、桂枝5錢、川椒3錢、吳茱萸3錢、華芨5錢。

3. 心悸

　　心悸是因外感或內傷，致氣血陰陽虧虛，心失所養；或痰飲瘀血阻滯，心脈不暢，引起以心中急劇跳動，驚慌不安，甚則不能自主為主要臨床表現的一種病證。心悸因驚恐、勞累而發，時作時止，不發時如常人，病情較輕者為驚悸；若終日悸動，稍勞尤甚，全身情況差，病情較重者為怔忡。怔忡多伴驚悸，驚悸日久不癒者，亦可能轉為怔忡。心悸是心臟常見病證，為臨床多見，除可由心本身的病變引起外，也可由其它臟病變波及於心而致。心悸是臨床常見病證之一，也可作為臨床多種病證的症狀表現之一。

診斷

(1)自覺心慌不安，心跳劇烈，神情緊張，不能自主，心搏或快速，或心跳過重，或忽跳忽止，呈陣發性或持續不止。
(2)伴有胸悶不適、易激動、心煩、少寐多汗、顫動、乏力、頭暈等症狀。中老年發作頻繁者，可能伴有心胸疼痛，甚至喘促、肢冷汗出，或見暈厥。
(3)常由情志刺激、驚恐、緊張、勞倦過度、飲灑飽食等原因誘發。
(4)可見有脈象數、疾、促、結、代、沉、遲等變化。

鑒別診斷

◎胸痹心痛：胸痹心痛患者也可伴見心悸的症狀，如表現為心慌不安，脈結或代，但以胸悶心痛為主症。此外，胸痹心痛中的

真心痛，以心前區或胸骨後刺痛，牽及肩胛兩背為主症，並常伴有較突出的心悸症狀，脈或數，或遲，或脈律不齊，常因勞累、感寒、飽餐、情緒波動等而誘發，多呈短暫發作，但甚者心痛劇烈不止，唇甲紫紺或手足青冷至節，呼吸急促，大汗淋漓，脈微欲絕，直到暈厥，病情危篤。因此，在胸痹心痛中，心悸應視為胸痹的一系列臨床表現中的次要症狀，而與以心悸為主症的心悸病證有所不同。

➡**辨病要點：發作性心慌不安，心跳劇烈，不能自主。**

辨治

(1)虛：

　①症狀：心悸不寧，善驚易恐。坐臥不安，少寐多夢而易驚醒，食少納呆，惡聞聲響。苔薄白，脈細略數或細弦。

　　➡**辨證要點：心悸不寧，善驚易恐。——心虛膽怯**

🌿**【安神定志丸】加減**

組成 茯苓 1 兩、黨參 5 錢、遠志 2 錢、石菖蒲 3 錢、龍齒 8 錢、磁石 5 錢。

　②症狀：心悸氣短，頭暈目眩。少寐多夢，健忘，面色無華，神疲乏力，納呆食少，腹脹便溏。舌淡紅，脈細弱。

　　➡**辨證要點：心悸氣短，頭暈目眩，納呆便溏。——心脾兩虛**

🌿**【歸脾湯】加減**

組成 黨參5錢、炙黃蓍3錢、炙甘草3錢、茯苓5錢、白朮3錢、當歸3錢、龍眼肉5錢、熟酸棗仁5錢、木香3錢、生薑3錢、大棗3錢。

③症狀：心悸易驚，心煩失眠，五心煩熱，口乾，盜汗。思慮勞心則症狀加重，伴有耳鳴，腰痠，頭暈目眩。舌紅少津，苔薄黃或少苔，脈細數。

➡**辨證要點：心悸易驚，失眠，五心煩熱，盜汗。──陰虛**

方藥

🍃**【五參養心湯】**

組成 玄參3錢、生曬參3錢、丹參5錢、苦參5錢、北沙參6錢、柏子仁3錢、麥冬5錢、百合5錢、浮小麥1兩、五味子3錢、炙甘草3錢。

④症狀：心悸不安，胸悶氣短，動則尤甚。面色蒼白，形寒肢冷。舌淡苔白，脈虛弱，或沉細無力。

➡**辨證要點：心悸不安，胸悶氣短，動甚，形寒肢冷。──心陽不振**

方藥

🍃**【桂枝甘草龍骨牡蠣湯】合【四逆加人參湯】**

組成 熟附子5錢、乾薑5錢、炙甘草5錢、高麗參5錢、桂枝5錢、生龍牡各1兩。

(2)症狀：心悸，胸悶痞滿，渴不欲飲，下肢浮腫，形寒肢冷。伴有眩暈，噁心嘔吐，流涎，小便短少。舌淡苔滑或沉細而滑。

➠**辨證要點：心悸，下肢浮腫，伴眩暈，噁嘔，小便不利。**
——**水邪**

方藥

🌿【連珠飲】

組成 當歸3錢、蒼朮3錢、川芎3錢、甘草3錢、赤芍3錢、熟地黃3錢、茯苓6錢、桂皮3錢。

(3)症狀：心悸，胸悶不適，心痛時作，痛如針刺。唇甲青紫。舌質紫暗或有瘀斑，脈澀或結或代。

➠**辨證要點：心悸，胸悶不適，心痛如針刺。——血瘀**

方藥

🌿【血府逐瘀湯】加減

組成 當歸3錢、生地黃3錢、桃仁3錢、紅花2錢、枳殼3錢、赤芍3錢、柴胡3錢、甘草3錢、桔梗3錢、川芎3錢、牛膝3錢、丹參5錢、延胡索5錢、三七3錢。

(4)症狀：心悸時發時止，受驚易作，胸悶煩躁，失眠多夢。口乾苦，大便秘結，小便短赤。舌紅苔黃膩，脈弦滑。

➠**辨證要點：心悸時作，受驚易作，胸悶煩躁，失眠多夢。**
——**痰火**

方藥

🌿【黃連溫膽湯】加減

組成 法半夏5錢、陳皮2錢、竹茹5錢、枳實3錢、茯苓5錢、甘草3錢、大棗3錢、黃連3錢、黃芩3錢、全瓜蔞3錢、生龍牡各1兩。

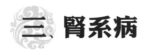

三　腎系病

1. 水腫

　　水腫是指因感受外邪，飲食失調，或勞倦過度等，使肺失宣降通調，脾失健運，腎失開合，膀胱氣化失常，導致體內水液瀦留，氾濫肌膚，以頭面、眼瞼、四肢、腹背，甚至全身浮腫為臨床特徵的一類病證。

　　水腫初起多從眼瞼開始，繼則延及頭面、四肢、腹背，甚者腫遍全身，亦有的水腫先從下肢足脛開始，然後及於全身。輕者僅眼瞼或足脛浮腫，重者全身皆腫，腫處皮膚繃急光亮，按之凹陷即起，或皮膚鬆弛，按之凹陷不易恢復，甚則按之如泥。如腫勢嚴重，可伴有胸腹水而見腹部膨脹、胸悶心悸、氣喘不能平臥、唇黑、缺盆平、臍突、背平等症。

診斷

⑴水腫初起多從眼瞼開始，繼則延及頭面、四肢、腹背，甚者腫遍全身，也有先從下肢足脛開始，然後及於全身者。輕者僅眼瞼或足脛浮腫；重者全身皆腫，腫處按之凹陷，其凹陷或快或慢皆可恢復。如腫勢嚴重，可伴有胸腹水而見腹部膨脹、胸悶心悸、氣喘不能平臥等症。

⑵可能有乳蛾、心悸、瘡毒、紫癜，感受外邪，以及久病體虛的病史。

鑒別診斷

◎鼓脹：水腫病是指表現為頭面、眼瞼、四肢、腹背，甚至全身浮腫的一種病證，嚴重的水腫病人也可能出現胸水和腹水；鼓脹以腹水為主，但也可出現四肢，甚則全身浮腫，因此本病需與鼓脹病鑒別。

➡️辨病要點：頭面、眼瞼、四肢、腹背，甚至全身浮腫。

辨治

⑴症狀：浮腫起於眼瞼，繼則四肢及全身皆腫，甚者眼瞼浮腫，眼合不能開，來勢迅速，多有惡寒發熱，肢節痠痛，小便短少等症。偏於風熱者，伴咽喉紅腫疼痛，口渴，舌質紅，脈浮滑數。偏於風寒者，兼惡寒無汗，頭痛鼻塞，咳喘，舌苔薄白，脈浮滑或浮緊。如浮腫較甚，此型亦可見沉脈。

➡️辨證要點：浮腫起於眼瞼，繼則四肢及全身皆腫，來勢迅速，多有惡寒發熱，小便短少。——風水泛濫

> **方藥**
>
> 🌿【越婢加朮湯】
>
> **組成** 麻黃 3 錢、石膏 8 錢、白朮 4 錢、生薑 3 錢、甘草 3 錢、大棗 3 錢。

⑵症狀：身發瘡痍，甚則潰爛，或咽喉紅腫，或乳蛾腫大疼痛，繼則眼瞼浮腫，延及全身，小便不利，惡風發熱，舌質紅，苔薄黃，脈浮數或滑數。

➡️辨證要點：身發瘡痍，或咽喉紅腫痛，繼則眼瞼浮腫，延及

全身，小便不利，惡風發熱。──濕毒浸淫

方藥

🍃【麻黃連軺赤小豆湯】合【五味消毒飲】加減

組成 麻黃 3 錢、杏仁 3 錢、桑白皮 3 錢、連翹 3 錢、赤小豆 5 錢、金銀花 3 錢、野菊花 3 錢、蒲公英 6 錢、紫花地丁 5 錢、紫背天葵 3 錢。

(3)症狀：全身水腫，按之沒指，小便短少，往來寒熱，胸脅苦滿，身體困重，胸悶腹脹，納呆，泛惡，舌質色黯，苔白膩，脈沉緩，起病較緩，病程較長。

➡辨證要點：浮腫、小便不利、口渴、往來寒熱、胸脅苦滿、腹脹納少、瘀血體徵。──氣滯血瘀水停

方藥

🍃【小四五湯】

組成 柴胡 3 錢、黃芩 3 錢、黨參 5 錢、法半夏 3 錢、炙甘草 3 錢、生薑 5 片、大棗 3 枚、豬苓 3 錢、澤瀉 3 錢、白朮 3 錢、茯苓 3 錢、桂枝 3 錢、當歸 3 錢、熟地黃 3 錢、川芎 3 錢。

(4)症狀：面浮身腫，腰以下為甚，按之凹陷不起，脘腹脹悶，納減便溏，食少，面色不華，神倦肢冷，心悸，氣促，腰部冷痛痠重，尿量減少，四肢厥冷，怯寒神疲，面色晄白或灰滯，舌質淡胖，苔白，脈沉細或沉遲無力。

➡辨證要點：面浮身腫，腰以下甚，心悸，便溏，肢冷。──脾腎陽虛

方藥

✓ 【濟生腎氣丸】合【真武湯】

組成 熟地黃 3 錢、山藥 3 錢、山茱萸 3 錢、澤瀉 3 錢、茯苓 3 錢、牡丹皮 3 錢、肉桂（焗）3 錢、制附子 3 錢、懷牛膝 5 錢、車前子 5 錢、白芍 3 錢、白朮 3 錢、生薑 3 錢、乾薑 5 錢。

註：若心悸，唇紺，脈虛或結或代，宜合用【血府逐瘀湯】；若先見心悸，氣短神疲，形寒肢冷，自汗，舌紫暗，脈虛數或結或代，後見水腫諸症，則應以真武湯為主，宜合用【枳實薤白桂枝湯】；若見喘促，呼多吸少，汗出，脈虛浮而數，宜合用【參赭鎮氣湯】。

2. 淋證

淋證是指因飲食勞倦、濕熱侵襲而致的以腎虛、膀胱濕熱、氣化失司為主要病機，以小便頻急、滴瀝不盡，尿道澀痛，小腹拘急、痛引腰腹為主要臨床表現的一類病證。

診斷

⑴具有淋證的小便頻急、滴瀝不盡，尿道澀痛，小腹拘急、痛引腰腹等基本臨床特徵。尚可能呈現它種淋證各自的特徵。

⑵病久或反覆發作後，常伴有低熱、腰痛、小腹墜脹、疲勞等症。

(3)多見於已婚女性，每因勞累過度、情志變化、感受外邪而誘發。

鑒別診斷

(1)癃閉：癃閉以排尿困難，全日總尿量明顯減少，點滴而出，甚則小便閉塞不通為臨床特徵。淋證則以小便頻急、滴瀝不盡，尿道澀痛，小腹拘急、痛引腰腹為特徵。其中小便短澀量少、排尿困難的症狀與癃閉相似，但癃閉排尿時不痛，每日小便總量遠遠低於正常，甚至有無尿排出的情況；而淋證排尿時疼痛，每日小便總量基本正常。

(2)尿血：血淋和尿血都有小便出血、尿色紅赤，甚至尿出純血等症狀。其鑒別的要點是有無「尿痛」。尿血多無疼痛之感，雖亦間有輕微的脹痛或熱痛，但終不若血淋的小便滴瀝而疼痛難忍。《丹溪心法‧淋》曰：「痛者為血淋，不痛者為尿血。」故一般將痛者稱為血淋，不痛者稱為尿血。

(3)尿濁：淋證的小便渾濁，需與尿濁相鑒別。尿濁雖然小便渾濁，白如泔漿，與膏淋相似，但排尿時尿出自如，無疼痛滯澀感，與淋證不同。以有無疼痛為鑒別要點。

➡️**辨病要點：小便頻急，滴瀝不盡，尿道澀痛。**

辨治

(1)熱淋：小便頻急短澀，尿道灼熱刺痛，尿色黃赤，少腹拘急脹痛，或有寒熱，口苦，嘔惡，或腰痛拒按，或有大便秘結，苔黃膩，脈滑數。

➡️**辨證要點：小便頻急短澀，尿道灼熱刺痛，尿赤。**

方藥

🌿【八正散】合【白頭翁湯】加減

組成 木通 3 錢、萹蓄 3 錢、瞿麥 3 錢、滑石 8 錢、車前草 5 錢、大黃 3 錢、山梔子 3 錢、燈芯草 2 錢、甘草梢 3 錢、白頭翁 3 錢、黃連 3 錢、黃柏 3 錢、秦皮 3 錢。

(2)石淋：尿中時夾砂石，小便艱澀，或排尿時突然中斷，尿道窘迫疼痛，少腹拘急，或腰腹絞痛難忍，痛引少腹，連及外陰，尿中帶血，舌紅，苔薄黃。若病久砂石不去，可伴見面色少華，精神萎頓，少氣乏力，舌淡邊有齒印，脈細而弱；或腰腹隱痛，手足心熱，舌紅少苔，脈細帶數。

➡️辨證要點：**尿中時夾砂石，小便艱澀，或排尿時突然中斷，尿道窘迫疼痛。**

方藥

🌿【石韋散】加減

組成 石韋 5 錢、冬葵子 3 錢、瞿麥 3 錢、滑石 8 錢、車前子 5 錢、金錢草 8 錢、海金沙 3 錢、雞內金 3 錢、川牛膝 5 錢、赤芍 3 錢、烏藥 3 錢。

(3)氣淋：「實證」表現為小便澀痛、淋瀝不盡，小腹脹滿疼痛，苔薄白，脈多沉弦。「虛證」表現為尿時澀滯，小腹墜脹，尿有餘瀝，面白不華，舌質淡，脈虛細無力。

➡️〔實證〕辨證要點：**小便澀痛，淋瀝不盡，小腹脹痛。**

【沉香散】加減

組成 沉香 3 錢、橘皮 3 錢、當歸 3 錢、白芍 3 錢、石
韋 5 錢、冬葵子 3 錢、滑石 8 錢、王不留行 5 錢、烏藥
3 錢、小茴香 1.5 錢、川牛膝 3 錢、甘草 2 錢。

➡〔虛證〕辨證要點：尿時澀滯，小腹墜脹，餘瀝。

方藥

【補中益氣湯】加減

組成 黃蓍 5 錢、甘草 3 錢、黨參 3 錢、當歸 2 錢、陳
皮 2 錢、升麻 1 錢、柴胡 1 錢、白朮 3 錢、烏藥 3 錢、
小茴香 1.5 錢。

(4)血淋：「實證」表現為小便熱澀刺痛，尿色深紅，或夾有血
塊，疼痛滿急加劇，或見心煩，舌苔黃，脈滑數。「虛證」表
現為尿色淡紅，尿痛澀滯不明顯，腰痠膝軟，神疲乏力，舌淡
紅，脈細數。

➡〔實證〕辨證要點：小便熱澀刺痛，尿色深紅。

方藥

【小薊飲子】加減

組成 小薊 8 錢、生地黃 1 兩、蒲黃 2 錢、通草 3 錢、
淡竹葉 5 錢、藕節 8 錢、山梔子 3 錢、黃芩 3 錢、白茅
根 8 錢、當歸 3 錢、生甘草梢 3 錢。

➡〔虛證〕辨證要點：**尿色淡紅，尿痛澀滯不甚，腰痠乏力。**

方藥

✔【知柏地黃丸】合【豬苓湯】

組成　生地黃 1 兩、山茱萸 3 錢、山藥 3 錢、茯苓 3 錢、牡丹皮 3 錢、澤瀉 3 錢、知母 3 錢、黃柏 3 錢、豬苓 3 錢、阿膠（烊）3 錢、滑石 1 兩。

(5)膏淋：「實證」表現為小便渾濁如米泔水，置之沉澱如絮狀，上有浮油如脂，或夾有凝塊，或混有血液，尿道熱澀疼痛，舌紅，苔黃膩，脈濡數。「虛證」表現為病久不已，反覆發作，淋出如脂，小便澀痛反見減輕，但形體日漸消瘦，頭昏無力，腰痠膝軟，舌淡，苔膩，脈細弱無力。

➡〔實證〕辨證要點：**小便渾濁如米泔水，上有浮油如脂，尿道熱澀疼痛。**

方藥

✔【萆薢分清飲】加減

組成　川萆薢 6 錢、黃柏 3 錢、石菖蒲 3 錢、茯苓 6 錢、白朮 3 錢、蓮子芯 3 錢、丹參 3 錢、車前子 3 錢、土茯苓 6 錢。

➡〔虛證〕辨證要點：**病久不已，淋出如脂，小便澀痛輕，無力，腰痠膝軟。**

方藥

✔【膏淋湯】加減

組成　生山藥 8 錢、生芡實 5 錢、生龍牡各 1 兩、生地黃 5 錢、黨參 3 錢、白芍 3 錢、杜仲 5 錢、續斷 5 錢。

(6)勞淋：小便不甚赤澀，但淋瀝不已，時作時止，遇勞即發，腰痠膝軟，神疲乏力，舌質淡，脈細弱。

➠**辨證要點：小便淋瀝不已，時作時止，遇勞即發。**

方藥

⬱ 【無比山藥丸】加減

組成　山藥 1 兩、肉蓯蓉 5 錢、五味子 3 錢、菟絲子 5 錢、杜仲 5 錢、懷牛膝 5 錢、澤瀉 3 錢、熟地黃 3 錢、山茱萸 3 錢、茯苓 3 錢、巴戟天 3 錢、赤石脂 8 錢、魚膘膠（烊）3 錢。

3. 癃閉

　　癃閉是由於腎和膀胱氣化失司導致的以排尿困難、全日總尿量明顯減少、小便點滴而出，甚則閉塞不通為臨床特徵的一種病證。其中以小便不利，點滴而短少，病勢較緩者稱為「癃」；以小便閉塞，點滴全無，病勢較急者稱為「閉」。癃和閉雖有區別，但都是指排尿困難，只是輕重程度上的不同，因此多合稱為癃閉。

　　本病以排尿困難、全日總尿量明顯減少，甚至小便閉塞不通、點滴全無為主要臨床表現。起病或突然發生，或逐漸形成。一般在「癃」的階段表現為小便不利、排尿滴瀝不盡，或排尿無

力，或尿流變細，或尿流突然中斷，全日總尿量明顯減少；在
「閉」的階段表現為小便不通、全日總尿量極少，甚至點滴全
無，或小便欲解不出，小腹滿脹，狀如覆碗。尿閉可突然發生，
亦可由癃逐漸發展而來。病情嚴重時，尚可能出現頭暈、胸悶氣
促、噁心嘔吐、口氣穢濁、水腫，甚至煩躁、神昏等症。尿道無
疼痛感覺。

診斷

⑴以排尿困難、全日總尿量明顯減少、點滴而出，或小便閉塞不
　通、點滴全無為臨床特徵。

⑵多見於老年男性、產後婦女，或手術後的患者。常有淋證、水
　腫病史。

⑶凡小腹脹滿，小便欲解不出，觸叩小腹部膀胱區明顯脹滿者，
　是為尿瀦留；若全日小便總量明顯減少或不通，無尿意，無小
　腹脹滿，觸叩小腹部膀胱區亦無明顯充盈徵象，則多屬腎功能
　衰竭。

鑒別診斷

⑴淋證：淋證以小便頻急、滴瀝不盡、尿道澀痛、小腹拘急、痛
　引腰腹為特徵。癃閉以排尿困難、全日總尿量明顯減少、點滴
　而出，甚則小便閉塞不通、點滴全無為臨床特徵。其中小便短
　澀量少、排尿困難與淋證相似，但淋證排尿時疼痛，且每日小
　便總量基本正常；而癃閉排尿時不痛，每日小便總量遠遠低於
　正常，甚至無尿排出。

(2)關格：關格是小便不通和嘔吐並見的一種病證。癃閉主要是指以排尿困難、全日總尿量明顯減少，甚則小便閉塞不通為主症的一類病證。二者皆有小便不通的症狀，故需鑒別。關格必有嘔吐，而癃閉一般無嘔吐症狀，只以小便量極少或全無為特徵。二者的關係是癃閉可發展為關格，而關格不一定都是由癃閉發展而來，還可能由水腫、淋證發展而成。

➡**辨病要點：排尿困難，全日總尿量明顯減少。**

辨治

(1)症狀：小便點滴不通，或量少而短赤灼熱，小腹脹滿，口苦口黏，或口渴不欲飲，或大便不暢，苔根黃膩，舌質紅，脈數。

　➡**辨證要點：小便不通，量少，短赤灼熱，小腹脹滿。——膀胱濕熱**

　✿【**八正散**】加減

　組成　木通 3 錢、萹蓄 3 錢、瞿麥 3 錢、滑石 8 錢、車前草 5 錢、大黃 3 錢、山梔子 3 錢、燈芯草 2 錢、甘草梢 3 錢、丹參 6 錢、生蒲黃 2 錢、澤蘭 3 錢、白茅根 6 錢。

(2)症狀：小便不通，或通而不爽，脅腹脹滿，情志抑鬱，或多煩易怒，舌紅，苔薄黃，脈弦。

　➡**辨證要點：小便不通，或通而不爽，脅腹苦滿。——肝鬱氣滯**

　✿【**沉香散**】加減

> 組成 沉香3錢、橘皮3錢、當歸3錢、白芍3錢、石韋5錢、冬葵子3錢、滑石8錢、王不留行5錢、烏藥3錢、川牛膝3錢、丹皮3錢、山梔子3錢、甘草2錢。

(3)症狀：小便點滴而下，或尿細如線，甚則阻塞不通，小腹脹滿疼痛，舌質紫暗或有瘀點，脈細澀。

➡ **辨證要點：小便點滴而下，小腹脹滿疼痛，舌質紫暗。——水瘀互結**

方藥

🍃 【引水道方】

> 組成 歸尾3錢、炮豬蹄甲3錢、桃仁3錢、大黃3錢、生地黃3錢、桂枝3錢、川牛膝5錢、三棱5錢、莪朮3錢、茯苓3錢、赤芍3錢、威靈仙5錢、雞內金3錢、冬葵子3錢、車前子5錢。

(4)症狀：時欲小便而不得出，或量少而不爽利，氣短，語聲低微，小腹墜脹，精神疲乏，食慾不振，舌質淡，脈弱，甚者畏寒怕冷，腰膝冷而痠軟無力，脈沉細而弱。

➡ **辨證要點：小便不通或點滴不爽，排出無力，神疲畏寒。——脾腎兩虛**

方藥

🍃 【濟生腎氣丸】合【春澤湯】加減

> 組成 熟地黃3錢、山藥3錢、山茱萸3錢、澤瀉3錢、茯苓5錢、牡丹皮3錢、肉桂皮2錢、制附子3錢、川

> 牛膝 5 錢、車前子 5 錢、豬苓 3 錢、黨參 3 錢、白朮 3
> 錢、細辛 1 錢。

4. 陽痿

　　陽痿是指青壯年男子，由於虛損、驚恐、濕熱等原因，致使宗筋失養而弛縱，引起陰莖痿弱不起、臨房舉而不堅，或堅而不能持久的一種病證。

　　陽痿的臨床表現以陰莖痿弱不起、臨房舉而不堅，或堅而不能持久為主。陽痿常與遺精、早泄並見。常伴有神疲乏力、腰痠膝軟、頭暈耳鳴、畏寒肢冷、陰囊陰莖冷縮，或局部冷濕、精液清稀冰冷、精少或精子活動力低下，或會陰部墜脹疼痛、小便不暢、滴瀝不盡，或小便清白、頻多等症。

診斷

(1)青壯年男子性交時，由於陰莖不能有效地勃起，無法進行正常的性生活，即可診為本病。

(2)多因房事太過，久病體虛，或青少年頻犯手淫所致，常伴有神疲乏力、腰痠膝軟、畏寒肢冷，或小便不暢、滴瀝不盡等症。

(3)排除性器官發育不全，或藥物引起的陽痿。

鑒別診斷

◎早泄：早泄是指在性交之始，陰莖可以勃起，但隨即過早排精，因排精之後陰莖痿軟，而不能進行正常的性交。早泄雖可能引

起陽痿，但陽痿是指性交時陰莖根本不能勃起，或勃起無力，或持續時間過短而不能進行正常的性生活。

➡️ **辨病要點：陰莖痿弱不起，臨房舉而不堅，或堅而不能持久。**

辨治

⑴症狀：陽事不舉，精薄清冷，陰囊陰莖冰涼冷縮，或局部冷濕，腰痠膝軟，頭暈耳鳴，畏寒肢冷，精神萎靡，面色㿠白，舌淡，苔薄白，脈沉細，右尺尤甚。

➡️ **辨證要點：陽事不舉，精薄清冷，陰莖冷縮，畏寒肢冷。**
——**命門火衰**

方藥

🍃【大官人湯】

組成　紅參 3 錢、鹿茸 3 錢、鹿鞭 3 錢、海狗腎 3 錢、枸杞 3 錢、五味子 3 錢、山萸肉 3 錢、菟絲子 5 錢、仙茅 3 錢、淫羊藿 5 錢、覆盆子 5 錢、韭菜子 3 錢、車前子 3 錢、黃耆 3 錢、熟地黃 3 錢、沙苑子 3 錢、補骨脂 3 錢、狗脊 5 錢、金櫻子 5 錢、女貞子 5 錢、砂仁 3 錢。

⑵症狀：陽事不舉，精神不振，夜寐不安，健忘，胃納不佳，面色少華，舌淡，苔薄白，脈細。

➡️ **辨證要點：陽事不舉，精神不振，夜寐不安，健忘。——心脾受損**

方藥

🍃【歸脾湯】

組成　黨參 3 錢、黃蓍 3 錢、茯苓 5 錢、白朮 3 錢、當歸 3 錢、龍眼肉 3 錢、熟酸棗仁 5 錢、木香 3 錢、炙甘草 3 錢、生薑 3 錢、大棗 3 錢、淫羊藿 5 錢、石菖蒲 3 錢。

(3)症狀：陽痿不舉，或舉而不堅，膽怯多疑，心悸易驚，夜寐不安，易醒，苔薄白，脈弦細。

➡️**辨證要點：陽痿不舉，或舉而不堅，膽怯，易驚。──恐懼傷腎**

方藥

🌿【大補元煎】加減

組成　熟地黃 3 錢、山茱萸 3 錢、杜仲 3 錢、枸杞子 8 錢、黨參 3 錢、當歸 3 錢、山藥 3 錢、炙甘草 3 錢、紫貝齒 8 錢、龍牙 8 錢、升麻 1.5 錢、柴胡 1.5 錢、淫羊藿 5 錢、蛇床子 3 錢。

(4)症狀：陽痿不舉，情緒抑鬱，或煩躁易怒，胸脘不適，脅肋脹悶，食少便溏，苔薄，脈弦。有情志所傷病史。

➡️**辨證要點：陽痿不舉，情緒抑鬱，胸脅苦滿。──肝鬱不舒**

方藥

🌿【歡喜方】加減

組成　柴胡 3 錢、白芍 3 錢、鬱金 3 錢、白朮 3 錢、茯苓 3 錢、香附 3 錢、吳茱萸 3 錢、枳殼 3 錢、菟絲子 5 錢、蜈蚣 2 錢、九香蟲 3 錢、甘草 3 錢。

⑸症狀：陰莖痿軟，陰囊濕癢臊臭，下肢痠困，小便黃赤，苔黃膩，脈濡數。

➠**辨證要點：陰莖痿軟，陰囊濕癢臊臭，溲赤。——濕熱下注**

【龍膽瀉肝湯】加減

組成 龍膽草3錢、黃芩3錢、山梔子3錢、柴胡3錢、木通3錢、車前子3錢、澤瀉3錢、當歸3錢、生地黃3錢、川牛膝3錢、赤芍3錢、黃柏3錢。

四、脾系病

1. 胃痛

胃痛是由於胃氣阻滯、胃絡瘀阻、胃失所養、不通則痛，所導致的以上腹胃脘部發生疼痛為主症的一種脾胃腸病證。胃痛，又稱「胃脘痛」。胃痛的部位在上腹部胃脘處，俗稱心窩部。其疼痛的性質表現為脹痛、隱痛、刺痛、灼痛、悶痛、絞痛等，常因病因、病機的不同而異，其中尤以脹痛、隱痛、刺痛常見。可有壓痛，按之其痛或增或減，但無反跳痛。其痛有呈持續性者，也有時作時止者。其痛常因寒暖失宜、飲食失節、情志不舒、勞累等誘因而發作或加重。本病證常伴有食慾不振、噁心嘔吐、吞酸嘈雜等症狀。

診斷

(1)上腹胃脘部疼痛及壓痛。

(2)常伴有食慾不振、胃脘痞悶脹滿、噁心嘔吐、吞酸嘈雜等胃氣
　　失和的症狀。

(3)發病常由飲食不節、情志不遂、勞累、受寒等誘因引起。

(4)上消化道 X 線鋇餐透視、纖維胃鏡及病理組織學等檢查，查
　　見胃、十二指腸黏膜炎症、潰瘍等病變，有助於診斷。

鑒別診斷

(1)痞滿：胃痛與痞滿的病位皆在胃脘部，且胃痛常兼脹滿，痞滿
　　時有隱痛，應加以鑒別。胃痛以疼痛為主，痞滿以痞塞滿悶為
　　主；胃痛者胃脘部常伴有壓痛，痞滿者則無壓痛。

(2)心痛：胃處腹中之上部，心居胸中之下部，心與胃的位置很
　　近，胃痛可影響及心，表現為連胸疼痛，心痛亦常涉及心下，
　　出現胃痛的表現，故應高度警惕，防止胃痛與心痛，尤其是防
　　止胃痛與真心痛之間發生混淆。胃痛多發生於青壯年，疼痛部
　　位在上腹胃脘部，其位置相對較低，疼痛性質多為脹痛、隱
　　痛，痛勢一般不劇，其痛與飲食關係密切，常伴有吞酸、噯
　　氣、噁心嘔吐等胃腸病症狀，且透過纖維胃鏡及病理組織學等
　　進行胃的檢查時能察覺異常；心痛多發生於老年，其痛在胸膺
　　部或左前胸，其位置相對較高，疼痛性質多為刺痛、絞痛，有
　　時劇痛，且痛引肩背及手少陰循行部位，痛勢較急，飲食方面
　　一般只與飲酒飽食關係密切，常伴有心悸、短氣、汗出、脈結
　　代等心臟病症狀，心電圖等心臟檢查異常。

(3)脅痛：肝氣犯胃所致的胃痛常攻撐連脅而痛，膽病的疼痛有時會發生在心窩部附近，胃痛與脅痛有時也易混淆，應予鑑別。但胃痛部位在中上腹胃脘部，兼有噁心、噯氣、吞酸嘈雜等胃失和降的症狀；而脅痛部位在上腹兩側脅肋部，常伴噁心、口苦等肝膽病症狀。

(4)腹痛：胃處腹中，與腸相連，從大範圍看腹痛與胃痛均為腹部的疼痛，胃痛常伴腹痛的症狀，腹痛亦常伴胃痛的症狀，故有心腹痛的提法，因此胃痛需與腹痛相鑑別。胃痛在上腹胃脘部，位置相對較高；腹痛在胃脘以下，恥骨毛際以上的部位，位置相對較低。胃痛常伴有脘悶、噯氣、泛酸等胃失和降，胃氣上逆之症；而腹痛常伴有腹脹、矢氣、大便性狀改變等腹疾症狀。

➡**辨病要點：胃脘當心而痛。**

辨治

(1)症狀：胃痛暴作，甚則拘急作痛，得熱痛減，遇寒痛增，口淡不渴，或喜熱飲，苔薄白，脈弦緊。

➡**辨證要點：胃脘拘急作痛，遇寒痛增。──寒邪客胃**

【理中湯】合【良附丸】加減

組成 炒白朮 3 錢、黨參 3 錢、乾薑 3 錢、炙甘草 3 錢、高良薑 2 錢、制香附 5 錢、丁香 1 錢、桂枝 3 錢、木香 2 錢、刀豆 5 錢。

(2)症狀：暴飲暴食後，胃脘疼痛，脹滿不消，疼痛拒按，得食更甚，噯腐吞酸，或嘔吐不消化食物，其味腐臭，吐後痛減，不思飲食或厭食，大便不爽，得矢氣及便後稍舒，舌苔厚膩，脈滑有力。

➡️**辨證要點：胃脘脹滿疼痛，得食更甚，噯腐吞酸。——飲食停滯**

方藥

🍃【**保和丸**】加減

（**組成**）炒山楂3錢、炒神麴3錢、炒萊菔子5錢、陳皮3錢、檳榔3錢、獨腳金3錢、炒麥芽3錢、布渣葉5錢、厚朴3錢。

(3)症狀：胃脘脹滿，攻撐作痛，脘痛連脅，胸悶噯氣，喜長嘆息，大便不暢，得噯氣、矢氣則舒，遇煩惱鬱怒則痛作或痛甚，苔薄白，脈弦。

➡️**辨證要點：胃脘脹滿，脘痛連脅，遇煩惱鬱怒則痛甚。——肝氣犯胃**

方藥

🍃【**柴胡疏肝散**】加減

（**組成**）柴胡3錢、白芍3錢、川芎3錢、制香附5錢、陳皮2錢、枳殼3錢、甘草3錢、炒九香蟲3錢、青皮2錢、鬱金5錢、沉香3錢、綠萼梅2錢。

(4)症狀：胃脘灼痛，痛勢急迫，喜冷惡熱，得涼則舒，心煩易怒，泛酸嘈雜，口乾口苦，舌紅少苔，脈弦數。

▶**辨證要點：胃脘灼痛，泛酸嘈雜，口乾口苦。──肝胃鬱熱**

 方藥

🌿 **【清肝寧胃湯】加減**

組成 醋炒柴胡 3 錢、黃連 2 錢、土炒白朮 3 錢、枳實 3 錢、厚朴 3 錢、黃芩 3 錢、鬱金 3 錢、木香 3 錢、山梔子 3 錢、浙貝母 3 錢、炒九香蟲 3 錢、三叉苦 3 錢、炙甘草 3 錢。

(5)症狀：胃脘疼痛，痛如針刺刀割，痛有定處，按之痛甚，食後加劇，入夜尤甚，或見吐血、黑便，舌質紫暗或有瘀斑，脈澀。

▶**辨證要點：胃脘痛如針刺，痛有定處，按痛。──瘀血停滯**

方藥

🌿 **【血府逐瘀湯】合【丹參飲】加減**

組成 當歸 3 錢、生地黃 3 錢、桃仁 3 錢、紅花 2 錢、枳殼 3 錢、赤芍 3 錢、柴胡 3 錢、甘草 3 錢、桔梗 3 錢、川芎 3 錢、川牛膝 3 錢、丹參 3 錢、檀香 3 錢（後下）、砂仁 3 錢、醋延胡索 3 錢、三七粉 1 錢（沖）。

(6)症狀：胃脘灼熱疼痛，嘈雜泛酸，口乾口苦，渴不欲飲，口甜黏濁，食甜食則冒酸水，納呆噁心，身重肢倦，小便色黃，大便不暢，舌苔黃膩，脈象滑數。

▶**辨證要點：胃脘灼熱疼痛，嘈雜泛酸，口甜黏濁。──脾胃濕熱**

方藥

🍃【四黃瀉心湯】

組成 黃連 3 錢、黃芩 3 錢、大黃 3 錢、田基黃 5 錢、藿香 3 錢、佩蘭 3 錢、石斛 3 錢、滑石 6 錢、通草 2 錢、三叉苦 3 錢。

(7)症狀：胃脘隱隱灼痛，似飢而不欲食，口燥咽乾，口渴思飲，消瘦乏力，大便乾結，舌紅少津或光剝無苔，脈細數。

➡️ **辨證要點：胃脘隱隱灼痛，似飢而不欲食，口燥咽乾。——胃陰虧虛**

方藥

🍃【一貫煎】合【沙參麥冬湯】加減

組成 當歸 3 錢、生地黃 3 錢、枸杞子 3 錢、川楝子 3 錢、北沙參 3 錢、玉竹 3 錢、生甘草 2 錢、桑葉 3 錢、麥冬 3 錢、扁豆 3 錢、花粉 3 錢、烏梅 3 錢、木瓜 3 錢。

(8)症狀：胃痛隱隱，綿綿不休，冷痛不適，喜溫喜按，空腹痛甚，得食則緩，勞累或食冷或受涼後疼痛發作或加重，泛吐清水，食少，神疲乏力，手足不溫，大便溏薄，舌淡苔白，脈虛弱。

➡️ **辨證要點：胃痛隱隱，喜溫喜按。——脾胃虛寒**

方藥

🍃【小建中湯】合【大建中湯】加減

組成 桂枝 3 錢、白芍 6 錢、炙甘草 6 錢、生薑 3 錢、大棗 3 錢、飴糖 4 錢、黨參 5 錢、吳茱萸 3 錢、蜀椒 3 錢、乾薑 8 錢。

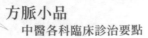

2. 痞滿

痞滿是由表邪內陷、飲食不節、痰濕阻滯、情志失調、脾胃虛弱等，所導致脾胃功能失調、升降失司、胃氣壅塞而成的，以胸脘痞塞滿悶不舒、按之柔軟、壓之不痛、視之無脹大之形，為主要臨床特徵的脾胃病證。本證按部位可分為胸痞、心下痞等，心下即胃脘部，故心下痞又稱為「胃痞」。本節主要討論胃痞。

胃痞以自覺胃脘痞塞，滿悶不舒為主要臨床表現，其痞按之柔軟，壓之不痛，視之五脹大之形。常伴有胸膈滿悶、飲食減少、得食則脹、噯氣稍舒、大便不調、消瘦等症。發病和加重常與諸如暴飲暴食、恣食生冷粗硬、嗜飲濃茶烈酒、過食辛辣等飲食因素，以及情志、起居、冷暖失調等誘因有關。多為慢性起病，時輕時重，反覆發作，纏綿難癒。

診斷

⑴以胃脘痞塞、滿悶不舒為主要臨床表現，其痞按之柔軟，壓之不痛，視之無脹大之形。

⑵常伴有胸膈滿悶、飲食減少、得食則脹、噯氣則舒等症。

⑶發病和加重常與飲食、情志、起居、冷暖失調等誘因有關。

⑷多為慢性起病，時輕時重，反覆發作，纏綿難癒。

鑒別診斷

⑴胃痛：胃痛與胃痞的病位皆在胃脘部，且胃痛常兼脹滿，胃痞時有隱痛，應加以鑒別。胃痛以疼痛為主，胃痞以痞塞滿悶為

主；胃痛者胃脘部可有壓痛，胃痞者則無壓痛。

(2)鼓脹：鼓脹與胃痞同為腹部病證，且均有脹滿之苦，鼓脹早期易與胃痞混淆。鼓脹腹部脹大膨隆，脹大之形外現；胃痞則自覺滿悶痞塞，外無脹大之形。鼓脹按之腹皮繃急如鼓；胃痞胃脘部按之柔軟。鼓脹有脅痛、黃疸、積聚等疾病病史；胃痞可有胃痛、嘈雜、吞酸等胃病病史。

(3)胸痹心痛：胸痹心痛常伴有脘腹滿悶不舒，胃痞常伴有胸膈滿悶，但二者有病在心胸和病在胃脘之不同，應予區別。胸痹心痛屬胸陽痹阻，心脈瘀阻，心脈失養為患，以胸痛，胸悶，短氣為主症，伴有心悸、脈結代等症狀；胃痞系脾胃功能失調、升降失司、胃氣壅塞所致，以胃脘痞塞滿悶不舒為主症，多伴有飲食減少、得食則脹、噯氣則舒等症狀。

➡**辨病要點：心下痞塞，胸膈脹滿，觸之無形，按之柔軟，壓之無痛。**

辨治

(1)實痞：痞滿能食，持續不減，按之滿甚，大便多秘，為實痞。

　①症狀：胃脘痞滿，灼熱急迫，按之滿甚，心中煩熱，咽乾口燥，渴喜飲冷，身熱汗出，大便秘結，小便短赤，舌紅苔黃，脈滑數。

　　➡**辨證要點：胃脘痞滿，灼熱急迫，心煩便秘。——胃熱**

🍃**【大黃黃連瀉心湯】加減**

組成　大黃3錢、黃連3錢、黃芩3錢、蒲公英5錢、枳實3錢。

②症狀：胃脘痞滿，按之尤甚，噯腐吞酸，噁心嘔吐，厭食，大便不調，苔厚膩，脈弦滑。

➡️**辨證要點：胃脘痞滿，噯腐吞酸。——飲食停滯**

方藥

🍃 **【保和丸】加減**

組成 炒山楂 3 錢、炒神麴 3 錢、炒萊菔子 3 錢、陳皮 3 錢、法半夏 3 錢、茯苓 3 錢、枳實 3 錢、佛手 5 錢、布渣葉 5 錢、厚朴 3 錢。

③症狀：脘腹痞滿，悶塞不舒，胸膈滿悶，頭重如裹，身重肢倦，噁心嘔吐，不思飲食，口淡不渴，小便不利，舌體胖大，邊有齒痕，苔白厚膩，脈沉滑。

➡️**辨證要點：脘腹痞滿，身重，口淡，噁嘔，不思飲食。
——痰濕內阻**

方藥

🍃 **【平胃正氣散】加減**

組成 蒼朮 3 錢、厚朴 3 錢、大腹皮 5 錢、白芷 3 錢、紫蘇葉 3 錢、茯苓 3 錢、制半夏 3 錢、白朮 3 錢、陳皮 3 錢、桔梗 3 錢、藿香 3 錢、甘草 3 錢、薤白 3 錢、石菖蒲 3 錢、枳實 3 錢。

④症狀：胃脘痞滿悶塞，脘腹不舒，胸膈脹滿，心煩易怒，喜太息，噁心噯氣，大便不爽，常因情志因素而加重，苔薄白，脈弦。

➡️辨證要點：胃脘痞滿悶塞，胸脅苦滿，喜太息，情志相
　關。——肝鬱脾虛

方藥

🍃【四六香藥】

組成 柴胡 3 錢、炒白芍 3 錢、枳殼 3 錢、陳皮 2 錢、
制香附 5 錢、蘇梗 5 錢、佛手 5 錢、炒白朮 3 錢、烏藥
3 錢、茯苓 3 錢、法半夏 3 錢、香櫞 3 錢、砂仁 3 錢。

(2)虛痞：痞滿不能食，時重時減，喜揉喜按，大便多溏，為虛痞。

　◎症狀：胃脘痞悶，脹滿時減，喜溫喜按，食少不飢，身倦乏
　　力，少氣懶言，大便溏薄，舌質淡，苔薄白，脈沉弱或虛大
　　無力。

　➡️辨證要點：胃脘痞悶，喜溫喜按，食少便溏，身倦。——
　　脾胃虛弱

方藥

🍃【加味枳實消痞湯】加減

組成 黃蓍 5 錢、枳實 5 錢、黨參 3 錢、茯苓 3 錢、白
朮 5 錢、甘草 3 錢、炒麥芽 3 錢、法半夏 3 錢、炒神麴
3 錢、乾薑 3 錢、黃連 2 錢。

🍃【補中異功湯】

組成 黃蓍 3 錢、黨參 3 錢、白朮 3 錢、茯苓 3 錢、山
藥 3 錢、砂仁 3 錢、陳皮 3 錢、升麻 3 錢、柴胡 3 錢、
防風 3 錢、炙甘草 3 錢。

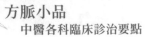

3. 嘔吐

嘔吐是由於胃失和降、胃氣上逆所致的，以飲食、痰涎等胃內之物從胃中上涌，自口而出為臨床特徵的一種病證。對嘔吐的釋名，前人有兩說——一說認為有物有聲謂之嘔，有物無聲謂之吐，無物有聲謂之乾嘔；另一說認為嘔以聲響名，吐以吐物言，有聲無物曰嘔，有物無聲曰吐，有聲有物曰嘔吐。嘔與吐常同時發生，很難截然分開，因此無細分的必要，故近世多並稱為嘔吐。

嘔吐的臨床表現不盡一致，常有噁心之先兆，其作或有聲而無物吐出，或吐物而無聲，或吐物伴有聲音；或食後即吐，或良久復出；或嘔而無力，或嘔吐如噴；或嘔吐新人之食，或嘔吐不消化之宿食，或嘔吐涎沫，或嘔吐黃綠苦水；嘔吐之物有多有少。嘔吐常有誘因，如飲食不節、情志不遂、寒暖失宜，以及聞及不良氣味等因素，皆可能誘發嘔吐，或使嘔吐加重。本病常伴有噁心厭食、胸脘痞悶不舒、吞酸嘈雜等症。嘔吐多偶然發生，也有反覆發作者。

診斷

(1)具有飲食、痰涎、水液等胃內之物從胃中上涌，自口而出的臨床特徵。也有乾嘔無物者。

(2)常伴有脘腹不適、噁心納呆、泛酸嘈雜等胃失和降之症。

(3)起病或緩或急，常先有噁心欲吐之感，多由飲食、情志、寒溫不適，聞及不良氣味等因素而誘發，也有由服用化學藥物、誤食毒物所致者。

鑒別診斷

(1)反胃：反胃與嘔吐同系胃部病變，同系胃失和降，胃氣上逆，同有嘔吐，故反胃亦可歸屬嘔吐範疇，但反胃又有其特殊的臨床表現和病機，因此嘔吐應與反胃相區別。反胃病機為胃之下口障礙，幽門不放，多系脾胃虛寒所致，症狀特點是食停胃中，經久復出，朝食暮吐，暮食朝吐，宿谷不化，食後或吐前胃脘脹滿，吐後轉舒，嘔吐與進食時間相距較長，吐出量一般較多；嘔吐的病機為胃失和降，胃氣上逆，症狀特點是嘔吐與進食無明確的時間關係，吐出物多為當日之食，嘔吐量有大有小，食後或吐前胃脘並非一定脹滿。

(2)噎膈：噎膈雖有嘔吐症狀，但其病位在食管、賁門，病機為食管、賁門狹窄，賁門不納，症狀特點是飲食咽下過程中梗塞不順，初起並無嘔吐，後期格拒時出現嘔吐，系飲食不下或食入即吐，嘔吐與進食時間關係密切，因食停食管，並未入胃，故吐出量較小，多伴有胸膈疼痛，噎膈病情較重，病程較長，治療困難，預後不良；嘔吐病位在胃，病機為胃失和降，胃氣上逆，症狀特點是進食順利，食已入胃，嘔吐與進食無明確的時間關係，嘔吐量有大有小，可能伴有胃脘疼痛。

➡**辨病要點：胃內之物從胃中上湧，自口而出。**

辨治

(1)實證：起病較急，常突然發生，病程較短，嘔吐量多，嘔吐如噴，吐物多酸腐臭穢。

　①症狀：嘔吐食物，吐出有力，突然發生，起病較急，常伴有

惡寒發熱，胸脘滿悶，不思飲食，舌苔白，脈濡緩。

➡️**辨證要點：嘔吐食物，吐出有力，起病較急，伴寒熱。**

——外邪犯胃

方藥

✒️【藿香正氣散】加減

組成 藿香 3 錢、紫蘇葉 3 錢、白豆蔻 3 錢、丁香 0.5 錢、白芷 3 錢、大腹皮 5 錢、茯苓 5 錢、白朮 3 錢、法半夏 3 錢、陳皮 2 錢、厚朴 3 錢、桔梗 3 錢、甘草 3 錢、生薑 3 錢、大棗 3 枚。

②症狀：嘔吐物酸腐，脘腹脹滿拒按，噯氣厭食，得食更甚，吐後反快，大便或溏或結，氣味臭穢，苔厚膩，脈滑實。

➡️**辨證要點：嘔吐物酸腐，噯氣厭食，吐後快。——飲食停滯**

方藥

✒️【保和丸】加減

組成 炒山楂 3 錢、炒神麴 3 錢、炒萊菔子 3 錢、陳皮 3 錢、法半夏 3 錢、茯苓 3 錢、連翹 3 錢、砂仁 3 錢、布渣葉 5 錢、厚朴 3 錢。

③症狀：嘔吐物多為清水痰涎，胸脘滿悶，不思飲食，頭眩心悸，或嘔而腸鳴，苔白膩，脈滑。

➡️**辨證要點：嘔吐物多為清水痰涎，頭眩心悸。——痰飲內停**

方藥

✒️【二陳湯】合【苓桂朮甘湯】加減

組成 生薑 6 錢、陳皮 3 錢、法半夏 3 錢、茯苓 5 錢、桂枝 3 錢、白朮 3 錢、甘草 3 錢。

④症狀：嘔吐吞酸，噯氣頻作，胸脅脹滿，煩悶不舒，每因情志不遂而嘔吐吞酸更甚，舌邊紅，苔薄白，脈弦。

➡**辨證要點：嘔吐噯氣，胸脅苦滿，情志相關。——肝氣犯胃**

方藥

🌿**【四逆散】合【香蘇散】加減**

組成 柴胡 3 錢、枳殼 3 錢、白芍 3 錢、紫蘇葉 3 錢、法半夏 3 錢、茯苓 3 錢、生薑 3 錢、甘草 3 錢、陳皮 2 錢、制香附 3 錢、旋覆花 3 錢、竹茹 3 錢、炙枇杷葉 3 錢、鬱金 3 錢。

(2)虛證：起病緩慢，病程較長，吐物不多，嘔吐無力，酸臭不甚，體力低下。

①症狀：飲食稍有不慎，或稍有勞倦，即易嘔吐，時作時止，胃納不佳，脘腹痞悶，口淡不渴，面白少華，倦怠乏力，舌質淡，苔薄白，脈濡弱。

➡**辨證要點 1：嘔吐，勞倦即作，納呆，脘痞，口淡，倦怠。——脾胃虛弱**

方藥

🌿**【香砂六君子湯】加減**

組成 黨參 3 錢、茯苓 3 錢、白朮 3 錢、甘草 3 錢、砂仁 3 錢、木香 2 錢、陳皮 3 錢、法半夏 3 錢、丁香 1 錢、吳茱萸 3 錢。

➡**辨證要點 2：要點 1 伴口乾煩躁。──脾胃虛熱**

方藥

🍃 【橘皮竹茹湯】加減

組成 橘皮 3 錢、竹茹 5 錢、大棗 3 枚、生薑 3 錢、甘草 3 錢、生曬參 3 錢。

②症狀：嘔吐反覆發作，但量不多，或僅吐唾涎沫，時作乾嘔，口燥咽乾，胃中嘈雜，似飢而不欲食，舌紅少津，脈細數。

➡**辨證要點：嘔吐反覆發作，量少，乾嘔，嘈雜。──胃陰不足**

方藥

🍃 【麥門冬湯】加減

組成 麥冬 5 錢、生曬參 3 錢、薑半夏 3 錢、粳米 3 錢、大棗 3 枚、甘草 3 錢、石斛 5 錢。

4. 泄瀉

泄瀉是以大便次數增多、糞質稀薄，甚至瀉出如水樣為臨床特徵的脾胃腸病證。泄與瀉在病情上有區別，糞出少而勢緩，若漏泄之狀者為泄；糞大出而勢直無阻，若傾瀉之狀者為瀉，然近代多泄、瀉並稱，統稱為「泄瀉」。泄瀉以大便清稀為臨床特徵，或大便次數增多，糞質清稀；或便次不多，但糞質清稀，甚至如水狀；或大便清薄，完穀不化，便中無膿血。泄瀉之量或多或少，泄瀉之勢或緩或急。常兼有脘腹不適、腹脹腹痛腸鳴、食少納呆、小便不利等症狀。起病或緩或急，有反覆發作史。常由

外感寒熱濕邪，內傷飲食情志，勞倦，臟腑功能失調等誘發或加重。

診斷

(1)具有大便次數增多、糞質稀薄，甚至瀉出如水樣的臨床特徵。其中以糞質清稀為必備條件。

(2)常兼有脘腹不適、腹脹腹痛腸鳴、食少納呆、小便不利等症狀。

(3)起病或緩或急，常有反覆發作史。常因外感寒熱濕邪、內傷飲食情志、勞倦、臟腑功能失調等誘發或加重。

鑒別診斷

(1)痢疾：痢疾與泄瀉均屬大便次數增多、糞質稀薄的病證。痢疾以腹痛，里急後重，便下赤白膿血為主症；泄瀉以大便次數增多、糞質稀薄，甚至瀉出如水樣為主症，其大便中無膿血，也無里急後重，腹痛也或有或無。

(2)霍亂：霍亂是一種卒然起病，劇烈上吐下瀉，吐瀉併作的病證。泄瀉與霍亂相比，同有大便清稀如水的症狀，故需鑒別。霍亂的發病特點是來勢急驟，變化迅速，病情兇險，起病時常先突然腹痛，繼則吐瀉交作，所吐之物均為未消化之食物，氣味酸腐熱臭，所瀉之物多為黃色糞水，或如米泔，常伴有惡寒發熱的症狀，部分病人在吐瀉之後，津液耗傷，迅速消瘦，或發生轉筋，腹中絞痛，若吐瀉劇烈，則見面色蒼白，目眶凹陷，汗出肢冷等津竭陽衰之危候。而泄瀉只以大便次數增多、糞質稀薄，甚至瀉出如水樣為主症，一般起病不急驟，瀉水量不大，無米泔水樣便，津傷較輕，無危證。

➠**辨病要點：大便次數增多，糞質稀薄，甚如水樣。**

辨治

(1)急性泄瀉：

①症狀：泄瀉清稀，甚則如水樣，腹痛腸鳴，脘悶食少，苔白膩，脈濡緩。若兼外感風寒，則惡寒發熱頭痛，肢體痠痛，苔薄白，脈浮。

➠**辨證要點：泄瀉清稀，甚如水樣，腹痛腸鳴，寒熱。——寒濕泄瀉**

方藥

🍃**【藿香正氣散】加減**

組成 藿香5錢、紫蘇葉3錢、炒防風5錢、白芷3錢、大腹皮5錢、茯苓5錢、炒白朮3錢、法半夏3錢、陳皮2錢、炒厚朴3錢、桔梗3錢、甘草3錢、生薑3錢、大棗3枚。

②症狀：泄瀉腹痛，瀉下急迫，或瀉而不爽，糞色黃褐，氣味臭穢，肛門灼熱，或身熱口渴，小便短黃，苔黃膩，脈滑數或濡數。

➠**辨證要點：泄瀉腹痛，瀉下急迫，氣味臭穢，肛門灼熱。——濕熱泄瀉**

方藥

🍃**【葛根黃芩黃連湯】合【香連丸】加減**

組成 煨葛根8錢、黃芩3錢、萸黃連3錢、甘草2錢、馬齒莧5錢、木香2錢。

③症狀：瀉下稀便，臭如敗卵，伴有不消化食物，脘腹脹滿，腹痛腸鳴，瀉後痛減，噯腐酸臭，不思飲食，苔垢濁或厚膩，脈滑。

➡️**辨證要點：瀉下稀便，臭如敗卵，瀉後痛減，噯腐酸臭。**
　　——傷食泄瀉

方藥

🍃**【保和丸】加減**

組成　炒山楂 3 錢、焦內金 3 錢、炒神麴 3 錢、炒萊菔子 3 錢、陳皮 3 錢、法半夏 3 錢、茯苓 3 錢、火炭母 3 錢、布渣葉 5 錢、厚朴 3 錢。

(2)慢性泄瀉：

①症狀：因稍進油膩食物或飲食稍多，大便次數即明顯增多而發生泄瀉，伴有不消化食物，大便時瀉時溏，遷延反覆，飲食減少，食後脘悶不舒，面色萎黃，神疲倦怠，舌淡苔白，脈細弱。

➡️**辨證要點：飲食稍多即泄瀉，倦怠。——脾虛泄瀉**

方藥

🍃**【參苓白朮散】合【黃耆建中湯】加減**

組成　黨參 3 錢、炒白朮 3 錢、茯苓 5 錢、炙甘草 3 錢、砂仁 3 錢、陳皮 2 錢、桔梗 3 錢、扁豆 3 錢、山藥 5 錢、蓮子 3 錢、熟薏苡仁 3 錢、炙黃耆 5 錢、桂皮 3 錢、炒白芍 6 錢、生薑 3 錢、大棗 3 錢。

②症狀：黎明之前臍腹作痛，腸鳴即瀉，瀉下完谷，瀉後即安，小腹冷痛，形寒肢冷，腰膝痠軟，舌淡苔白，脈細弱。

➠**辨證要點：五更瀉，瀉下完谷，小腹冷痛，四逆。——脾腎陽虛**

方藥

🌿 【四神丸】合【附子理中湯】加減

組成 熟附子3錢、炮薑5錢、焦白朮3錢、乾薑8錢、吳茱萸3錢、炙甘草3錢、米炒黨參3錢、補骨脂3錢、肉豆蔻3錢、吳茱萸3錢、蓮子3錢、陳皮2錢、五味子3錢。

③症狀：每逢抑鬱惱怒，或情緒緊張之時，即發生腹痛泄瀉，腹中雷鳴，攻竄作痛，腹痛即瀉，瀉後痛減，矢氣頻作，胸脅脹悶，噯氣食少，舌淡，脈弦。

➠**辨證要點：情志相關，腹痛即瀉，瀉後痛減。——肝鬱脾虛**

方藥

🌿 【痛瀉新方】

組成 炒白芍6錢、炒防風5錢、青皮2錢、烏藥3錢、炒白朮5錢、陳皮3錢、百合3錢、山藥5錢、煨訶子5錢、桂枝3錢、焦雞內金3錢、炙甘草3錢、生薑3錢、大棗3錢。

5. 便秘

便秘是指由於大腸傳導功能失常，所導致的以大便排出困難、排便時間或排便間隔時間延長為臨床特徵的一種大腸病證。

本病主要臨床特徵為大便排出困難、排便時間或排便間隔時間延長，糞質多半較硬。其表現或糞質乾硬，排出困難，排便時間、排便間隔時間延長，大便次數減少，常三五日、七八日，甚至更長時間解一次大便，每次解大便常需半小時或更長時間，常伴腹脹腹痛、頭暈頭脹、噯氣食少、心煩失眠等症；或糞質乾燥堅硬，排出困難，排便時間延長，常由於排便努掙而導致肛裂、出血，日久還可能引發痔瘡，而排便間隔時間可能正常；或糞質並不乾硬，也有便意，但排便無力，排出不暢，常需努掙，排便時間延長，多伴有汗出、氣短乏力、心悸頭暈等症狀。由於燥屎內結，可在左下腹捫及質地較硬的條索狀包塊，排便後消失。本病起病緩慢，多屬慢性病變過程，多發於中老年和女性。

診斷

⑴大便排出困難，排便時間或排便間隔時間延長，糞質多乾硬。起病緩慢，多屬慢性病變過程。

⑵常伴有腹脹腹痛、頭暈頭脹、噯氣食少、心煩失眠、肛裂、出血、痔瘡，以及汗出、氣短乏力、心悸頭暈等症狀。

⑶發病常與外感寒熱、內傷飲食情志、臟腑失調、坐臥少動、年老體弱等因素有關。

鑒別診斷

◎積聚：積聚、便秘均可能在腹部出現包塊。但便秘者，常出現在左下腹，而積聚的包塊在腹部各處均可出現；便秘多可捫及條索狀物，積聚則形狀不定；便秘之包塊排便後消失，積聚之包塊則與排便無關。

➠辨病要點：**大便排出困難，排便時間或排便間隔時間延長。**

辨治

⑴實秘：

①症狀：大便秘結，腹脹腹痛，面紅身熱，口乾口臭，心煩不安，小便短赤，舌紅苔黃燥，脈滑數。

➠辨證要點：**大便秘結，腹脹痛，口乾口臭。——腸胃積熱**

🍃【涼膈散】加減

組成　大黃3錢、甘草3錢、山梔子3錢、薄荷葉3錢（後下）、黃芩3錢、連翹3錢、竹葉3錢、枳實3錢。

②症狀：大便秘結，或不甚乾結，欲便不得出，或便而不暢，腸鳴矢氣，腹中脹痛，胸脅滿悶，噯氣頻作，飲食減少，舌苔薄膩，脈弦。

➠辨證要點：**大便秘結，腸鳴矢氣，腹中脹痛。——氣機鬱滯**

🍃【小承氣湯】加減

組成　大黃3錢、枳實3錢、厚朴3錢、檳榔3錢。

③症狀：大便艱澀，腹痛拘急，脹滿拒按，脅下偏痛，手足不溫，呃逆嘔吐，舌苔白膩，脈弦緊。

➠**辨證要點：大便艱澀，腹痛拒按，手足不溫。——陰寒積滯**

🍃**【大黃附子湯】加減**

組成　制附子 3 錢、大黃 3 錢、細辛 1 錢、枳實 3 錢、厚朴 3 錢、乾薑 6 錢、小茴香 1 錢。

(2)虛秘：

①症狀：糞質並不乾硬，也有便意，但臨廁排便困難，需努掙方出，掙得汗出短氣，便後乏力，體質虛弱，面白神疲，肢倦懶言，舌淡苔白，脈弱。

➠**辨證要點：臨廁排便困難，努掙方出，便後乏力。——氣虛**

🍃**【黃蓍建中湯】加減**

組成　黃蓍 5 錢、火麻仁 5 錢、白蜜 3 錢（沖）、白芍 6 錢、桂枝 3 錢、炙甘草 3 錢、生薑 3 錢、大棗 3 錢。

②症狀：大便乾結，排出困難，面色無華，心悸氣短，健忘，口唇色淡，脈細。

➠**辨證要點：大便乾結，排出困難，面色萎黃。——血虛**

🍃**【潤腸丸】加減**

組成　當歸 3 錢、生地黃 3 錢、火麻仁 5 錢、桃仁 3 錢、枳殼 3 錢、生何首烏 5 錢。

③症狀：大便乾結，如羊屎狀，形體消瘦，頭暈耳鳴，心煩失眠，潮熱盜汗，腰痠膝軟，舌紅少苔，脈細數。

➡**辨證要點：大便乾結，如羊屎狀，潮熱盜汗。——陰虛**

方藥

🍃 **【增液湯】加減**

組成 玄參 3 錢、麥冬 3 錢、生地黃 3 錢、石斛 3 錢、火麻仁 6 錢、柏子仁 3 錢、瓜蔞仁 3 錢。

④症狀：大便或乾或不乾，皆排出困難，小便清長，面色㿠白，四肢不溫，腹中冷痛，得熱痛減，腰膝冷痛，舌淡苔白，脈沉遲。

➡**辨證要點：大便排出困難，四肢不溫，腹中冷痛，得熱痛減。——陽虛**

方藥

🍃 **【濟川煎】加減**

組成 當歸 3 錢、懷牛膝 3 錢、肉蓯蓉 5 錢、澤瀉 3 錢、升麻 2 錢、枳殼 3 錢、熟地黃 4 錢。

6. 腹痛

　　腹痛是指胃脘以下、恥骨毛際以上部位發生疼痛為主要表現的一種脾胃腸病證。多種原因導致臟腑氣機不利，經脈氣血阻滯，臟腑經絡失養，皆可能引起腹痛。

　　腹痛部位在胃脘以下、恥骨毛際以上，疼痛範圍可能較廣，

也可能局限在大腹、脅腹、少腹，或小腹。疼痛性質可表現為隱痛、脹痛、冷痛、灼痛、絞痛、刺痛等，腹部外無脹大之形，腹壁按之柔軟，常伴有壓痛，但無反跳痛，其痛可能呈持續性，亦可能時緩時急，時作時止，或反覆發作。疼痛的發作和加重，常與飲食、情志、受涼、勞累等誘因有關。起病或緩或急，病程有長有短，常伴有腹脹、噯氣、矢氣，以及飲食、大便異常等脾胃症狀。

診斷

(1)以胃脘以下、恥骨毛際以上部位的疼痛為主要表現，腹壁按之柔軟，伴有壓痛，但無肌緊張及反跳痛。

(2)常伴有腹脹、矢氣，以及飲食、大便的異常等脾胃症狀。

(3)起病多緩慢，腹痛的發作和加重，常與飲食、情志、受涼、勞累等誘因有關。

鑒別診斷

(1)胃痛：胃處腹中，與腸相連，腹痛與胃痛從大範圍看均為腹部的疼痛，腹痛常伴胃痛的症狀，胃痛亦時伴腹痛的表現，故有心腹痛的提法，因此二者需要鑒別。胃痛在上腹胃脘部，位置相對較高；腹痛在胃脘以下、恥骨毛際以上灼部位，位置相對較低。胃痛常伴脘悶、噯氣、泛酸等胃失和降、胃氣上逆之症；而腹痛常伴有腹脹、矢氣、大便性狀改變等腹疾症狀。

(2)內科其它疾病的腹痛：許多內科疾病中出現的腹痛，為該病的一個症狀，其臨床表現均以該病的特徵為主。如痢疾雖有腹

痛,但以裡急後重,下痢赤白膿血為特徵;積聚雖有腹痛,但以腹中有包塊為特徵,而腹痛則以腹痛為特徵,鑒別不難。

(3)外科腹痛:外科腹痛多在腹痛過程中出現發熱症狀,即先腹痛後發熱,其熱勢逐漸加重,疼痛劇烈,痛處固定,壓痛明顯,伴有腹肌緊張和反跳痛,血象常明顯升高,經內科正確治療,病情不能緩解,甚至逐漸加重者,多為外科腹痛;內科腹痛常先發熱後腹痛,疼痛不劇,壓痛不明顯,痛無定處,腹部柔軟,血象多無明顯升高,經內科正確治療,病情可逐漸得到控制。

(4)婦科腹痛:若為女性患者,還應與婦科腹痛相鑒別。婦科腹痛多在小腹,與經、帶、胎、產有關,伴有諸如痛經、流產、異位妊娠、輸卵管破裂等經、帶、胎、產的異常。若疑為婦科腹痛,應及時進行婦科檢查,以明確鑒別診斷。

➡️**辨病要點:胃脘以下、恥骨毛際以上部位疼痛。**

辨治

(1)症狀:腹痛急起,劇烈拘急,得溫痛減,遇寒尤甚,惡寒身蜷,手足不溫,口淡不渴,小便清長,大便自可,苔薄白,脈沉緊。

➡️**辨證要點:腹痛急起,劇烈拘急,溫減寒甚。──寒邪內阻**

🍃**【四溫理中湯】加減**

組成 高良薑 3 錢、乾薑 6 錢、吳茱萸 3 錢、丁香 3 分、烏藥 3 錢、制香附 3 錢、陳皮 3 錢、桂皮 3 錢、白朮 5 錢、炙甘草 3 錢。

(2)症狀：腹部脹痛，痞滿拒按，得熱痛增，遇冷則減，胸悶不舒，煩渴喜冷飲，大便秘結，或溏滯不爽，身熱自汗，小便短赤，苔黃燥或黃膩，脈滑數。

➡**辨證要點：腹部脹痛，熱增冷減，舌苔黃膩。——濕熱積滯**

方藥

【四黃承氣湯】

組成 大黃 3 錢、黃連 3 錢、黃芩 3 錢、黃柏 3 錢、厚朴 3 錢、枳實 3 錢、火炭母 5 錢、救必應 5 錢、布渣葉 5 錢、水翁花 3 錢。

(3)症狀：脘腹脹痛，疼痛拒按，噯腐吞酸，厭食，痛而欲瀉，瀉後痛減，糞便奇臭，或大便秘結，舌苔厚膩，脈滑。多有傷食史。

➡**辨證要點：脘腹脹痛，噯腐吞酸，瀉後痛減。——飲食停滯**

方藥

【枳實導滯丸】加減

組成 大黃 3 錢、枳實 3 錢、神麴 3 錢、黃芩 3 錢、黃連 3 錢、澤瀉 3 錢、白朮 3 錢、茯苓 3 錢、木香 3 錢、炒萊菔子 3 錢、檳榔 3 錢、布渣葉 5 錢。

(4)症狀：脘腹疼痛，脹滿不舒，痛引兩脅，時聚時散，攻竄不定，得噯氣矢氣則舒，遇憂思惱怒則劇，苔薄白，脈弦。

➡**辨證要點：脘腹脹痛不舒，得噯氣矢氣則舒，遇憂思惱怒則劇。——氣機鬱滯**

【厚朴三物湯】合【四逆散】加減

組成 柴胡3錢、枳殼3錢、制香附3錢、陳皮2錢、白芍6錢、甘草3錢、川芎3錢、厚朴5錢、大黃2錢、烏藥3錢。

(5)症狀：腹痛如錐如刺，痛勢較劇，腹內或有結塊，痛處固定而拒按，經久不癒，舌質紫暗或有瘀斑，脈細澀。

➡ **辨證要點：腹痛如刺，痛勢較劇，痛處固定而拒按。——瘀血阻滯**

【少腹逐瘀湯】加減

組成 當歸3錢、川芎3錢、赤芍3錢、蒲黃2錢、五靈脂3錢、沒藥3錢、醋延胡索3錢、小茴香1.5錢、桂枝3錢、乾薑3錢、赤芍3錢、醋香附3錢、三棱5錢、莪朮3錢、大黃3錢。

(6)症狀：腹痛綿綿，時作時止，痛時喜按，喜熱惡冷，得溫則舒，飢餓勞累後加重，得食或休息後減輕，神疲乏力，氣短懶言，形寒肢冷，胃納不佳，大便溏薄，面色不華，舌質淡，苔薄白，脈沉細。

➡ **辨證要點：腹痛綿綿，時作時止，喜按喜溫，勞累後加重，休息後減輕。——中虛臟寒**

方藥

📎 【小建中湯】合【大建中湯】加減

組成 桂枝 3 錢、白芍 6 錢、炙甘草 6 錢、生薑 3 錢、大棗 3 錢、飴糖 4 錢、黨參 5 錢、吳茱萸 3 錢、蜀椒 3 錢、乾薑 8 錢。

五、肝系病

1. 脅痛

脅痛是以脅肋部疼痛為主要表現的一種肝膽病證。脅，指側胸部，為腋以下至第十二肋骨部位的統稱。現代又指兩側下胸肋及肋緣部，肝膽胰所居之處。

診斷

(1)以脅肋部疼痛為主要特徵。

(2)疼痛性質可表現為脹痛、竄痛、刺痛、隱痛，多為拒按，間有喜按者。

(3)具反覆發作的病史。

鑒別診斷

(1)胸痛：胸痛與脅痛均可表現為胸部的疼痛，故二者需鑒別。不過脅痛部位在脅肋部，常伴噁心、口苦等肝膽病症狀，至醫療院所檢查多可查見肝膽疾病；而胸痛部位則在整個胸部，常伴有胸悶不舒、心悸短氣、咳嗽喘息、痰多等心肺病證候。

(2)胃痛：肝氣犯胃所致的胃痛常攻撐連脅而痛，膽病的疼痛有時發生在心窩部附近，胃痛與脅痛有時也易混淆，應予鑒別。但胃痛部位在上腹中部胃脘處，兼有噁心噯氣、吞酸、嘈雜等胃失和降的症狀，如有胃痛連脅也是以胃痛為主，以纖維胃鏡等儀器檢查多有胃的病變；而脅痛部位在上腹兩側脅肋部，常伴噁心、口苦等肝膽病症狀。

➠**辨病要點：脅肋部疼痛。**

辨治

(1)症狀：脅肋脹痛，走竄不定，甚則連及胸肩背，且情志不舒則痛增，胸悶，善太息，得噯氣則舒，飲食減少，脘腹脹滿，舌苔薄白，脈弦。

➠**辨證要點：脅肋脹痛，走竄不定，善太息。——肝氣鬱結**

方藥

【柴胡疏肝散】加減

組成 柴胡 3 錢、佛手 5 錢、炒白芍 3 錢、醋香附 5 錢、枳殼 3 錢、川芎 3 錢、炒白朮 3 錢、茯苓 3 錢、陳皮 2 錢、黨參 3 錢、鬱金 5 錢、延胡索 3 錢、青皮 2 錢、炙甘草 2 錢。

(2)症狀：脅肋刺痛，痛處固定而拒按，疼痛持續不已，入夜尤甚，或脅下有積塊，或面色晦暗，舌質紫暗，脈沉弦。

➡**辨證要點：脅肋刺痛，痛處固定而拒按，入夜尤甚。──瘀血阻絡**

方藥

【肝血通方】

組成　五靈脂 3 錢、當歸 3 錢、川芎 3 錢、桃仁 3 錢、丹皮 3 錢、赤芍 3 錢、烏藥 3 錢、玄胡索 3 錢、醋香附 3 錢、紅花 2 錢、枳殼 3 錢、土鱉蟲 3 錢、生地黃 3 錢、制鱉甲 3 錢、甘草 3 錢、丹參 3 錢、三七粉 3 錢（沖）。

(3)症狀：脅肋脹痛，觸痛明顯而拒按，或引及肩背，伴有脘悶納呆，噁心嘔吐，厭食油膩，口乾口苦，腹脹尿少，或有黃疸，舌苔黃膩，脈弦滑。

➡**辨證要點：脅肋脹痛，觸痛明顯而拒按，或引及肩背，伴脘悶納呆，口乾苦。──濕熱蘊結**

方藥

【金石止痛湯】

組成　金錢草 8 錢、石葦 3 錢、海金沙 3 錢、龍膽草 3 錢、茯苓 3 錢、炒白朮 3 錢、炒雞內金 3 錢、延胡索 3 錢、白芍 3 錢、綿茵陳 5 錢、生麥芽 3 錢、乾薑 3 錢、鬱金 3 錢、甘草 3 錢。

(4)症狀：脅肋隱痛，綿綿不已，遇勞加重，口乾咽燥，兩目乾

澀，心中煩熱，頭暈目眩，舌紅少苔，脈弦細數。

➡️辨證要點：脅肋隱痛，綿綿不已，遇勞加重，舌紅少苔。

——肝陰不足

【一貫煎】加減

組成 生地黃 3 錢、枸杞 3 錢、沙參 3 錢、麥冬 3 錢、當歸 3 錢、川楝子 3 錢、白芍 8 錢、炙甘草 2 錢、綠萼梅 2 錢、桔葉 3 錢。

2. 黃疸

黃疸是由於感受濕熱疫毒等外邪，導致濕濁阻滯，脾胃肝膽功能失調，膽液不循常道，隨血泛溢引起的，以目黃、身黃、尿黃為主要臨床表現的一種肝膽病證。

診斷

⑴以目黃、身黃、小便黃為主症，其中目黃為必須具備的症狀。

⑵常伴脘腹脹滿、納呆嘔惡、脅痛、肢體困重等症。

⑶常有飲食不節，與肝炎病人接觸，或服用損害肝臟的藥物等病史，以及過度疲勞等誘因。

鑒別診斷

⑴萎黃：黃疸與萎黃均有身黃，故需鑒別。黃疸的病因為感受時

邪、飲食所傷、脾胃虛弱、砂石或積塊瘀阻等；萎黃的病因為大失血、久病脾虛等。黃疸的病機是濕濁阻滯，脾胃肝膽功能失調，膽液不循常道，隨血泛溢；萎黃的病機是脾虛不能化生氣血，或失血過多，致氣血虧虛，肌膚失養。黃疸以目黃、身黃、小便黃為特徵；萎黃以身面發黃且乾萎無澤為特徵，雙目和小便不黃，伴有明顯的氣血虧虛證候，如眩暈耳鳴、心悸少寐等。二者的鑑別以目黃的有無為要點。

(2)黃胖：黃胖多與蟲證有關，諸蟲尤其是鉤蟲居於腸內，久之耗傷氣血，脾虛生濕，致肌膚失養，水濕漸停，而引起面部腫胖色黃，身黃帶白，但眼目不黃。二者鑑別以目黃的有無為要點。

➡️**辨病要點：目黃、身黃、小便黃，其中目黃為必須具備的症狀。**

辨治

(1)陽黃：起病急，病程短，黃色鮮明如橘色。

　①症狀：黃疸初起，目白睛微黃或不明顯，小便黃，脘腹滿悶，不思飲食，伴有惡寒發熱，頭身重痛，乏力，舌苔黃膩，脈浮弦或弦數。

　➡️**辨證要點：黃疸初起，目白睛微黃，小便黃，伴寒熱。**

　　──濕熱兼表

🌿 **【麻黃連軺赤小豆湯】合【茵陳蒿湯】加減**

(組成) 麻黃 3 錢、北杏仁 3 錢、桑白皮 3 錢、連翹 5 錢、赤小豆 5 錢、茵陳蒿 8 錢、山梔子 3 錢、大黃 3 錢、鬱金 5 錢。

②症狀：黃疸初起，目白睛發黃，迅速至全身發黃，色澤鮮明，右脅疼痛而拒按，壯熱口渴，口乾口苦，噁心嘔吐，脘腹脹滿，大便秘結，小便赤黃、短少，舌紅，苔黃膩或黃糙，脈弦滑或滑數。

➡**辨證要點：目黃，身黃，色澤鮮明，右脅疼痛而拒按，壯熱口渴，便秘，溲赤。——熱重於濕**

方藥

🌿 **【茵陳蒿湯】合【胃苓甘露丹】**

組成 茵陳 8 錢、山梔子 3 錢、大黃 3 錢、虎杖 5 錢、白花蛇舌草 5 錢、板藍根 5 錢、敗醬草 3 錢、金銀花 3 錢、蒲公英 5 錢、滑石 8 錢、白茅根 3 錢、藿香 3 錢、薏苡仁 5 錢、澤瀉 3 錢、龍膽草 3 錢、金錢草 5 錢、垂盆草 5 錢。

③症狀：身目發黃如橘，無發熱或身熱不揚，右脅疼痛，脘悶腹脹，頭重身困，嗜臥乏力，納呆便溏，厭食油膩，噁心嘔吐，口黏不渴，小便不利，舌苔厚膩微黃，脈濡緩或弦滑。

➡**辨證要點：身目發黃，身熱不揚，納呆，便溏，不渴。——濕重於熱**

方藥

🌿 **【茵陳香苓湯】**

組成 茵陳 8 錢、山梔子 3 錢、砂仁 3 錢、木香 3 錢、蒼朮 3 錢、焦白朮 3 錢、澤瀉 3 錢、茯苓 3 錢、焦山楂 3 錢、金錢草 8 錢、白花蛇舌草 3 錢、陳皮 3 錢、連翹 3 錢、藿香 3 錢、佩蘭 3 錢、厚朴 3 錢、枳殼 3 錢。

④症狀：身目發黃鮮明，右脅劇痛且放射至肩背，壯熱或寒熱往來，伴有口苦咽乾，噁心嘔吐，便秘，尿黃，舌紅苔黃而乾，脈弦滑數。

➠辨證要點：**身目發黃鮮明，右脅劇痛且放射至肩背，伴口乾苦。——膽腑鬱熱**

方藥

🍃【柴胡解毒湯】

組成 柴胡3錢、黃芩3錢、夏枯草3錢、連翹5錢、板藍根5錢、茵陳蒿3錢、山梔子3錢、大黃3錢、垂盆草5錢、龍膽草3錢、半枝蓮5錢、白花蛇舌草5錢、蒲公英5錢、田基黃5錢、土茯苓5錢。

⑤症狀：身目俱黃如橘色，兼見腫塊刺痛，心煩易怒，口乾口苦，腹部脹滿，便乾結，溲赤，舌暗苔黃膩，脈滑數。

➠辨證要點：**身目黃如橘色，兼見腫塊刺痛，心煩，口乾苦，便結，溲赤。——痰瘀濕熱蘊結**

方藥

🍃【茵陳蒿湯】合【鱉甲煎丸】加減

組成 綿茵陳8錢、大黃3錢、山梔子3錢、黃芩3錢、桃仁3錢、白芍3錢、土鱉蟲3錢、炙鱉甲5錢、射干3錢、黃芩3錢、柴胡3錢、乾薑3錢、赤芍3錢、桂枝3錢、葶藶子5錢、石韋3錢、厚朴3錢、牡丹皮5錢、瞿麥3錢、制半夏3錢、黨參3錢、炙蜂房2錢、鼠婦3錢。

(2)陰黃：起病緩，病程長，黃色晦暗如煙熏。

①症狀：身目俱黃，黃色晦暗不澤或如煙熏，右脅疼痛，痞滿
食少，神疲畏寒。腹脹便溏，口淡不渴，舌淡苔白膩，脈濡
緩或沉遲。

➥**辨證要點：身目俱黃，黃色晦暗不澤或如煙熏，右脅痛，
食少，便溏。——寒濕阻遏**

方藥

🌿【**茵陳朮附湯**】加減

組成　茵陳 8 錢、制附子 3 錢、乾薑 3 錢、白朮 4 錢、
甘草 2 錢、丹參 5 錢、澤蘭 3 錢、鬱金 3 錢、車前子 5 錢。

②症狀：多見於黃疸久鬱者。症見身目俱黃，黃色較淡而不鮮
明，脅肋隱痛，食慾不振，肢體倦怠乏力，心悸氣短，食少
腹脹，大便溏薄，舌淡苔薄白，脈濡細。

➥**辨證要點：身目黃色較淡而不鮮明，脅肋隱痛，氣短，食
少，便溏。——脾虛濕鬱**

方藥

🌿【**茵陳四六湯**】

組成　黨參 3 錢、茯苓 5 錢、白朮 3 錢、陳皮 2 錢、法
半夏 3 錢、茵陳 6 錢、柴胡 3 錢、白芍 3 錢、枳殼 3 錢、
甘草 3 錢。

3. 積聚

　　積聚是由於體虛復感外邪，情志飲食所傷，以及它病日久不癒等原因引起的，以正氣虧虛、臟腑失和、氣滯、血瘀、痰濁蘊結腹內為基本病機，以腹內結塊，或脹或痛為主要臨床特徵的一類病證。中醫文獻中的「癥瘕」、「痃癖」，以及「伏梁」、「肥氣」、「息賁」等疾病，皆屬積聚的範疇。

診斷

(1)積證以腹部可捫及或大或小、質地或軟或硬的包塊，部位固定不移，並有脹痛或刺痛為臨床特徵。隨著積塊的出現及增大，相應部位常有疼痛，或兼噁心、嘔吐、腹脹，以及倦怠乏力、胃納減退等症狀。而積證的後期，除上述症狀加劇外，虛損症狀也較為突出。

(2)聚證以腹中氣聚、攻竄脹痛、時作時止為臨床特徵。其發作時，可見病變部位有氣聚脹滿的現象，但一般捫不到包塊；緩解時，則氣聚脹滿的現象消失。聚證發作之時，以實證的表現為主，反覆發作，常出現倦怠乏力、納差、便溏等脾胃虛弱的證候。

鑒別診斷

(1)痞滿：痞滿以患者自覺脘腹痞塞不通、滿悶不舒為主要症狀，但在檢查時，腹部無氣聚脹急之形可見，更不能捫及包塊，臨床上以此和積聚相區別。

(2)鼓脹：鼓脹以肚腹脹大、鼓之如鼓為臨床特徵。其與積聚相同的是腹內均有積塊，但鼓脹的積塊多位於脅肋部，且鼓脹除腹內積塊外，更有水液停聚，肚腹脹大。而積證腹內無水液停聚，肚腹一般不脹大，腹內積塊的部位亦不局限於脅肋部。

➡**辨病要點：腹內結塊，或脹或痛。**

辨治

(1)聚證：聚者觸之無形，聚散無常，痛無定處。

　①症狀：腹中氣聚，攻竄脹痛，時聚時散，脘脅之間時或不適，病情常隨情緒而起伏，苔薄，脈弦。

　　➡**辨證要點：腹中氣聚，攻竄脹痛，時聚時散。——肝氣鬱滯**

> **方藥**
>
> 🌿 **【四逆散】合【木香順氣散】**
>
> 組成 柴胡 3 錢、赤芍 3 錢、木香 3 錢、砂仁 3 錢、蒼朮 3 錢、厚朴 3 錢、甘草 3 錢、烏藥 3 錢、生薑 3 錢、枳殼 3 錢、醋香附 5 錢、青皮 2 錢、三棱 5 錢。

　②症狀：腹脹或痛，便秘，納呆，時有如條狀物聚起在腹部，重按則脹痛更甚，舌苔膩，脈弦滑。

　　➡**辨證要點：腹脹痛，時有如條狀物聚起在腹部，按痛。**
　　——食濁阻滯

> **方藥**
>
> 🌿 **【六磨湯】加減**
>
> 組成 沉香 3 錢、木香 3 錢、烏藥 3 錢、大黃 3 錢、檳

榔 3 錢、枳實 3 錢、佛手 5 錢、砂仁 3 錢、焦三仙各 3 錢、茯苓 3 錢、焦白朮 3 錢、陳皮 3 錢。

(2)積證：積者觸之有形，固定不移，痛有定處。

①症狀：積證初起，積塊軟而不堅，固著不移，脹痛並見，舌苔薄白，脈弦。

▶**辨證要點：積塊軟而不堅，固著不移，脹痛並見。──氣滯血阻**

方藥

🍃 **【柴胡活血湯】**

組成　柴胡 3 錢、鬱金 3 錢、佛手 5 錢、蘇子 3 錢、陳皮 2 錢、丹參 5 錢、桃仁 3 錢、紅花 3 錢、三七 3 錢、川芎 3 錢、川楝子 4 錢、醋延胡索 5 錢。

②症狀：腹部積塊漸大，按之較硬，痛處不移，飲食減少，體倦乏力，面黯消瘦，時有寒熱，女子或見經閉不行，舌質青紫，或有瘀點瘀斑，脈弦滑或細澀。

▶**辨證要點：腹部積塊按之較硬，痛處不移，納少，乏力。──氣結血瘀**

方藥

🍃 **【散積方】**

組成　當歸 3 錢、川芎 3 錢、桃仁 3 錢、紅花 2 錢、赤芍 3 錢、五靈脂 3 錢、醋延胡索 3 錢、醋香附 5 錢、烏藥 3 錢、枳殼 3 錢、黃耆 3 錢、丹參 3 錢、土鱉蟲 3 錢、

石見穿 5 錢、焦白朮 3 錢、茯苓 5 錢、三稜 3 錢、莪朮
3 錢。

③症狀：積塊堅硬，疼痛逐漸加劇，飲食大減，面色萎黃或黧
黑，消瘦脫形，舌質色淡或紫，舌苔灰糙或舌光無苔，脈弦
細或細數。

➡**辨證要點：積塊堅硬，疼痛加劇，飲食大減，消瘦脫形。**
——**正虛瘀結**

方藥

【扶正化積方】

組成 柴胡 3 錢、赤芍 3 錢、枳殼 3 錢、丹參 8 錢、當
歸 3 錢、黃耆 5 錢、白朮 3 錢、茯苓 3 錢、女貞子 8 錢、
菟絲子 5 錢、五味子 3 錢、炙鱉甲 3 錢、連翹 3 錢、鹿
角膠（烊）3 錢、三稜 3 錢、莪朮 3 錢、香附 3 錢、蘇
木 3 錢、五靈脂 3 錢、煆瓦楞子 5 錢、焦內金 3 錢。

4. 膽脹

　　膽脹是指膽腑氣鬱，膽失通降所引起的，以右脅脹痛為主要
臨床表現的一種疾病。膽脹常見於偏肥胖體型的人身上。當今膽
脹的發病率呈上升趨勢，其原因可能與人們飲食結構的變化有關。

　　本病以右脅脹痛為主，也可能兼有刺痛、灼熱痛，久病者也
可能表現為隱痛，常伴有脘腹脹滿、噁心口苦、噯氣、善太息等
膽胃氣逆之症，病情重者可能伴有往來寒熱、嘔吐、右脅劇烈脹

痛、痛引肩背等症。本病一般起病緩慢,多反覆發作,時作時止,部分病例為急性起病。復發者多有諸如過食油膩、惱怒、勞累等誘因。好發年齡多在 40 歲以上。

診斷

◎以右脅脹痛為主症。常伴有脘腹脹滿,噁心口苦,噯氣,善太息等膽胃氣逆之症。起病緩慢,多反覆發作,時作時止,復發者多有諸如過食油膩、惱怒、勞累等誘因。好發年齡多在 40 歲以上。

➡**辨病要點:右脅下脹痛,口苦,善太息。**

辨治

(1)症狀:脅肋脹痛,善太息,噯氣不止,納差胸悶,舌淡,脈弦或沉弦。

　　➡**辨證要點:脅肋脹痛,納差。──肝鬱脾虛**

方藥

🌿【逍遙疏肝散】

組成 柴胡 3 錢、白芍 3 錢、當歸 3 錢、枳殼 3 錢、白朮 3 錢、佛手 3 錢、香櫞 3 錢、延胡索 3 錢、九香蟲 3 錢、黃芩 3 錢、山梔子 3 錢、龍膽草 2 錢。

(2)症狀:右脅脹滿或疼痛,伴胃腑脹悶、噯氣嘔吐、急躁易怒,大便不暢或乾結,胸脅或少腹脹痛、竄痛,口臭或目黃,舌紅苔黃膩,脈弦滑或弦細者。

━━▶辨證要點：**右脅脹滿或疼痛，胃、胸脅或少腹脹痛，苔黃膩。**——膽氣上逆，熱瘀不行

方藥

【五磨瀉肝湯】

組成 木香3錢、檳榔3錢、沉香3錢、烏藥3錢、枳實3錢、龍膽草2錢、黃芩3錢、山梔子3錢、車前子3錢、生地黃3錢、柴胡3錢、黃連2錢、黃柏2錢、青皮3錢、陳皮2錢。

(3)症狀：膽脹反覆發作，遷延不癒，見中脘、腹部、兩脅脹痛，喜溫喜按，畏寒肢冷，舌淡苔白，脈沉弦或沉弦細。

━━▶辨證要點：**反覆發作，中脘、腹部、兩脅脹痛，喜溫喜按。**——膽鬱脾陽虛

方藥

【建中旋代湯】

組成 桂枝3錢、白芍6錢、旋覆花6錢、代赭石1兩、小茴香3錢、乾薑3錢、白豆蔻3錢、草豆蔻3錢、肉豆蔻3錢、炙甘草3錢。

(4)症狀：膽脹，飲食積滯，腸腑不通。見右脅脹滿而痛，胸悶納呆，噁心欲吐，腹部脹滿不適，大便黏滯不爽或乾結，舌苔黃膩或厚膩，脈弦滑或濡數。

━━▶辨證要點：**右脅脹滿而痛，胸悶納呆，大便黏滯不爽，舌苔黃膩。**——濕熱鬱滯胃膽

方藥

🍃 【茵陳導滯湯】

組成 茵陳 8 錢、山梔子 3 錢、大黃 3 錢、枳實 3 錢、神麴 3 錢、茯苓 5 錢、黃芩 3 錢、黃連 2 錢、白朮 3 錢、澤瀉 3 錢、厚朴 3 錢、檳榔 3 錢、炒雞內金 3 錢。

(5)症狀：右脅及脘腹脹滿、肢體困重，或痛引肩背，或煩躁易怒、善太息，或食少納呆，舌淡苔白膩，脈弦滑。

➠**辨證要點：右脅及脘腹脹滿、肢體困重。——氣滯濕阻**

方藥

🍃 【化濕利膽湯】

組成 柴胡 3 錢、厚朴 3 錢、枳殼 3 錢、茯苓 5 錢、炒白朮 3 錢、白豆蔻 2 錢、砂仁 3 錢、鬱金 5 錢。

(6)症狀：右脅脹滿、食少納呆、便溏不爽，或善太息，或腹痛欲瀉、口苦、體倦乏力，舌淡苔白膩，脈弦滑無力。

➠**辨證要點：右脅脹滿、食少納呆、便溏不爽。——肝脾不和**

方藥

🍃 【疏健利膽方】

組成 柴胡 3 錢、炒白朮 3 錢、金錢草 8 錢、佛手 5 錢、香櫞 3 錢、鬱金 3 錢、枳實 3 錢、川芎 3 錢、莪朮 3 錢、五靈脂 3 錢、炒雞內金 3 錢、焦山楂 3 錢、炒神麴 3 錢、黨參 3 錢、薏苡仁 3 錢、香附 5 錢、延胡索 3 錢、陳皮 3 錢、炒萊菔子 3 錢、紫蘇子 3 錢、山藥 3 錢、補骨脂 2 錢。

(7)症狀：右脅或右上腹脹痛、竄痛，脘脹噯氣，善怒易煩或右脅肋見固定壓痛點，食油膩食物後加重；舌暗紅，苔白或薄白膩，脈弦細或脈弦澀。

➡**辨證要點：右脅或右上腹脹痛，脘脹噯氣。——肝膽氣鬱**

方藥

✅ 【謝氏舒膽 2 號方】

組成 醋柴胡 3 錢、延胡索 3 錢、川楝子 3 錢、青皮 3 錢、薑黃 3 錢、陳皮 2 錢、金錢草 5 錢、焦檳榔片 3 錢、大黃 3 錢、丹參 8 錢、白朮 3 錢。

(8)症狀：右脅脹痛或灼痛，口苦咽乾、身目發黃、身體困倦、脘腹脹滿、小便黃赤、大便不爽或秘結，舌苔黃膩或厚膩，脈弦滑或濡數。

➡**辨證要點：右脅脹痛或灼痛，身目發黃，苔黃膩。——肝膽濕熱**

方藥

✅ 【金石止痛湯】

組成 金錢草 8 錢、石葦 3 錢、海金沙 3 錢、龍膽草 3 錢、茯苓 3 錢、炒白朮 3 錢、雞內金 3 錢、延胡索 3 錢、白芍 6 錢、綿茵陳 5 錢、生麥芽 5 錢、乾薑 3 錢、人參 3 錢、鬱金 3 錢、甘草 2 錢。

(9)症狀：右脅脹，噁心厭油膩，口苦咽乾，肝區叩痛，肩背痠痛。脈弦澀，舌質黯或有紫斑。

➡**辨證要點：右脅脹，肝區叩痛，舌質黯。——肝鬱氣滯、血瘀濕阻**

方藥

☑ 【通膽湯】

組成 柴胡 3 錢、金錢草 8 錢、綿茵陳 5 錢、鬱金 5 錢、赤芍 3 錢、大黃 3 錢、枳殼 3 錢、威靈仙 5 錢、薑黃 5 錢、白豆蔻 3 錢、甘草 2 錢。

⑽專病專方：可適用於各種「膽脹」證型。

方藥

☑ 【二金湯】

組成 金錢草 1 兩、鬱金 5 錢、柴胡 3 錢、枳實 3 錢、熟大黃 2 錢、茯苓 3 錢、炒白朮 3 錢。

註：黑龍江中醫藥大學謝晶日教授〈臨床專病隨證藥對〉：膽脹，氣鬱甚者，宜「香附」配「香櫞」；右脅肋痛甚及胃者，宜「炒九香蟲」配「木蝴蝶」；氣鬱甚化火者，宜「延胡索」配「川楝子」；小便黃者，宜「川楝子」配「龍膽草」；右脅肋熱痛或有膽石者，宜「金錢草」配「鬱金」，重者酌加「海金沙」、「雞內金」；砂石疼痛者，失笑散（炒蒲黃、五靈脂）配「制乳香」；沒大便秘結不通輕症，宜「火麻仁」配「郁李仁」；重症，宜「生大黃」配「枳實」、「檳榔」；三焦氣滯者，宜「枳殼」配「桔梗」、「木香」；癥瘕積者，宜「海藻」、「昆布」配「制鱉甲」；膽囊腫物，宜「三棱」配「莪朮」。

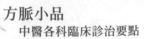

5. 肝癖

　　肝癖是指因肝失疏泄，脾失健運，痰濁淤積於肝，以脅脹或痛、右脅下腫塊為主要表現的積聚類疾病。肝癖又名肝痞。好發於體型肥胖的中老年人。單純本病一般預後良好，但常併發胸痹（心痛）、風眩、肥胖等病。本病相當於西醫學的「脂肪肝」。

診斷

◎多發生於體型肥胖的中老年人，起病多緩慢。臨床可無症狀，
　或見肝區疼痛，脅脹，疲乏，腹脹不適，體胖，苔膩，脈滑。

➠辨病要點：右脅肋脹滿、右脅下腫塊。

辨治

　　主要見肝鬱脾虛合並痰瘀互結，可兼見其它三種病機。臨床以保肝消脂方加減為主方專病專治，可因應患者的臨床表現適當加減用藥。

⑴症狀1：右脅肋脹滿或走竄作痛，每因煩惱鬱怒誘發。腹脹，
　便溏，腹痛欲瀉，乏力，胸悶，善太息。舌淡邊有齒痕，苔薄
　白或膩，脈弦或弦細。

　　➠辨證要點：右脅肋脹滿或走竄作痛，煩惱鬱怒誘發。便溏。
　　——肝鬱脾虛

⑵症狀2：右脅下痞塊或右脅肋刺痛。納呆，胸脘痞悶，面色晦
　暗。舌淡暗有瘀斑，苔膩，脈弦滑或澀。

　　➠辨證要點：右脅下痞塊或右脅肋刺痛。舌淡暗有瘀斑，苔

膩。——**痰瘀互結**

(3)症狀 3：右脅肋脹痛。噁心，嘔吐，黃疸，胸脘痞滿，周身困重，納呆。舌質紅，苔黃膩，脈濡數或滑數。

➥**辨證要點：右脅肋脹痛。胸脘痞滿，苔黃膩。——濕熱蘊結**

(4)症狀 4：右脅肋脹滿。形體肥胖，周身困重，倦怠，胸脘痞悶，頭暈，噁心。舌淡紅，苔白膩，脈弦滑。

➥**辨證要點：右脅肋脹滿。倦怠，胸脘痞悶。——濕濁內停**

通用方藥

🍃 **【保肝消脂方】加減**

應用 症狀 1～4

組成 黃蓍 3 錢、黨參 3 錢、炒白朮 3 錢、茯苓 5 錢、薑黃 3 錢、醋柴胡 3 錢、炒決明子 3 錢、制何首烏 5 錢、龍膽草 2 錢、澤瀉 5 錢、丹參 5 錢、鬱金 3 錢、山楂 3 錢、豬苓 3 錢。

(5)症狀 5：右脅下隱痛。乏力，腰膝痠軟，夜尿頻多，大便溏泄。舌淡，苔白，脈沉弱。

➥**辨證要點：右脅下隱痛。腰膝痠軟，大便溏泄。——脾腎兩虛**

方藥

🍃 **【六君腎氣丸（六君子湯合崔氏八味丸）】加減**

應用 症狀 5

組成 紅參 3 錢、茯苓 3 錢、炒白朮 3 錢、炙甘草 3 錢、法半夏 5 錢、陳皮 2 錢、熟地黃 3 錢、山萸肉 3 錢、山藥 3 錢、茯苓 3 錢、澤瀉 6 錢、牡丹皮 3 錢、制附子 3 錢、桂皮 3 錢、薑黃 3 錢。

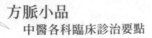

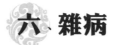

六、雜病

1. 頭痛

　　頭痛病是指由於外感與內傷，致使脈絡拘急或失養，清竅不利所引起的，以頭部疼痛為主要臨床特徵的疾病。頭痛既是一種常見病證，也是一個常見症狀，可以發生於多種急慢性疾病過程中，有時亦是某些相關疾病加重或惡化的先兆。

診斷

(1)以頭痛為主症，表現為前額、額顳、巔頂、頂枕部，甚至全頭部的疼痛，頭痛性質或為跳痛、刺痛、脹痛、昏痛、隱痛、空痛。可以突然發作，也可以反覆發作。疼痛持續時間可以數分鐘、數小時、數天或數週不等。

(2)有外感、內傷引起頭痛的因素，或有反覆發作的病史。

鑒別診斷

(1)類中風：類中風病多見於 45 歲以上，眩暈反覆發作，頭痛突然加重時，常兼半身肢體活動不靈，或舌謇語澀。

(2)真頭痛：真頭痛多呈突然劇烈頭痛，常表現為持續痛而陣發加重，甚至伴有噴射樣嘔吐、肢厥、抽搐等症狀。

➡**辨病要點：頭部疼痛。**

辨治

(1)總法：

> ➠**辨證要點：頭痛多風、多濕、多瘀、多虛（血虛）**

方藥

🌿【頭痛新1號】

組成 桃仁3錢、紅花3錢、生地黃3錢、白芍6錢、當歸3錢、川芎6錢、麻黃3錢、熟附片3錢、細辛3錢、防風5錢、白芷5錢、羌活5錢、獨活5錢、雞血藤1兩、醋延胡索3錢、澤瀉3錢、生龍牡各1兩。

(2)外感頭痛：

①症狀：頭痛起病較急，其痛如破，痛連項背，惡風畏寒，口不渴，苔薄白，脈多浮緊。

> ➠**辨證要點：病較急，痛連項背，惡風寒。──風寒**

方藥

🌿【葛根湯】合【川芎茶調散】加減

組成 葛根5錢、麻黃3錢、大棗3錢、川芎3錢、羌活3錢、白芷3錢、細辛3錢、荊芥3錢、防風3錢、桂枝3錢、赤芍3錢、甘草3錢、生薑3錢。

②症狀：起病急，頭呈脹痛，甚則頭痛如裂，發熱或惡風，口渴欲飲，面紅目赤，便秘溲黃，舌紅苔黃，脈浮數。

> ➠**辨證要點：起病急，頭脹痛，口渴，面紅目赤。──風熱**

方藥

🌿【芎芷石膏湯】加減

組成 川芎3錢、白芷3錢、菊花3錢（後下）、石膏8錢、羌活3錢、藁本3錢、黃芩3錢、山梔子3錢、薄荷1錢（後下）、大黃3錢。

③症狀：頭痛如裹，肢體困重，胸悶納呆，小便不利，大便或溏，苔白膩，脈濡。

➡**辨證要點：頭痛如裹，肢體困重。——風濕**

方藥

🌿【羌活勝濕湯】加減

組成 羌活3錢、獨活3錢、防風3錢、川芎3錢、藁本3錢、蔓荊子3錢、蒼朮3錢、厚朴3錢、陳皮2錢、藿香3錢、甘草2錢。

⑶內傷頭痛：

①症狀：頭脹痛而眩，心煩易怒，面赤口苦，或兼耳鳴脅痛，夜眠不寧，舌紅苔薄黃，脈弦有力。

➡**辨證要點：頭脹痛，易怒，面赤。——肝陽上亢**

方藥

🌿【鉤藤散】加減

組成 鉤藤5錢（後下）、天麻3錢、制何首烏5錢、麥冬5錢、茯神5錢、甘菊花2錢（後下）、鬱金5錢、炙甘草5錢、石膏8錢、黃芩5錢、大黃3錢、生地黃

5錢、白芍5錢、石決明8錢、懷牛膝5錢、澤蘭5錢、珍珠母1兩。

②症狀：頭痛而暈，遇勞加重，面色少華，心悸不寧，自汗，氣短，畏風，神疲乏力，舌淡苔薄白，脈沉細而弱。

➡️**辨證要點：頭痛而暈，遇勞加重，貧血面容。——氣血虧虛**

方藥

🌿 **【八珍湯】加減**

組成 黨參3錢、白朮3錢、茯苓3錢、當歸3錢、川芎3錢、白芍3錢、熟地黃3錢、白蒺藜2兩、甘草3錢、生薑3錢、大棗3枚。

③症狀：頭痛經久不癒，其痛如刺，入夜尤甚，固定不移，或頭部有外傷史，舌紫或有瘀斑、瘀點，苔薄白，脈沉細或細澀。

➡️**辨證要點：頭痛經久不癒，其痛如刺，舌紫或有瘀斑。——瘀血**

方藥

🌿 **【通竅活血湯】加減**

組成 桂枝3錢、當歸3錢、老蔥3錢、赤芍3錢、川芎3錢、天麻3錢、桃仁3錢、紅花3錢、生薑3錢、大棗3錢。

2. 眩暈

　　眩暈是由於情志、飲食內傷、體虛久病、失血勞倦及外傷、手術等病因，引起風、火、痰、瘀上擾清空或精虧血少，清竅失養為基本病機，以頭暈、眼花為主要臨床表現的一類病證。「眩」即眼花，「暈」則是頭暈，兩者常同時併見，故統稱為「眩暈」，其輕者閉目可止，重者如坐車船，旋轉不定，不能站立，或伴有噁心、嘔吐、汗出、面色蒼白等症狀。

診斷

⑴頭暈目眩，視物旋轉。症狀輕者閉目即止，重者如坐車船，甚則撲倒。

⑵可能伴有噁心嘔吐、眼球震顫、耳鳴耳聾、汗出、面色蒼白等症狀。

⑶多為慢性起病，反覆發作，逐漸加重。也可見急性起病者。

鑒別診斷

⑴中風病：中風病以卒然昏撲，不省人事，伴有口舌歪斜，半身不遂，失語；或不經昏撲，僅以歪斜不遂為特徵。中風昏撲與眩暈之撲倒相似，且眩暈可為中風病先兆，但眩暈患者無半身不遂、口舌歪斜及舌強語謇等表現。

⑵厥證：厥證以突然昏撲，不省人事，或伴有四肢厥冷為特點，發作後一般在短時間內逐漸蘇醒，醒後無偏癱、失語、口舌歪斜等後遺症。嚴重者也可能一厥不醒而死亡。眩暈發作嚴重

者，也可有眩暈欲倒的表現，但一般無昏迷不省人事的表現。

(3)癇病：癇病以突然撲倒，昏不知人，口吐涎沫，兩目上視，四肢抽搐，或口中如作豬羊叫聲，移時蘇醒，醒後一如常人為特點。癇病昏撲與眩暈甚者之撲倒相似，且其發前多有眩暈、乏力、胸悶等先兆，發作日久常有神疲乏力、眩暈時作等症狀表現，故應與眩暈鑒別，其鑒別要點為癇病昏撲必有昏迷不省人事，且伴口吐涎沫、兩目上視、抽搐、豬羊叫聲等症狀。

➠**辨病要點：頭暈目眩。**

辨治

◎總法：

➠**辨證要點：動悸，眩暈。**

📎 **【天麻鎮眩湯】**

組成　生龍牡各1兩、茯苓5錢、當歸3錢、白芍3錢、桂枝3錢、炙甘草3錢、川芎3錢、白朮3錢、生地黃3錢、天麻3錢、澤瀉5錢。

①症狀：眩暈耳鳴，頭痛且脹，遇勞、惱怒加重，肢麻震顫，失眠多夢，急躁易怒，舌紅苔黃，脈弦。

➠**辨證要點：眩暈耳鳴，頭脹痛，遇勞、惱怒加重。——肝陽上亢**

📎 **【鉤藤散】加減**

> 組成 鈎藤 5 錢（後下）、陳皮 2 錢、半夏 3 錢、麥冬 5 錢、茯神 5 錢、甘菊花 3 錢（後下）、防風 5 錢、炙甘草 5 錢、石膏 8 錢、黃芩 5 錢、大黃 3 錢、生地黃 5 錢、白芍 5 錢、石決明 8 錢、懷牛膝 5 錢、杜仲 5 錢、珍珠母 1 兩。

②症狀：眩暈，頭重如蒙，視物旋轉，胸悶作惡，嘔吐痰涎，食少多寐，苔白膩，脈弦滑。

➡ **辨證要點：眩暈，頭重，視物旋轉，惡嘔。──痰濁上蒙**

方藥

☘ **【半夏白朮天麻湯】加減**

> 組成 法半夏 3 錢、天麻 3 錢、茯苓 3 錢、桂枝 3 錢、橘紅 3 錢、白朮 6 錢、鬱金 3 錢、石菖蒲 3 錢、甘草 2 錢、生薑 2 片、大棗 2 枚。

③症狀：眩暈頭痛，兼見健忘，失眠，心悸，精神不振，耳鳴耳聾，面唇紫暗，舌瘀點或瘀斑，脈弦澀或細澀。

➡ **辨證要點：眩暈頭痛，面唇紫暗，舌瘀點。──瘀血阻竅**

方藥

☘ **【通竅活血湯】加減**

> 組成 桂枝 3 錢、當歸 3 錢、老蔥 3 錢、赤芍 3 錢、川芎 3 錢、天麻 3 錢、桃仁 3 錢、紅花 3 錢、生薑 3 錢、大棗 3 錢。

④症狀：頭暈目眩，動則加劇，遇勞則發，面色㿠白，爪甲不榮，神疲乏力，心悸少寐，納差食少，便溏，舌淡苔薄白，脈細弱。

➡️**辨證要點：頭暈目眩，勞動則發，神疲，心悸，納差便溏。——氣血虧虛**

方藥

🌿**【歸脾湯】加減**

組成 天麻3錢、黨參3錢、黃蓍3錢、炙甘草3錢、茯苓5錢、白朮3錢、當歸3錢、龍眼肉3錢、熟酸棗仁5錢、木香3錢、生薑3錢、大棗3錢。

⑤症狀：眩暈久發不已，視力減退，兩目乾澀，少寐健忘，心煩口乾，耳鳴，神疲乏力，腰痠膝軟，遺精，舌紅苔薄，脈弦細。

➡️**辨證要點：眩暈久發不已，視力減退，腰痠膝軟。——肝腎陰虛**

方藥

🌿**【杞菊地黃丸】加減**

組成 山藥3錢、丹皮3錢、澤瀉3錢、山茱萸3錢、茯苓3錢、枸杞子3錢、菊花3錢（後下）、白芍3錢、制何首烏3錢、白蒺藜3錢、天麻3錢。

⑥症狀：頭目眩暈，頭痛，耳鳴，面色如醉，心中煩熱，腦中熱痛，腰痠膝軟，或為手足麻木、振顫、偏癱，或為抽搐、瘈瘲，舌多紅絳、乾燥，脈弦長有力。

➠辨證要點：頭目眩暈，頭痛，耳鳴，心中煩熱，腰痠膝軟，或手足麻木。——肝風上擾

 方藥

【鎮肝熄風湯】加減

組成 懷牛膝3錢、生赭石6錢、生龍牡各8錢、生龜板5錢、生杭芍5錢、玄參3錢、天冬3錢、川楝子3錢、生麥芽3錢、茵陳3錢、甘草3錢、天麻3錢。

3. 中風

中風病是由於正氣虧虛，飲食、情志、勞倦內傷等引起氣血逆亂，產生風、火、痰、瘀，導致腦脈痹阻或血溢腦脈之外為基本病機，以突然昏撲、半身不遂、口舌歪斜、言語謇澀，或不語、偏身麻木為主要臨床表現的病證。根據腦髓神機受損程度的不同，有中經絡、中臟腑之分，有相應的臨床表現。本病多見於中老年人。四季皆可發病，但以冬春兩季最為多見。

腦脈痹阻或血溢腦脈之外所引起的腦髓神機受損是中風病的證候特徵。其主症為神昏、半身不遂、言語謇澀，或不語、口舌歪斜、偏身麻木。次症見頭痛、眩暈、嘔吐、二便失禁，或不通、煩躁、抽搐、痰多、呃逆。舌象可表現為舌強、舌歪、舌卷，舌質暗紅或紅絳，舌有瘀點、瘀斑；苔薄白、白膩、黃或黃膩；脈象多弦，或弦滑、弦細，或結或代等。

本病發病前常有先兆症狀。如素有眩暈、頭痛、耳鳴，突然出現一過性言語不利或肢體麻木，視物昏花，甚則暈厥，一日內

發作數次，或幾日內多次復發。若驟然內風旋動，痰火交織發病者，於急性期可出現嘔血、便血、壯熱、喘促、頑固性呃逆，甚至厥而不復，瞳孔或大或小，病情危篤，多難救治。

(1)神昏初起即可見。輕者神思恍惚，迷濛，嗜睡。重者昏迷或昏憒。有的病人起病時神清，數日後漸見神昏，多數神昏病人常伴有譫妄、躁擾不寧等症狀。

(2)半身不遂輕者，僅見偏身肢體力弱或活動不利；重者則完全癱瘓。有單個肢體力弱或癱瘓者，也有一側肢體癱瘓不遂者；病人起病可僅為偏身力弱，而進行性加重，直至癱瘓不遂，或起病即見偏身癱瘓。急性期，病人半身不遂多見患肢鬆懈癱軟。少數為肢體強痙拘急。後遺症期，多遺有患肢強痙攣縮，尤以手指關節僵硬、屈伸不利最為嚴重。

(3)口舌歪斜，多與半身不遂共見，伸舌時多歪向癱瘓側肢體，常伴流涎。

(4)言語謇澀或不語輕者，僅見言語遲緩不利，吐字不清，患者自覺舌體發僵；重者不語。部分患者在病發之前，常伴有一時性的言語不利，旋即恢復正常。

診斷

(1)以神志恍惚、迷濛，甚至昏迷或昏憒，半身不遂，口舌歪斜，舌強言謇或不語，偏身麻木為主症。

(2)多急性起病。

(3)病發多有誘因，常有頭暈、頭痛、肢體麻木、力弱等先兆症。

(4)好發年齡為 40 歲以上。

(5)診斷時，在中風病病名的診斷基礎上，還要根據有無「神識昏蒙」診斷為「中經絡」與「中臟腑」兩大中風病病類。

(6)中風病的急性期是指發病後兩週以內，中臟腑類最長可至一個月；恢復期是發病兩週或一個月至半年以內；後遺症期系發病半年以上者。

鑒別診斷

(1)口僻：口僻俗稱吊線風，主要症狀是口眼歪斜，多伴有耳後疼痛，因口眼歪斜有時伴有流涎、言語不清的症狀，多由正氣不足、風邪入中脈絡、氣血痹阻所致，各年齡層均可能罹患；中風病口舌歪斜者，多伴有肢體癱瘓或偏身麻木的特徵，病由氣血逆亂，血隨氣逆，上擾腦竅而致腦髓神機受損，且以中老年人為多。

(2)癇病：癇病與中風中臟腑均有卒然昏撲的見症。而癇病為發作性疾病，昏迷時四肢抽搐，口吐涎沫，雙目上視，或作異常叫聲，醒後一如常人，且肢體活動多正常，發病以青少年居多。

(3)厥證：神昏常伴有四肢逆冷，一般移時蘇醒，醒後無半身不遂、口舌歪斜、言語不利等症。

(4)痙病：痙病以四肢抽搐、項背強直，甚至角弓反張為主症，病發時亦可能伴有神昏症狀，但無半身不遂、口舌歪斜、言語不利等症狀。

(5)痿病：痿病以手足軟弱無力、筋脈弛緩不收、肌肉萎縮為主症，起病緩慢，起病時無突然昏倒不省人事，口舌歪斜，言語不利。以雙下肢或四肢為多見，或見有患肢肌肉萎縮，或見筋惕肉瞤。中風病亦有見肢體肌肉萎縮者，多見於後遺症期由半

身不遂而廢用所致。

➡️**辨病要點：突然昏撲，半身不遂，口舌歪斜，言語謇澀，偏身麻木。**

辨治

(1)中經絡：

➡️**辨證要點：半身不遂、言語謇澀或不語、口舌歪斜、偏身麻木。**

──或以氣虛、血瘀、血虛、濕熱、痰飲為投藥指徵

🌿【補四五湯】

組成　桃仁3錢、紅花3錢、生地黃3錢、白芍3錢、赤芍15錢、當歸3錢、川芎3錢、黃連3錢、黃柏3錢、黃芩3錢、山梔子3錢、地龍3錢、黃蓍2兩、茯苓3錢、桂枝3錢、白朮3錢、豬苓3錢、澤瀉3錢。

①症狀：半身不遂，口舌歪斜，舌強言謇或不語，偏身麻木，頭暈目眩，舌質暗淡，舌苔薄白或白膩，脈弦滑。

➡️**辨證要點：半身不遂，偏身麻木，頭暈目眩。──風痰瘀血，痹阻脈絡**

🌿【養正續命湯】

組成　麻黃3錢、桂枝3錢、當歸3錢、川芎3錢、黨參3錢、石膏6錢、乾薑3錢、甘草3錢、北杏仁3錢、天麻3錢、蒼朮3錢、石菖蒲3錢。

②症狀：半身不遂，偏身麻木，舌強言謇或不語，或口舌歪斜，眩暈頭痛，面紅目赤，口苦咽乾，心煩易怒，尿赤便乾，舌質紅或紅絳，脈弦有力。

➡ **辨證要點：半身不遂，眩暈頭痛，面紅目赤，口乾苦，易怒。——肝陽暴亢，風火上擾**

方藥

🍃 **【鉤藤散】加減**

（組成）鉤藤 5 錢（後下）、天麻 3 錢、制何首烏 5 錢、麥冬 5 錢、茯神 5 錢、野菊花 2 錢（後下）、鬱金 5 錢、炙甘草 5 錢、石膏 8 錢、黃芩 5 錢、大黃 3 錢、生地黃 5 錢、白芍 5 錢、石決明 8 錢、懷牛膝 5 錢、澤蘭 5 錢、珍珠母 1 兩。

③症狀：半身不遂，口舌歪斜，言語謇澀或不語，偏身麻木，腹脹便乾便秘，頭暈目眩，咯痰或痰多，舌質暗紅或暗淡，苔黃或黃膩，脈弦滑或偏癱側脈弦滑而大。

➡ **辨證要點：半身不遂，口舌歪斜，偏身麻木，腹脹便秘，痰多。——痰熱腑實，風痰上擾**

方藥

🍃 **【黃解承氣湯】**

（組成）大黃 3 錢、枳實 3 錢、厚朴 3 錢、瓜蔞 3 錢、膽南星 3 錢、山梔子 3 錢、黃芩 3 錢、黃連 3 錢、黃柏 3 錢、川芎 3 錢。

④症狀：半身不遂，口舌歪斜，口角流涎，言語謇澀或不語，
　偏身麻木，面色㿠白，氣短乏力，心悸，自汗，便溏，手足
　腫脹，舌質暗淡，舌苔薄白或白膩，脈沉細、細緩或細弦。
　➡**辨證要點：半身不遂，口角流涎，面色㿠白，氣短，心
　悸，自汗。——氣虛血瘀**

方 藥

🍃 **【心腦通絡液】加減**

組成　黃耆 2 兩、人參 3 錢、地龍 5 錢、桃仁 3 錢、紅
花 3 錢、生地黃 3 錢、赤芍 15 錢、當歸 3 錢、川芎 3
錢、水蛭 3 錢、丹參 6 錢、菟絲子 6 錢、延胡索 5 錢、
桂枝 3 錢、茯苓 5 錢。

⑤症狀：半身不遂，口舌歪斜，舌強言謇或不語，偏身麻木，
　煩躁失眠，眩暈耳鳴，手足心熱，舌質紅絳或暗紅，少苔或
　無苔，脈細弦或細弦數。
　➡**辨證要點：半身不遂，舌強言謇，煩躁失眠，眩暈耳鳴。
　——肝陽上亢**

方 藥

🍃 **【鎮肝熄風湯】加減**

組成　懷牛膝 3 錢、生龍牡各 8 錢、代赭石 5 錢、敗龜
板 5 錢、白芍 3 錢、玄參 3 錢、天冬 3 錢、茵陳 3 錢、
川楝子 3 錢、甘草 3 錢、生麥芽 3 錢、鉤藤 5 錢（後
下）、菊花 2 錢（後下）、山梔子 3 錢、生石決明 8 錢、
夏枯草 3 錢。

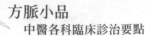

(2)中腑臟：

　➠**辨證要點：神昏或昏憒，半身不遂。**

　①症狀：起病驟急，神昏或昏憒，半身不遂，鼻鼾痰鳴，肢體
　　強痙拘急，項背身熱，躁擾不寧，甚則手足厥冷，頻繁抽
　　搐，偶見嘔血，舌質紅絳，舌苔黃膩或干膩，脈弦滑數。

　　➠**辨證要點：起病驟急，神昏，半身不遂，肢體強痙拘急，**
　　身熱躁擾，便秘。——痰熱內閉清竅（陽閉）

方藥

🌿**【安宮牛黃丸】**

使用方式　灌服或鼻飼或灌腸。

組成　人工牛黃、水牛角濃縮粉、人工麝香、黃連、黃
芩、山梔子、雄黃、冰片、鬱金、珍珠。

　②症狀：素體陽虛，突發神昏，半身不遂，肢體鬆懈，癱軟不
　　溫，甚則四肢逆冷，面白唇暗，痰涎壅盛，舌質暗淡，舌苔
　　白膩，脈沉滑或沉緩。

　　➠**辨證要點：突發神昏，半身不遂，肢體癱軟不溫，面白唇**
　　暗。——痰涎壅盛、痰濕蒙塞心神（陰閉）

方藥

🌿**【蘇合香丸】**

使用方式　灌服或鼻飼或灌腸。

組成　蘇合香、安息香、冰片、水牛角濃縮粉、人工麝
香、檀香、沉香、丁香、香附、木香、制乳香、蓽茇、
白朮、訶子肉、硃砂。

③症狀：突然神昏或昏憒，肢體癱軟，手撒肢冷汗多，重則周身濕冷，二便失禁，舌痿，舌質紫暗，苔白膩，脈沉緩、沉微。

➠**辨證要點：突然昏憒，肢體癱軟，手撒肢冷汗多，二便失禁。——元氣敗脫，神明散亂（脫證）**

方藥

🍃**【破格救心湯】加減**

組成　生或制附子1～4兩、乾薑2兩、炙甘草1兩、高麗參5錢（加煎濃汁兌服）、山萸肉1兩、生龍牡各1兩、生磁石1兩、肉桂5錢。

4. 消渴

消渴病是由於先天稟賦不足，復因情志失調、飲食不節等原因所導致的，以陰虛燥熱為基本病機，以多尿、多飲、多食、乏力、消瘦，或尿有甜味為典型臨床表現的一種疾病。

消渴病起病緩慢，病程漫長。本病以多尿、多飲、多食、倦怠乏力、形體消瘦，或尿有甜味為其證候特徵。但患者「三多」症狀的顯著程度有較大的差別。消渴病的多尿，表現為排尿次數增多，尿量增加；有的患者即是因為夜尿增多而發現罹患本病。與多尿同時出現的是多飲，喝水量及次數明顯增多。多食易飢，食量超出常人，但患者常感疲乏無力，日久則形體消瘦。但現代的消渴病患者，有的則在較長時間內表現為形體肥胖。

診斷

⑴凡以口渴多飲、多食易飢、尿頻量多、形體消瘦或尿有甜味為臨床特徵者，即可診斷為消渴病。本病多發於中年以後，以及嗜食膏粱厚味、醇酒炙愽之人。若有青少年期即罹患本病者，一般病情較重。

⑵初起可能「三多」症狀較不顯著，病久常併發眩暈、肺癆、胸痹心痛、中風、雀目、瘡癤等症，嚴重者可見煩渴、頭痛、嘔吐、腹痛、呼吸短促，甚或昏迷厥脫危象。由於本病的發生與稟賦不足較為密切有關，故消渴病的家族史亦可供診斷參考。

鑒別診斷

⑴口渴症：口渴症是指口渴飲水的一個臨床症狀，可出現於多種疾病過程中，尤以外感熱病為多見。但這類口渴各隨其所患病證的不同而出現相應的臨床症狀，不伴多食、多尿、尿甜、瘦削等消渴的特點。

⑵癭病：癭病中氣鬱化火、陰虛火旺的類型，以情緒激動、多食易飢、形體日漸消瘦、心悸、眼突、頸部一側或兩側腫大為特徵。其中的多食易飢、消瘦，類似消渴病的中消，但眼球突出、頸前生長癭腫則與消渴病有別，且無消渴病的多飲、多尿、尿甜等症。

➡️**辨病要點：多尿、多飲、多食、乏力、消瘦，或尿有甜味。**

辨治

(1)症狀：煩渴多飲，口乾舌燥，尿頻量多，舌邊尖紅，苔薄黃，
　　脈洪數。

　　➡**辨證要點：煩渴多飲。——肺熱津傷**

🌿 **【消渴 1 方】**

組成 天花粉 5 錢、西洋參 3 錢、東洋參 1 兩、葛根 8
錢、天冬 5 錢、麥冬 3 錢、烏梅 3 錢、甘草 2 錢、知母
3 錢、石膏 1 兩、鬼箭羽 8 錢。

(2)症狀：多食易飢，口渴，尿多，形體消瘦，大便乾燥，苔黃，
　　脈滑實有力。

　　➡**辨證要點：多食易飢。——胃熱熾盛**

🌿 **【消渴 2 方】**

組成 大黃 3 錢、黃連 3 錢、山梔子 3 錢、黃芩 3 錢、
黃柏 3 錢、藿香 2 錢、葛根 3 錢、苦瓜乾 5 錢。

(3)症狀：尿頻量多，混濁如脂膏，或尿甜，腰膝痠軟，乏力，頭
　　暈耳鳴，口乾唇燥，皮膚乾燥、瘙癢，舌紅苔，脈細數。

　　➡**辨證要點：尿頻量多，混濁，腰膝痠軟。——腎陰虧虛**

🌿 **【消渴 3 方】**

> **組成** 生地黃5錢、山茱肉5錢、山藥5錢、茯苓3錢、牡丹皮3錢、知母3錢、黃柏3錢、桑螵蛸3錢、五味子3錢、黃精3錢、鬼箭羽8錢。

(4)症狀：小便頻數，混濁如膏，甚至飲一溲一，面容憔悴，耳輪乾枯，腰膝痠軟，四肢欠溫，畏寒肢冷，陽痿或月經不調，舌苔淡白而乾，脈沉細無力。

➡ **辨證要點：小便頻數，混濁如膏，腰膝痠軟，四肢欠溫。**
——陰陽兩虛

方藥

🍃 **【消渴4方】**

> **組成** 熟附子3錢、肉桂皮3錢、熟地黃3錢、山茱肉5錢、山藥5錢、茯苓3錢、覆盆子3錢、桑螵蛸3錢、金櫻子5錢、石榴葉5錢、鬼箭羽8錢。

5. 痺證

痺病指正氣不足，風、寒、濕、熱等外邪侵襲人體，痺阻經絡，氣血運行不暢所導致的，以肌肉、筋骨、關節發生疼痛、麻木、重著、屈伸不利，甚至關節腫大灼熱為主要臨床表現的病證。

肌肉、筋骨、關節疼痛為本病的主要證候特徵。但疼痛的性質有痠痛、脹痛、隱痛、刺痛、冷痛、熱痛或重著疼痛等各異。疼痛的部位，或以上肢為主或以下肢為甚，可能對稱發作，亦可能非對稱發生，或累及單個關節或多關節同病，也可能為遊走不

定或為固定不移。或局部紅腫灼熱，或單純腫脹疼痛，皮色不變。或喜熱熨，或樂冷敷。多為慢性久病，病勢纏綿，亦可能急性起病，病程較短。病重者，關節屈伸不利，甚者關節僵硬、變形，生活困難。

診斷

(1)本病發病不分年齡、性別，但青壯年和體力勞動者、運動員以及體育愛好者，易於罹患。同時，發病的輕重程度，也與寒冷、潮濕、勞累，以及天氣變化、節氣等因素有關。

(2)臨床表現以突然或緩慢地自覺肢體關節肌肉疼痛、屈伸不利為本病的症狀學特徵。或遊走不定，惡風寒；或痛劇，遇寒則甚，得熱則緩；或重著而痛，手足笨重，活動不靈，肌肉麻木不仁；或肢體關節疼痛，痛處欣紅灼熱，筋脈拘急；或關節劇痛，腫大變形，也有綿綿而痛，麻木尤甚，並伴心悸、乏力者。

(3)舌苔脈象舌質紅，苔多白滑，脈象多見沉緊、沉弦、沉緩、澀。

鑒別診斷

◎痿病：肢體痹病久治不癒，肢體關節或因痛劇，或因屈伸不利，或因變形而活動減少、肌肉廢用而逐漸萎瘦，而與痿病相似。其鑒別的要點是看有無疼痛。痿病以肌肉軟弱無力或萎縮為臨床特徵，並無疼痛，因肌肉軟弱無力而行動艱難，甚至癱軟於床榻；痹病則以肢體肌肉關節疼痛、痠楚、麻木為臨床特徵，因疼痛或關節變形而行動艱難，因行動艱難，肌肉少用而漸瘦，但不至癱瘓。臨床上也有既有肢體肌肉萎弱無力，又伴

有肌肉關節疼痛者，是為痿痹並病，可按其病因病機特點，辨其孰輕孰重進行辨證論治。

➡️ **辨病要點：肌肉、筋骨、關節發生疼痛、麻木、重著、屈伸不利。**

辨治

 總方

🌿 【小烏桂湯】

投藥指徵 風、寒、濕、熱所致的諸關節疼痛。

組成 麻黃 3 錢、桂枝 3 錢、當歸 3 錢、黨參 3 錢、乾薑 3 錢、川芎 3 錢、白芍 3 錢、黃耆 6 錢、知母 3 錢、防風 3 錢、牡丹皮 3 錢、黃芩 8 錢、炙甘草 3 錢、熟附片 3 錢（先煎）、制川烏 3 錢（先煎）、生石膏 8 錢（先煎）。

⑴症狀：肢體關節、肌肉痠痛，上下左右關節遊走不定，但以上肢為多見，以寒痛為多，亦可輕微熱痛，或見惡風寒，舌苔薄白或薄膩，脈多浮或浮緊。

➡️ **辨證要點：肢體關節、肌肉痠痛，上下左右關節遊走不定。**

——**行痹**

方藥

🌿 【養正宣痹湯】

組成 金雀根 1 兩、羌活 5 錢、獨活 3 錢、忍冬藤 3 錢、桑枝 3 錢、威靈仙 3 錢、薑黃 3 錢、川芎 3 錢、當歸 3

錢、生地黃 8 錢、細辛 3 錢、生薑 1 兩、防風 3 錢、虎
杖 5 錢、崗捻根 1 兩、炮豬蹄甲 3 錢、炙甘草 3 錢。

(2)症狀：肢體關節疼痛較劇，甚至關節不可屈伸，遇冷痛甚，得
　　熱則減，痛處多固定，亦可遊走，皮色不紅，觸之不熱，苔薄
　　白，脈弦緊。

　　➠**辨證要點：肢體關節疼痛較劇，遇冷痛甚。──痛痺**

　🌿【**養正溫痺湯**】

　組成　金雀根 1 兩、制附子 5 錢、乾薑 2 兩、生薑 1 兩、
　川椒 3 錢、吳茱萸 3 錢、當歸 3 錢、獨活 3 錢、羌活 5
　錢、細辛 3 錢、桂枝 5 錢、赤芍 3 錢、炙甘草 3 錢。

(3)症狀：肢體關節疼痛重著、痠楚，或有腫脹，痛有定處，肌膚
　　麻木，手足困重，活動不便，苔白膩，脈濡緩。

　　➠**辨證要點：肢體關節疼痛重著、痠楚，腫脹，手足困重。**
　　──著痺

　🌿【**養正除痺湯**】

　組成　生薏苡仁 1 兩、蒼朮 5 錢、羌活 5 錢、獨活 3 錢、
　防風 3 錢、桂枝 3 錢、海桐皮 5 錢、海風藤 5 錢、生薑
　5 錢、炙甘草 3 錢。

(4)症狀：肢體關節疼痛，痛處掀紅灼熱，腫脹疼痛劇烈，得冷則
　　舒，筋脈拘急，日輕夜重，多兼有發熱，口渴，煩悶不安，舌

質紅，苔黃膩或黃燥，脈滑數。

➡️**辨證要點：肢體關節疼痛，痛處掀紅灼熱。——熱痹**

🍃 **【養正清痹湯】**

組成 生薏苡仁1兩、蒼朮3錢、黃柏3錢、銀花藤1兩、海桐皮5錢、防己3錢、桑枝8錢、生地黃8錢、虎杖5錢、崗捻根1兩、石膏8錢、甘草3錢。

(5)症狀：肢體關節疼痛，屈伸不利，關節腫大、僵硬、變形，甚則肌肉萎縮，筋脈拘急，肘膝不得伸，或尻以代踵、脊以代頭而成廢人，舌質暗紅，脈細澀。

➡️**辨證要點：肢體關節疼痛，屈伸不利，關節變形。——尪痹**

🍃 **【養正蠲痹湯】**

組成 童便制馬錢子3錢、川續斷3錢、淫羊藿5錢、制附片3錢、熟地黃5錢、桂枝3錢、羌活5錢、獨活3錢、威靈仙5錢、蜂房3錢、烏梢蛇5錢、制南星3錢、白芥子3錢、乳香3錢、透骨草3錢、金毛狗脊3錢、鹿角片5錢。

(6)症狀：肢體關節疼痛，痛處灼熱，筋脈拘急，多兼有發熱，口渴甚，眼乾，皮膚乾燥，煩悶不安，舌質紅，苔黃，脈滑細數。

➡️**辨證要點：肢體關節疼痛，痛處灼熱，筋脈拘急，口眼乾燥。——燥痹**

方藥

🍃 【養正潤痹湯】

組成 生地黃 1 兩、生石膏 1 兩、黃芩 1 兩、蘆根 1 兩、銀花藤 1 兩、金雀根 1 兩、白芍 6 錢、北沙參 5 錢、麥冬 5 錢、炙龜甲 5 錢、鬱金 5 錢、牡丹皮 5 錢、甘草 2 錢。

6. 鬱證

　　鬱病是由於情志不舒、氣機鬱滯所致，以心情抑鬱、情緒不寧、胸部滿悶、脅肋脹痛，或易怒易哭，或咽中如有異物梗塞等症為主要臨床表現的一類病證。鬱有積、滯、結等含義。鬱病由精神因素所引起，以氣機鬱滯為基本病變，是內科病證中最為常見的一種。

　　絕大多數鬱病患者的發病緩慢，發病前均有一個情志不舒或思慮過度的過程。氣機鬱滯所引起的氣鬱症狀，如精神抑鬱、情緒不寧、胸脅脹滿疼痛等，為鬱病的各種證型所共有，是鬱病的證候特徵。鬱病所表現的胸脅脹滿疼痛，範圍比較彌散，不易指明確切部位，一般多以胸脅部為主；以滿悶發脹為多見，即或有疼痛一般也較輕，脹滿的感覺持續存在。鬱病表現的各種症狀，其程度每隨情緒的變化而增減。

　　在氣鬱的基礎上繼發其它鬱滯，則出現相應的症狀，如血鬱兼見胸脅脹痛，或呈刺痛，部位固定，舌質有瘀點、瘀斑，或舌紫暗；火鬱兼見性情急躁易怒，胸悶脅痛，嘈雜吞酸，口乾而苦，便秘，舌質紅，苔黃，脈弦數；食鬱兼見胃脘脹滿，噯氣酸

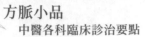

腐，不思飲食；濕鬱兼見身重，脘腹脹滿，噯氣，口膩，便溏腹瀉；痰鬱兼見脘腹脹滿，咽中如物梗塞，苔膩。

臟躁發作時出現的精神恍惚、悲哀哭泣、哭笑無常，以及梅核氣所表現的咽中如有炙臠，吞之不下，吐之不出等症，是鬱病中具有特徵性的證候。鬱病日久，則常出現心、脾、肝、腎虧損的虛證症狀。

診斷

(1)以憂鬱不暢、情緒不寧、胸脅脹滿疼痛，或易怒易哭，或咽中如有炙臠為主症。多發於青中年女性。

(2)患者大多數有憂愁、焦慮、悲哀、恐懼、憤懣等情志內傷的病史。並且鬱病病情的反覆常與情志因素密切相關。

鑒別診斷

(1)虛火喉痹：鬱病中的梅核氣應注意和虛火喉痹相鑒別。梅核氣多見於青中年女性，因情志抑鬱而起病，自覺咽中有物梗塞，但無咽痛及吞咽困難，咽中梗塞的感覺與情緒波動有關，在心情愉快、工作繁忙時，症狀可能有所減輕或消失，但當心情抑鬱或注意力集中於咽部時，則梗塞感覺加重。虛火喉痹則以青中年男性發病較多，多因感冒、長期煙酒及嗜食辛辣食物而引發，咽部除有異物感外，尚覺咽乾、灼熱、咽癢。咽部症狀與情緒無關，但過度辛勞或感受外邪則易加劇。

(2)噎膈：鬱病中的梅核氣應當與噎膈相鑒別。梅核氣的診斷要點如上所述；噎膈則多見於中老年人，男性居多，梗塞的感覺主

要在胸骨後的部位，吞咽困難的程度日漸加重，食管檢查常有異常發現。

(3)癲病：鬱病中的臟躁一證，需與癲病相鑒別。臟躁多發於青中年婦女，在精神因素的刺激下呈間歇性發作，發作時症狀輕重常受暗示影響，在不發作時可如常人一般。而癲病則多發於青壯年，男女發病率無顯著差別，病程遷延，心神失常的症狀極少自行緩解。

➡**辨病要點：心情抑鬱、情緒不寧。**

辨治

(1)症狀：精神抑鬱，情緒不寧，胸部滿悶，脅肋脹痛，痛無定處，脘悶噯氣，不思飲食，大便不調，苔薄膩，脈弦。

　➡**辨證要點：精神抑鬱，胸脅苦滿。——肝氣鬱結**

> **【柴胡疏肝散】加減**
>
> **組成** 柴胡 3 錢、白芍 3 錢、枳殼 3 錢、川芎 3 錢、香附 3 錢、陳皮 3 錢、鬱金 5 錢、旋覆花 3 錢、佛手 5 錢。

(2)症狀：性情急躁易怒，胸脅脹滿，口苦而乾，或頭痛、目赤、耳鳴，或嘈雜吞酸，大便秘結，舌質紅，苔黃，脈弦數。

　➡**辨證要點：性情急躁易怒，胸脅苦滿，口乾苦。——氣鬱化火**

> **【柴胡加龍骨牡蠣湯】加減**
>
> **組成** 柴胡 5 錢、生龍牡各 1 兩、黃芩 3 錢、菊花 2 錢

（後下）、鉤藤5錢（後下）、黨參3錢、桂枝3錢、
茯苓6錢、法半夏3錢、佛手5錢、大黃3錢、生薑3
錢、大棗3枚。

(3)症狀：精神抑鬱，性情急躁，頭痛，失眠，健忘，或胸脅疼
痛，或身體某部有發冷或發熱感，舌質紫暗，或有瘀點、瘀
斑，脈弦或澀。

➡ **辨證要點：精神抑鬱，性情急躁，頭痛，舌質紫暗。──血
行鬱滯**

方藥

🍃【血府逐瘀湯】加減

組成 當歸3錢、生地黃3錢、桃仁3錢、紅花2錢、
枳殼3錢、赤芍3錢、柴胡3錢、甘草3錢、桔梗3錢、
川芎3錢、川牛膝3錢、鬱金5錢、延胡索5錢、枇杷
葉3錢。

(4)症狀：精神抑鬱，胸部悶塞，脅肋脹滿，咽中如有物梗塞，吞
之不下，咯之不出，苔白膩，脈弦滑。

➡ **辨證要點：精神抑鬱，胸部悶塞，梅核氣。──痰氣鬱結**

方藥

🍃【小柴胡湯】合【半夏厚朴湯】加減

組成 柴胡5錢、黃芩3錢、法半夏3錢、黨參3錢、
茯苓3錢、甘草3錢、制香附5錢、佛手5錢、厚朴3
錢、蘇梗5錢、大棗3枚、生薑3錢。

(5)症狀：精神恍惚，心神不寧，多疑易驚，悲憂善哭，喜怒無常，或時時欠伸，或手舞足蹈，罵詈喊叫，舌質淡，脈弦。

➡️**辨證要點：精神恍惚，心神不寧，多疑易驚，悲憂善哭。**
——**心神惑亂**

方藥

🌿**【甘麥大棗湯】合【安神定志丸】加減**

組成 淮小麥 1 兩、炙甘草 3 錢、茯神 5 錢、太子參 5 錢、遠志 2 錢、石菖蒲 3 錢、龍齒 5 錢、紫貝齒 5 錢、熟地黃 3 錢、熟酸棗仁 1 兩、大棗 3 錢。

---

(6)症狀：多思善疑，頭暈神疲，心悸膽怯，失眠，健忘，納差，面色不華，舌質淡，苔薄白，脈細。

➡️**辨證要點：多思善疑，頭暈神疲，心悸，失眠，納差，面色不華。——心脾兩虛**

方藥

🌿**【歸脾湯】加減**

組成 黨參 5 錢、炙黃蓍 3 錢、炙甘草 3 錢、茯苓 5 錢、白朮 3 錢、當歸 3 錢、龍眼肉 5 錢、熟酸棗仁 5 錢、鬱金 5 錢、佛手 5 錢、木香 3 錢、生薑 3 錢、大棗 3 錢。

---

(7)症狀：情緒不寧，心悸，健忘，失眠，多夢，五心煩熱，盜汗，口咽乾燥，舌紅少津，脈細數。

➡️**辨證要點：情緒不寧，心悸，失眠，多夢，逆上，盜汗，口乾。——心陰虧虛**

【天王補心丹】合【百合知母湯】、【百合地黃湯】
加減

組成 天冬 3 錢、太子參 3 錢、茯苓 5 錢、玄參 3 錢、
丹參 3 錢、遠志 3 錢、桔梗 3 錢、當歸 3 錢、五味子 3
錢、麥冬 3 錢、柏子仁 3 錢、酸棗仁 5 錢、生地黃 4 錢、
百合 3 錢、知母 3 錢。

(8)症狀：情緒不寧，急躁易怒，眩暈，耳鳴，目乾畏光，視物不
明，或頭痛且脹，面紅目赤，舌乾紅，脈弦細或數。

➡辨證要點：情緒不寧，急躁易怒，眩暈，耳鳴，視物不明。

——肝陰虧虛

【一貫煎】加減

組成 生地黃 3 錢、枸杞 3 錢、沙參 3 錢、麥冬 3 錢、
當歸 3 錢、川楝子 3 錢、白芍 3 錢、炙甘草 2 錢、枇杷
葉 5 錢、桔葉 3 錢、珍珠母 5 錢。

7. 虛勞

　　虛勞又稱「虛損」，是由於稟賦薄弱、後天失養及外感內傷
等多種原因引起的，以臟腑功能衰退，氣血陰陽虧損，日久不復
為主要病機，以五臟虛證為主要臨床表現的多種慢性虛弱症候的
總稱。虛勞是氣血津液病證中涉及臟腑及表現證候最多的一種病

證，臨床較為常見。

　　虛勞多發生在先天不足，後天失調，及大病久病，精氣耗傷的患者身上。病程一般較長，症狀逐漸加重，短期不易康復。

　　虛勞以臟腑功能減退、氣血陰陽虧損所致的虛弱、不足的證候為其特徵，在虛勞共有特徵的基礎上，由於虛損性質的不同而有氣、血、陰、陽虛損之分。氣虛損者主要表現為面色萎黃、神疲體倦、懶言聲低、自汗、脈細；血虛損者主要表現為面色不華、唇甲淡白、頭暈眼花、脈細；陰虛損者主要表現為口乾舌燥、五心煩熱、盜汗、舌紅苔少、脈細數；陽虛損者主要表現為面色蒼白、形寒肢冷、舌質淡胖有齒印、脈沉細。

診斷

(1)多見神疲體倦、心悸氣短、面容憔悴、自汗盜汗，或五心煩熱，或畏寒肢冷、脈虛無力等症。若病程較長，久虛不復，症狀可能逐漸如重。

(2)具有引起虛勞的致病因素及較長的病史。

(3)排除類似病證。應著重排除肺癆及其它病證中的虛證類型。

鑒別診斷

(1)肺癆：在唐代以前，尚未將這兩種病證加以區分，一般都統括在虛勞之內。宋代以後，即對虛勞與肺癆的區別有了明確的認識。兩者鑒別的要點是——肺癆系正氣不足而被癆蟲侵襲所致，主要病位在肺，具有傳染性，以陰虛火旺為其病理特點，以咳嗽、咯痰、咯血、潮熱、盜汗、消瘦為主要臨床症狀，治

療以養陰清熱、補肺殺蟲（抗結核）為主要治則；而虛勞則由多種原因所導致，久虛不復，病程較長，無傳染性，以臟腑氣、血、陰、陽虧虛為其基本病機，分別出現五臟氣、血、陰、陽虧虛的多種症狀，以補虛扶正為基本治則，根據病情的不同而採用益氣、養血、滋陰、溫陽等療法。

(2)其它病證中的虛證類型：虛勞與內科其它病證中的虛證在臨床表現、治療方藥方面有類似之處，但兩者是有區別的。其主要的區別有二——其一，虛勞的各種證候，均以精氣虧虛的症狀為特徵，而其它病證的虛證則各以其病證的主要症狀為突出表現，例如：眩暈一證的氣血虧虛型，雖有氣血虧虛的症狀，但以眩暈為最突出、最基本的表現；水腫一證的脾陽不振型，雖有脾陽虧虛的症狀，但以水腫為最突出、最基本的表現；其二，虛勞一般病程較長，病勢纏綿，其它病證中的虛證類型雖然也以久病屬虛者為多，但亦有病程較短而呈現虛證者，例如：泄瀉一證的脾胃虛弱型，以泄瀉伴有脾胃虧虛的症狀為主要表現，臨床病例中有病程長者，但亦有病程短者。

➡**辨病要點：長期體力低下，脈虛無力，無它證。**

辨治

◎以氣血陰陽為綱，五臟虛證為目。

(1)氣虛：

①症狀：短氣自汗，聲音低怯，時寒時熱，平素易於感冒，面白，舌質淡，脈弱。

➡**辨證要點：短氣自汗，聲怯，易感冒。——肺氣虛**

方藥

✍【玉屏風散】加減

組成 防風 2 錢、黃蓍 3 錢、白朮 5 錢、五指毛桃 5 錢、
牛大力 8 錢、千斤拔 5 錢。

②症狀：心悸，氣短，勞則尤甚，神疲體倦，自汗，舌質淡，
脈弱。

➡**辨證要點：心悸，氣短，勞甚。──心氣虛**

方藥

✍【十福飲】

組成 黨參 5 錢、白朮 3 錢、炙甘草 5 錢、酸棗仁 5 錢、
遠志 3 錢、熟地黃 3 錢、當歸 3 錢、炒酸棗仁 6 錢、炙
黃蓍 5 錢、茯神 5 錢。

③症狀：飲食減少，食後胃脘不舒，倦怠乏力，大便溏薄，面
色萎黃，舌淡苔薄，脈弱。

➡**辨證要點：納少，便溏。──脾氣虛**

方藥

✍【神農湯】

組成 黨參 5 錢、白朮 3 錢、炙黃蓍 3 錢、炙甘草 3 錢、
茯苓 5 錢、陳皮 2 錢、炒神麴 3 錢、炒麥芽 3 錢、焦山
楂 3 錢、焦雞內金 3 錢、砂仁 2 錢、枳實 2 錢。

④症狀：神疲乏力，腰膝痠軟，小便頻數而清，白帶清稀，舌

質淡，脈弱。

➡**辨證要點：腰膝痠軟，小便頻清。——腎氣虛**

方藥

🍃【金匱腎氣丸】加減

組成 熟地黃 5 錢、山藥 3 錢、山茱萸 3 錢、澤瀉 3 錢、茯苓 3 錢、牡丹皮 3 錢、桂枝 3 錢、制附子 3 錢、黨參 3 錢、菟絲子 5 錢、懷牛膝 5 錢、千斤拔 5 錢。

---

(2)血虛：

①症狀：心悸怔忡，體倦乏力，納差食少，氣短，健忘，失眠，面色萎黃，舌質淡，脈細或結代。

➡**辨證要點：心悸，納差，氣短，不寐。——心脾血虛**

方藥

🍃【養心歸脾湯】加減

組成 黨參 3 錢、炙黃蓍 3 錢、五味子 3 錢、炙甘草 3 錢、川芎 3 錢、柏子仁 3 錢、熟酸棗仁 8 錢、遠志 3 錢、當歸 5 錢、茯神 5 錢、龍眼肉 5 錢、木香 3 錢。

---

②症狀：頭暈，目眩，脅痛，肢體麻木，筋脈拘急，或筋惕肉瞤，婦女月經不調甚則閉經，面色不華，舌質淡，脈弦細或細澀。

➡**辨證要點：眩暈，視物模糊，肢體麻木。——肝血虛**

方藥

🍃【養肝補血湯】

組成 熟地黃 3 錢、當歸 3 錢、白芍 3 錢、川芎 3 錢、制何首烏 5 錢、枸杞子 5 錢、雞血藤 1 兩。

(3)陰虛：

①症狀：乾咳，咽燥，甚或失音，咯血，潮熱，盜汗，面色潮紅，舌紅少津，脈細數。

➡**辨證要點：咽燥，乾咳，盜汗，苔少。——肺陰虛**

方藥

✔【沙參麥冬湯】合【補肺阿膠湯】加減

組成 北沙參 3 錢、玉竹 3 錢、生甘草 2 錢、桑葉 3 錢、麥冬 3 錢、扁豆 3 錢、花粉 3 錢、阿膠（烊）2 錢、牛蒡子 3 錢、北杏仁 3 錢、浮小麥 1 兩。

②症狀：心悸，失眠，煩躁，潮熱，盜汗，或口舌生瘡，面色潮紅，舌紅少津，脈細數。

➡**辨證要點：心悸，失眠，煩躁，盜汗。——心陰虛**

方藥

✔【天王補心丹】合【柏子養心湯】加減

組成 天冬 3 錢、太子參 3 錢、茯苓 5 錢、玄參 3 錢、丹參 3 錢、遠志 3 錢、桔梗 3 錢、當歸 3 錢、五味子 3 錢、麥冬 3 錢、柏子仁 3 錢、酸棗仁 5 錢、生地黃 3 錢、百合 3 錢、知母 3 錢、淮小麥 1 兩、枸杞子 3 錢、熟地黃 3 錢、石菖蒲 2 錢、茯神 5 錢、甘草 2 錢。

③症狀：口乾唇燥，不思飲食，大便燥結，甚則乾嘔，呃逆，面色潮紅，舌乾，苔少或無苔，脈細數。

➡️**辨證要點：口乾唇燥，納差，大便燥結。——胃陰虛**

方藥

🍃 **【益胃湯】加減**

組成 北沙參5錢、麥冬3錢、生地黃3錢、玉竹5錢、小環叉3錢、天花粉3錢、生麥芽3錢、扁豆花3錢、山藥3錢。

④症狀：頭痛，眩暈，耳鳴，目干畏光，視物不明，急躁易怒，或肢體麻木，筋惕肉瞤，面潮紅，舌乾紅，脈弦細數。

➡️**辨證要點：眩暈，耳鳴，舌乾紅，脈細數。——肝腎陰虛**

方藥

🍃 **【六味地黃丸】合【一貫煎】加減**

組成 山茱萸3錢、山藥3錢、生地黃3錢、牡丹皮3錢、澤瀉3錢、茯苓3錢、枸杞3錢、沙參3錢、麥冬3錢、當歸3錢、川楝子3錢、白芍3錢、炙甘草2錢、熟酸棗仁5錢。

(4)陽虛：

①症狀：心悸，自汗，神倦嗜臥，心胸憋悶疼痛，形寒肢冷，面色蒼白，舌質淡或紫暗，脈細弱或沉遲。

➡️**辨證要點：心胸憋悶疼痛，形寒肢冷。——心陽虛**

方藥

🌿 【四逆湯】合【瓜蔞薤白白酒湯】加減

組成 瓜蔞實 5 錢、薤白 3 錢、白酒 15 毫升、桂枝 5 錢、制附子 5 錢、乾薑 5 錢、炙甘草 3 錢。

②症狀：面色萎黃，食少，形寒，神倦乏力，少氣懶言，大便溏薄，腸鳴腹痛，每因受寒或飲食不慎而加劇，舌質淡，苔白，脈弱。

➡️辨證要點：**食少，形寒，神倦乏力，少氣懶言，大便溏薄。——脾陽虛**

方藥

🌿 【附子理中湯】加減

組成 紅參 5 錢、白朮 5 錢、炙甘草 3 錢、制附子 5 錢、乾薑 7 錢、吳茱萸 3 錢。

③症狀：腰背痠痛，遺精，陽痿，多尿或不禁，面色蒼白，畏寒肢冷，下利清谷或五更腹瀉，舌質淡胖，有齒痕，苔白，脈沉遲。

➡️辨證要點：**腰背痠痛，溺多，畏寒肢冷。——腎陽虛**

方藥

🌿 【右歸丸】加減

組成 熟地黃 3 錢、山藥 3 錢、山萸肉 3 錢、當歸 3 錢、杜仲 5 錢、肉桂（焗）1 錢、鹿角膠（烊）3 錢、菟絲子 8 錢、枸杞子 5 錢、仙茅 3 錢、巴戟天 3 錢、淫羊藿 5 錢。

8. 血證

由多種原因引起火熱熏灼或氣虛不攝，致使血液不循常道，或上溢於口鼻諸竅，或下泄於前後二陰，或滲出於肌膚所形成的疾患，統稱為「血證」。也就是說，非生理性的出血性疾患，稱為血證。在古代醫籍中，亦稱為血病或失血。血證是涉及多個臟腑組織，而臨床又極為常見的一類病證。其既可以單獨出現，又常伴見於其它病證的過程中。

血證具有明顯的證候特徵，即表現於血液或從口、鼻，或從尿道、肛門，或從肌膚而外溢。出血既是一個常見的症狀，又是一個常見的體徵，患者及家屬一般均對此高度重視，常能做到快速求醫診治。本病以出血為突出表現，隨其病因、病位的不同，而表現為鼻衄、齒衄、咳血、吐血、便血、尿血、紫斑等。隨病情輕重及原有疾病的不同，則有出血量或少或多、病程或短或長及伴隨症狀等的不同。

診斷

⑴鼻衄：凡血自鼻道外溢而非因外傷、倒經所致者，均可診斷為鼻衄。

⑵齒衄：血自齒齦或齒縫外溢，且排除外傷所致者，即可診斷為齒衄。

⑶咳血：

①多有慢性咳嗽、痰喘、肺癆等肺系病證。

②血由肺、氣道而來，經咳嗽而出，或覺喉癢胸悶一咯即出，

血色鮮紅，或夾泡沫；或痰血相兼、痰中帶血。

(4)吐血：

　　①有胃痛、脅痛、黃疸、症積等宿疾。

　　②發病急驟，吐血前多有噁心、胃脘不適、頭暈等症。

　　③血隨嘔吐而出，常會有食物殘渣等胃內容物，血色多為咖啡色或紫暗色，也可為鮮紅色，大便色黑如漆，或呈暗紅色。

(5)便血：

　　①有胃腸道潰瘍、炎症、息肉、憩室或肝硬化等病史。

　　②大便色鮮紅、暗紅或紫暗，或黑如柏油樣，次數增多。

(6)尿血：小便中混有血液或夾有血絲，或如濃茶或呈洗肉水樣，排尿時無疼痛。

(7)紫斑：

　　①肌膚出現青紫斑點，小如針尖，大者融合成片，壓之不褪色。

　　②紫斑好發於四肢，尤以下肢為甚，常反覆發作。

　　③重者可伴有鼻衄、齒衄、尿血、便血及崩漏。

　　④小兒及成人皆可能罹患此病，但以女性較為常見。

鑒別診斷

(1)鼻衄：

　　①外傷鼻衄：因碰傷、挖鼻等引起血管破裂而致鼻衄者，出血多在損傷的一側，且經局部止血治療不再出血，沒有全身症狀，與內科所論鼻衄有別。

　　②經行衄血：經行衄血又名倒經、逆經，其發生與月經週期有密切關係，多於經行前期或經期出現，與內科所論鼻衄機理不同。

(2)齒衄：

◎舌衄：齒衄為血自齒縫、牙齦溢出；舌衄為血出自舌面，舌面上常有如針眼樣出血點，與齒衄不難鑒別。

(3)咳血：

①吐血：咳血與吐血血液均經口出，但兩者截然不同。咳血是血由肺來，經氣道隨咳嗽而出，血色多為鮮紅，常混有痰液，咳血之前多有咳嗽、胸悶、喉癢等症狀，大量咳血後，數天內常見痰中帶血，大便一般不呈現黑色；吐血是血自胃而來，經嘔吐而出，血色紫暗，常夾有食物殘渣，吐血之前多有胃脘不適或胃痛、噁心等症狀，吐血之後無痰中帶血，但大便多呈黑色。

②肺癰：肺癰患者的咳血多由風溫轉變而來，常為膿血相兼，氣味腥臭。初期也可見風熱襲於肺衛的證候，當演變到吐膿血階段時，多伴有壯熱、煩渴、胸痛、舌質紅、苔黃膩、脈滑數等熱毒熾盛證候，以此可與咳血證相鑒別。

③口腔出血：鼻咽部、齒齦及口腔其它部位的出血，常為純血或血隨唾液而出，血量少，並有口腔、鼻咽部病變的相應症狀可尋，可與咳血相區別。

(4)吐血：

①咳血：見上文所述。

②排除鼻腔、口腔及咽喉等部位的出血，血色鮮紅，不夾雜食物殘渣，在五官科作相關檢查即可明確具體部位。

(5)便血：

①痢疾：痢疾初起有發熱惡寒等症，其便血為膿血相兼，且有腹痛、裡急後重、肛門灼熱等症。便血無裡急後重，無膿血

相兼，與痢疾不同。

②痔瘡：痔瘡屬外科疾病，其大便下血的特點為便時或便後出血，常伴有肛門異物感或疼痛，作肛門直腸檢查時，可發現內痔或外痔，與內科所論之便血不難鑒別。

(6)尿血：

①血淋：血淋與尿血均可見血隨尿出，以小便時痛與不痛為其鑒別要點，不痛者為尿血，痛（滴瀝刺痛）者為血淋。

②石淋：兩者均有血隨尿出。但石淋尿中時有砂石夾雜，小便澀滯不暢，時有小便中斷，或伴有腰腹絞痛等症，若砂石從小便排出則痛止，此與尿血不同。

(7)紫斑：

①出疹：紫斑與出疹均有局部膚色的改變，紫斑呈點狀者需與出疹的疹點區別。紫斑隱於皮內，壓之不褪色，觸之不礙手；疹高出於皮膚，壓之褪色，摸之礙手。且二者成因、病位均有所不同。

②溫病發斑：紫斑與溫病發斑在皮膚表現的斑塊方面，區別不大，但兩者病情病勢預後迥然有別。溫病發斑發病急驟，常伴有高熱煩躁、頭痛如劈、昏狂譫語、四肢抽搐、鼻衄、齒衄、便血、尿血、舌質紅絳等症狀，病情險惡多變；雜病發斑（紫斑）病勢較緩，常有反覆發作史，也有突然發生者，雖時有熱毒亢盛表現，但一般舌不紅絳，不具有溫病傳變急速之徵。

③丹毒：丹毒屬外科皮膚病，以皮膚色紅如丹得名，輕者壓之褪色，重者壓之不褪色，但其局部皮膚灼熱腫痛與紫斑有別。

➡**辨病要點：血證以出血為突出表現。**

鼻衄	凡血自鼻道外溢。
齒衄	血自齒齦或齒縫外溢。
咳血	血由肺、氣道而來，經咳嗽而出。
吐血	發病急驟，血隨嘔吐而出。
便血	大便色鮮紅、暗紅，或黑如柏油樣，次數增多。
尿血	小便中混有血液或夾有血絲，排尿時無疼痛。
紫斑	肌膚出現青紫斑點，小如針尖，大者融合成片，壓之不褪色。

辨治

◎分鼻衄、齒衄、咳血、吐血、便血、尿血、紫斑等，共七種類型辨治。

⑴鼻衄：鼻腔出血，稱為鼻衄。鼻衄常因鼻腔局部疾病及全身疾病所引起。內科範圍的鼻衄主要見於某些傳染病、發熱性疾病、血液病、風濕熱、高血壓、維生素缺乏症、化學藥品及藥物中毒等引起的鼻出血。至於鼻腔局部病變引起的鼻衄，一般屬於五官科的範疇。

①症狀：鼻燥衄血，口乾咽燥，或兼有身熱、咳嗽痰少等症，舌質紅，苔薄，脈數。

➠**辨證要點：鼻燥衄血，口乾咽燥。──熱邪犯肺**

【涼肺止血湯】

組成 金銀花 3 錢、連翹 3 錢、桔梗 3 錢、蘆根 5 錢、

白茅根 5 錢、側柏葉 3 錢、黃芩 3 錢、山梔子 3 錢、麥冬 3 錢、荊芥炭 2 錢、甘草 2 錢。

②症狀：鼻衄，或兼齒衄，血色鮮紅，口渴欲飲，鼻乾，口乾臭穢，煩躁，便秘，舌紅，苔黃，脈數。

➡️**辨證要點：鼻衄，血色鮮紅，口渴欲飲，煩躁，便秘。**
——**胃熱熾盛**

方藥

🍃【清胃止血湯】

組成　石膏 1 兩、知母 3 錢、生地黃 3 錢、麥冬 3 錢、大薊 3 錢、黃連 2 錢、大黃 3 錢、懷牛膝 3 錢。

③症狀：鼻衄，頭痛，目眩，耳鳴，煩躁易怒，面目紅赤，口苦，舌紅，脈弦數。

➡️**辨證要點：鼻衄，頭痛，煩躁易怒。——肝火上炎**

方藥

🍃【龍膽瀉肝湯】加減

組成　龍膽草 3 錢、黃芩 3 錢、山梔子 3 錢、柴胡 3 錢、木通 3 錢、車前子 3 錢、澤瀉 3 錢、當歸 3 錢、生地黃 3 錢、川牛膝 3 錢、赤芍 3 錢、白茅根 5 錢、小薊 3 錢。

④症狀：鼻衄，或兼齒衄、肌衄，神疲乏力，面色蒼白，頭暈，耳鳴，心悸，夜寐不寧，舌質淡，脈細無力。

➡️**辨證要點：鼻衄，神疲乏力，心悸。——氣血虧虛**

☙【歸脾湯】加減

組成 黨參3錢、黃耆3錢、茯苓5錢、白朮3錢、當歸3錢、龍眼肉3錢、熟酸棗仁5錢、木香3錢、炙甘草3錢、生薑3錢、大棗3錢、仙鶴草1兩。

(2)齒衄：齒齦出血稱為齒衄，又稱為牙衄、牙宣。齒衄常由齒齦局部病變或全身疾病所引起。

①症狀：齒衄血色鮮，齒齦紅腫疼痛，頭痛，口臭，舌紅，苔黃，脈洪數。

➠**辨證要點：齒衄，血色鮮，齒齦紅腫疼痛。——胃火熾盛**

☙【清胃止血湯】

組成 石膏1兩、知母3錢、生地黃3錢、麥冬3錢、大薊3錢、黃連2錢、大黃3錢、懷牛膝3錢。

②症狀：齒衄，血色淡紅，起病較緩，常因受熱及煩勞而誘發，齒搖不堅，舌質紅，苔少，脈細數。

➠**辨證要點：齒衄，血色淡紅，常因受熱及煩勞而誘發。——陰虛火旺**

☙【知柏地黃丸】加減

組成 生地黃1兩、山茱萸3錢、山藥3錢、茯苓3錢、牡丹皮3錢、澤瀉3錢、知母3錢、黃柏3錢、茜草3錢、白茅根5錢、仙鶴草1兩、土地骨5錢。

(3)咳血：血由肺及氣管外溢，經口而咳出，表現為痰中帶血，或痰血相兼，或純血鮮紅、間夾泡沫，均稱為咳血，亦稱為嗽血或咯血。多種雜病及溫熱病都會引起咳血。內科範圍的咳血，主要見於呼吸系統的疾病，如支氣管擴張症、急性氣管——支氣管炎、慢性支氣管炎、肺炎、肺結核、肺癌等疾病。溫熱病中的風溫、暑溫也會導致咳血。

①症狀：喉癢咳嗽，痰中帶血，口乾鼻燥，或有身熱，舌質紅，少津，苔薄黃，脈數。

➡**辨證要點：咳嗽，痰中帶血，口乾鼻燥。——燥熱犯肺**

方藥

🍃 **【清燥救肺湯】加減**

組成　桑葉 3 錢、生石膏 8 錢、甘草 3 錢、西洋參 2 錢、胡麻仁 3 錢、阿膠（烊）2 錢、麥冬 4 錢、北杏仁 3 錢、枇杷葉 3 錢、山梔子 3 錢、浙貝母 3 錢、藕節 5 錢、側柏葉 3 錢。

②症狀：咳嗽陣作，痰中帶血或純血鮮紅，胸脅脹痛，煩躁易怒，口苦，舌質紅，苔薄黃，脈弦數。

➡**辨證要點：咳嗽痰中帶血，胸脅脹痛，煩躁易怒。——肝火犯肺**

方藥

🍃 **【瀉白散】合【黛蛤散】加減**

組成　桑白皮 5 錢、地骨皮 5 錢、海蛤殼 5 錢、甘草 2 錢、青黛 3 錢（沖）、旱蓮草 3 錢、白茅根 5 錢、小薊 3 錢。

③症狀：咳嗽痰少，痰中帶血或反覆咳血，血色鮮紅，口乾咽
燥，顴紅，潮熱盜汗，舌質紅，脈細數。

➡**辨證要點：咳嗽痰中帶血，血色鮮紅，口乾，潮熱盜汗。**
——**陰虛肺熱**

方藥

🌿【補肺阿膠散】加減

組成 阿膠（烊）3 錢、牛蒡子 3 錢、北杏仁 3 錢、百
合 5 錢、麥冬 3 錢、玄參 3 錢、生地黃 3 錢、浙貝母 5
錢、藕節 5 錢、白茅根 5 錢、土地骨 5 錢。

(4)吐血：血由胃來，經嘔吐而出，血色紅或紫黯，常夾有食物殘
渣，稱為吐血，亦稱為嘔血。吐血主要見於上消化道出血，其
中以消化性潰瘍出血及肝硬化所致的食管、胃底靜脈曲張破裂
最為常見。其次則見於食管炎、急慢性胃炎、胃黏膜脫垂症
等，以及某些全身性疾病（如血液病、尿毒症、應激性潰瘍
等）引起的出血。

①症狀：脘腹脹悶，甚則作痛，吐血色紅或紫黯，常夾有食物
殘渣，口臭，便秘，大便色黑，舌質紅，苔黃膩，脈滑數。

➡**辨證要點：脘腹悶痛，吐血色紅，便秘。**——**胃熱壅盛**

方藥

🌿【大黃黃連瀉心湯】加減

組成 黃連 1.5 錢、大黃 3 錢。

使用方式 用麻沸湯 200 毫升漬之，絞去滓，溫服。

②症狀：吐血色紅或紫黯，口苦脅痛，心煩易怒，寐少夢多，舌質紅絳，脈弦數。

➡**辨證要點：吐血色紅，心煩易怒。——肝火犯胃**

方藥

🍃 **【龍膽瀉肝湯】加減**

組成　龍膽草 3 錢、黃芩 3 錢、山梔子 3 錢、柴胡 3 錢、木通 3 錢、車前子 3 錢、澤瀉 3 錢、當歸 2 錢、生地黃 3 錢、川牛膝 3 錢、赤芍 3 錢、白茅根 5 錢、藕節 5 錢、大黃 1 錢（研末吞服）。

③症狀：吐血纏綿不止，時輕時重，血色暗淡，神疲乏力，心悸氣短，面色蒼白，舌質淡，脈細弱。

➡**辨證要點：吐血纏綿不止，血色暗淡，神疲乏力。——氣虛血溢**

方藥

🍃 **【歸脾湯】加減**

組成　黨參 3 錢、黃耆 3 錢、茯苓 5 錢、白朮 3 錢、當歸 3 錢、龍眼肉 3 錢、熟酸棗仁 5 錢、木香 3 錢、炙甘草 3 錢、炮薑 3 錢、大棗 3 錢、仙鶴草 1 兩。

⑸便血：便血係胃腸脈絡受損，出現血液隨大便而下，或大便顯柏油樣為主要臨床表現的病證。便血均由胃腸之脈絡受損所致。內科雜病的便血主要見於胃腸道的炎症、潰瘍、腫瘤、息肉、憩室炎等疾病。

①症狀：便血色紅，大便不暢或稀溏，或有腹痛，口苦，舌質紅，苔黃膩，脈濡數。

➡️**辨證要點：便血色紅，大便不暢或稀溏。──腸道濕熱**

方藥

✒️【槐花散】加減

組成 槐花1兩、側柏葉5錢、荊芥穗2錢、枳殼3錢、地榆5錢、茜草3錢、山梔子3錢、黃芩3錢、黃連2錢。

②症狀：便血色紅或紫黯，食少，體倦，面色萎黃，心悸，少寐，舌質淡，脈細。

➡️**辨證要點：便血色紅或紫黯，面色萎黃。──氣虛不攝**

方藥

✒️【歸脾湯】加減

組成 黨參3錢、黃耆3錢、茯苓5錢、白朮3錢、當歸3錢、龍眼肉3錢、熟酸棗仁5錢、木香3錢、炙甘草3錢、炮薑3錢、大棗3錢、地榆5錢、仙鶴草1兩。

③症狀：便血紫黯，甚則黑色，腹部隱痛，喜熱飲，面色不華，神倦懶言，便溏，舌質淡，脈細。

➡️**辨證要點：便血紫黯黑，腹部隱痛，喜熱飲，神倦，便溏。──脾胃虛寒**

方藥

✒️【黃土湯】加減

組成 灶心土8錢、炒白朮5錢、熟附子3錢、炙甘草

3 錢、熟地黃 3 錢、阿膠（烊）3 錢、黃芩 3 錢、烏賊骨
　3 錢、三七粉 3 錢（沖）、炮薑 3 錢。

⑹尿血：小便中混有血液，甚或伴有血塊的病症，稱為尿血。隨
　出血量多寡的差異，而使小便呈淡紅色、鮮紅色，或茶褐色。
　以往所謂尿血，一般均指肉眼血尿而言。但隨著檢測手段的進
　步，出血量微小，用肉眼不易觀察到，僅在顯微鏡下才能發現
　紅細胞的「鏡下血尿」，現在也應包括在尿血的範疇中。
　①症狀：小便黃赤灼熱，尿血鮮紅，心煩口渴，面赤口瘡，夜
　　寐不安，舌質紅，脈數。
　　➡辨證要點：小便赤熱，尿血鮮紅，心煩口渴。——下焦濕熱

方藥

🌿【小薊飲子】加減

組成　小薊 5 錢、生地黃 5 錢、藕節 5 錢、蒲黃 2 錢、
山梔子 3 錢、木通 3 錢、竹葉 3 錢、滑石 8 錢、甘草 3
錢、當歸 3 錢、黃芩 3 錢、天花粉 3 錢、白茅根 8 錢。

　②症狀：小便短赤帶血，頭暈耳鳴，神疲，顴紅潮熱，腰膝痠
　　軟，舌質紅，脈細數。
　　➡辨證要點：小便短赤帶血，腰膝痠軟。——腎虛火旺

方藥

🌿【知柏地黃丸】加減

組成　生地黃 1 兩、山茱萸 3 錢、山藥 3 錢、茯苓 3 錢、
牡丹皮 3 錢、澤瀉 3 錢、知母 3 錢、黃柏 3 錢、茜草 3
錢、白茅根 5 錢、仙鶴草 1 兩、小薊 3 錢。

③症狀：久病尿血，甚或兼見齒衄、肌衄，食少，體倦乏力，氣短聲低，面色不華，舌質淡，脈細弱。

➡️**辨證要點：久病尿血，食少，體倦乏力。——脾不統血**

方藥

✒️**【歸脾湯】加減**

組成 黨參 3 錢、黃耆 3 錢、茯苓 5 錢、白朮 3 錢、當歸 3 錢、龍眼肉 3 錢、熟酸棗仁 5 錢、木香 3 錢、炙甘草 3 錢、炮薑 3 錢、大棗 3 錢、地榆 5 錢、白茅根 5 錢、小薊 3 錢。

(7)紫斑：血液溢出於肌膚之間，皮膚表現青紫斑點或斑塊的病症，稱為紫斑，亦有稱為肌衄及葡萄疫者。多種外感及內傷的原因都會引起紫斑。

①症狀：皮膚出現青紫斑點或斑塊，或伴有鼻衄、齒衄、便血、尿血，或有發熱，口渴，便秘，舌紅，苔黃，脈弦數。

➡️**辨證要點：皮膚出現青紫斑點或斑塊，口渴，便秘。——血熱**

方藥

✒️**【犀角地黃湯】加減**

組成 水牛角 5 錢、生地黃 5 錢、赤芍 3 錢、牡丹皮 3 錢、大薊 3 錢、小薊 3 錢、側柏葉 3 錢。

②症狀：皮膚出現青紫斑點或斑塊，時發時止，常伴鼻衄、齒衄或月經過多，顴紅，心煩，口渴，手足心熱，或有潮熱，

盜汗，舌質紅，苔少，脈細數。

➡️**辨證要點：皮膚出現青紫斑點或斑塊，五心煩熱，口渴。**
　　──陰虛火旺

方藥

🍃**【茜根散】加減**

組成 茜草根3錢、黃芩5錢、側柏葉3錢、生地黃5錢、玄參3錢、龜板5錢、旱蓮草3錢、阿膠（烊）2錢、甘草3錢。

③症狀：反覆發生肌衄，久病不癒，神疲乏力，頭暈目眩，面色蒼白或萎黃，食慾不振，舌質淡，脈細弱。

➡️**辨證要點：反覆發生肌衄，神疲乏力，食慾不振。──氣不攝血**

方藥

🍃**【歸脾湯】加減**

組成 黨參3錢、黃蓍3錢、茯苓5錢、白朮3錢、當歸3錢、龍眼肉3錢、熟酸棗仁5錢、木香3錢、炙甘草3錢、大棗3錢、地榆5錢、白茅根5錢、大薊3錢、小薊3錢。

金銀花　　太子參　　葛根

桔梗　　　連翹

　薄荷　　　　甘草

　　　魚腥草

真菰字

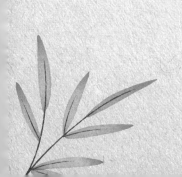

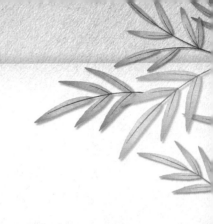

第 2 章

外 科

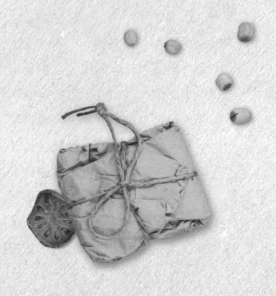

1. 濕瘡

濕瘡是一種由多種內外因素引起的過敏性炎症性皮膚病。以多形性皮損、對稱分布、易於滲出、自覺瘙癢、反覆發作和慢性化為臨床特徵。本病男女老幼皆可能罹患，而以先天稟賦不耐者為多。一般可分為急性、亞急性、慢性三類。本病相當於西醫的「濕疹」。

中醫古代文獻無「濕瘡」之名，一般依據其發病部位、皮損特點而有不同的名稱，若浸淫遍體，滋水較多者，稱「浸淫瘡」；以丘疹為主者，稱「血風瘡」或「栗瘡」；發於耳部者，稱「旋耳瘡」；發於乳頭者，稱「乳頭風」；發於手部者，稱「瘑瘡」；發於臍部者，稱「臍瘡」；發於陰囊者，稱「腎囊風」或「繡球風」；發於四肢彎曲部者，稱「四彎風」；發於嬰兒者，稱「奶癬」或「胎斂瘡」。

診斷

⑴根據病程和皮損特點，一般分為急性、亞急性、慢性三類：

　①急性濕瘡：起病較快，常對稱發生，可能發生於身體的任何一個部位，亦可能泛發於全身，但以面部的前額、眼皮、頰部、耳部、口唇周圍等處較為常見。初起皮膚潮紅、腫脹、瘙癢，繼而在潮紅、腫脹，或其周圍的皮膚上出現丘疹、丘皰疹、水皰。皮損群集或密集成片，形態大小不一，邊界不清。常因搔抓而導致水皰破裂，形成糜爛、流滋、結痂。自覺瘙癢，輕者微癢，重者劇烈瘙癢呈間隙性或陣發性發作，常在夜間增劇，影響睡眠。皮損廣泛者，常有發熱、大便秘

結、小便短赤等全身症狀。

②亞急性濕瘡：多由急性濕瘡遷延而來，急性期的紅腫、水皰減輕，流滋減少，但仍有紅斑、丘疹、脫屑。自覺瘙癢，或輕或重，一般無全身不適。

③慢性濕瘡：多由急性、亞急性濕瘡反覆發作而來，也可能起病即為慢性濕瘡，其表現為患部皮膚增厚，表面粗糙，皮紋顯著或有苔蘚樣變，觸之較硬，暗紅或紫褐色，常伴有少量抓痕、血痂、鱗屑及色素沉著，間有糜爛、流滋。自覺瘙癢劇烈，尤以夜間、情緒緊張、食辛辣魚腥動風之品時為甚。若發生在掌蹠、關節部，則易發生皸裂，引起疼痛。病程較長，數月至數年不等，常伴有頭昏乏力、腰痠肢軟等全身症狀。

(2)特定部位及特殊類型的濕瘡（**此種分類法亦屬於一種特殊的辨證論治法，在此加上相應方藥使之臨床易於操作**）：濕瘡雖有「急性、亞急性、慢性」等三類共同表現，但由於某些特定的環境或特殊的致病條件，可能衍生下列特殊類型：

①頭面部濕瘡：發於頭皮者，多有糜爛、流滋，結黃色厚結，有時頭髮黏集成束狀，常因染毒而引起脫髮。發於面部者，多有淡紅色斑片，上覆以細薄的鱗屑。

首選方藥

【治頭瘡一方】

組成　連翹3錢、川芎3錢、蒼朮3錢、防風2錢、金銀花3錢、荊芥1錢、紅花0.5錢、甘草0.5錢、大黃1錢。

②耳部濕瘡：好發於耳窩、耳後皺襞及耳前部。皮損為潮紅、糜爛、流滋、結痂及裂隙，耳根裂開，如刀割之狀，癢而不

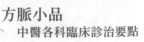
痛,多對稱發生。

【 荊芥連翹湯 】

組成 當歸3錢、連翹3錢、生地黃3錢、薄荷1錢(後下)、荊芥1錢(後下)、黃柏3錢、白芷3錢、赤芍3錢、黃連3錢、枳殼3錢、桔梗3錢、山梔子3錢、川芎3錢、防風3錢、黃芩3錢、甘草3錢、柴胡3錢。

③乳房部濕瘡:主要發生於女性,表現為皮膚潮紅、糜爛、流滋,上覆以鱗屑,或結黃色痂皮。自覺瘙癢,或有皸裂而引起的疼痛。

【 荊芥連翹湯 】

組成 當歸3錢、連翹3錢、生地黃3錢、薄荷1錢(後下)、荊芥1錢(後下)、黃柏3錢、白芷3錢、赤芍3錢、黃連3錢、枳殼3錢、桔梗3錢、山梔子3錢、川芎3錢、防風3錢、黃芩3錢、甘草3錢、柴胡3錢、蒲公英5錢。

④臍部濕瘡:皮損為鮮紅色或暗紅色斑片,有流滋、結痂,邊界清楚,不累及外周正常皮膚。常有臭味,亦易染毒而出現紅腫熱痛,伴發熱畏寒,便秘溺赤。

⑤手部濕瘡:皮損形態多種,可為潮紅、糜爛、流滋、結痂。反覆發作,可致皮膚粗糙肥厚。冬季常有皸裂而引起疼痛。

發於手背者，多呈錢幣狀；發於手掌者，皮損邊緣欠清。

首選方藥

🍃【荊芥連翹湯】

適用症 臍部、手部濕瘡患病者。

組成 當歸 3 錢、連翹 3 錢、生地黃 3 錢、薄荷 1 錢（後下）、荊芥 1 錢（後下）、黃柏 3 錢、白芷 3 錢、赤芍 3 錢、黃連 3 錢、枳殼 3 錢、桔梗 3 錢、山梔子 3 錢、川芎 3 錢、防風 3 錢、黃芩 3 錢、甘草 3 錢、柴胡 3 錢。

⑥小腿部濕瘡：多見於長期站立者，皮損主要發於小腿下三分的內外側。常先有局部青筋暴露，繼則出現暗紅斑，表面潮濕、糜爛、流滋，或乾燥、結痂、脫層，呈局限性或瀰漫性分布。常伴有臁瘡。病程遷延，反覆發作，可出現皮膚肥厚粗糙，色素沉著或減退。

首選方藥

🍃【龍膽瀉肝湯】

組成 當歸 3 錢、川芎 3 錢、赤芍 3 錢、生地黃 3 錢、黃芩 3 錢、黃柏 3 錢、山梔子 3 錢、黃連 3 錢、連翹 3 錢、薄荷葉 1 錢（後下）、木通 3 錢、防風 3 錢、車前子 5 錢、甘草 3 錢、龍膽草 3 錢、澤瀉 3 錢、川牛膝 5 錢。

⑦陰囊濕瘡：多發於陰囊，有時延及肛門周圍，少數累及陰莖。急性期潮紅、腫脹、糜爛、滲出、結痂；慢性期則皮膚肥厚粗糙，皺紋加深，色素沉著，有少量鱗屑，常伴有輕度

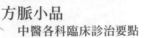

糜爛滲出。病程較長，常數月、數年不癒。

首選方藥

🌿 【龍膽瀉肝湯】

組成 當歸3錢、川芎3錢、赤芍3錢、生地黃3錢、黃芩3錢、黃柏3錢、山梔子3錢、黃連3錢、連翹3錢、薄荷葉1錢（後下）、木通3錢、防風3錢、車前子5錢、甘草3錢、龍膽草3錢、澤瀉3錢、土茯苓5錢。

⑧嬰兒濕瘡：多發於頭面部，尤常見於面部，在面部者，初為簇集性或散在的紅斑或丘疹。在頭皮或眉部者，多有油膩性的鱗屑和黃色痂皮。輕者，僅有淡紅的斑片，伴有少量鱗屑，重者出現紅斑、水皰、糜爛，浸淫成片，不斷蔓延擴大。自覺瘙癢劇烈，患病嬰兒常有睡眠不安、食慾不振之症狀。一般1～2歲後可以痊癒，若2歲後反覆發作，長期不癒，且有家族史、過敏史者，稱為「四彎風」。

首選方藥

🌿 【柴胡清肝湯】

組成 柴胡3錢，當歸3錢、赤芍3錢、川芎2錢、地黃3錢、黃連3錢、黃芩3錢、黃柏2錢、山梔子3錢、連翹3錢、桔梗3錢、牛蒡子1.5、瓜蔞根3錢、薄荷葉1錢（後下）、甘草1錢。

⑨四彎風：一般分為嬰兒期、兒童期、成人期。嬰兒期皮損為多形性，有紅斑、丘疹、水皰、糜爛、流滋、結痂、脫屑。

好發於頭面、軀幹、四肢。兒童期皮損呈局限性、對稱性，多為乾燥常有鱗屑的丘疹，或為邊緣清楚的苔蘚樣斑片，因搔抓而有抓痕、表皮剝脫、血痂。少數可為米粒至黃豆大小，正常皮色或棕褐色的丘疹，初起較大，顏色潮紅，日久變硬，色褐。多見於肘窩、膕窩或四肢伸側。成人期皮損類似播散性牛皮癬，皮損為多數密集的小丘疹，常融合成片，苔蘚樣變明顯，其上有細薄鱗屑。好發於頸部、四肢、眼眶周圍。自覺劇烈瘙癢。部分患者伴有消瘦、便溏、納呆、神疲乏力、頭暈、腰痠、發育不良等症狀。

首選方藥

【荊芥連翹湯】

組成 當歸 3 錢、連翹 3 錢、生地黃 3 錢、薄荷 1 錢（後下）、荊芥 1 錢（後下）、黃柏 3 錢、白芷 3 錢、赤芍 3 錢、黃連 3 錢、枳殼 3 錢、桔梗 3 錢、山梔子 3 錢、川芎 3 錢、防風 3 錢、黃芩 3 錢、甘草 3 錢、柴胡 3 錢。

➡️**辨病要點：多形性皮損，對稱分布，易於滲出，自覺瘙癢，反覆發作和慢性化。**

辨治

⑴症狀：發病急，皮損潮紅灼熱，瘙癢無休，滲液流滋；伴身熱，心煩，口渴，大便乾，尿短赤；舌紅，苔薄白或黃，脈滑或數。

　➡️**辨證要點：發病急，皮損潮紅灼熱，滲液流滋。——濕熱浸淫**

方藥

🍃【石藍草煎劑】加減

組成 生石膏1兩、板藍根1兩、龍膽草3錢、生地黃1兩、赤芍5錢、丹皮5錢、車前草1兩、六一散1兩、黃芩3錢、馬齒莧1兩、白鮮皮5錢、土茯苓5錢。

⑵症狀：發病較緩，皮損潮紅，瘙癢，抓後糜爛流滋，可見鱗屑；伴納少，神疲，腹脹便溏；舌淡胖，苔白或膩，脈弦緩。

➡️辨證要點：發病較緩，抓後糜爛流滋，可見鱗屑；納少便溏。——脾虛濕蘊

方藥

🍃【除濕胃苓湯】加減

組成 防風、蒼朮、白朮、茯苓皮、陳皮、厚朴、豬苓、山梔子、木通、澤瀉、滑石各3錢；甘草2錢、桂枝2錢、生薏苡仁1.5兩、馬齒莧5錢、赤小豆5錢、燈芯5根。

⑶症狀：病久，皮損色暗或色素沉著，劇癢，或皮損粗糙肥厚；伴口乾不欲飲，納差腹脹；舌淡，苔白，脈細弦。

➡️辨證要點：病久，皮損色暗或色素沉著，劇癢，皮損粗糙肥厚。——血虛風燥

方藥

🍃【當歸飲子】加減

組成 當歸3錢、生地黃5錢、赤芍3錢、桃仁3錢、川芎3錢、制何首烏3錢、荊芥3錢（後下）、防風3錢、白蒺藜5錢、連翹3錢、黃芩5錢、夜交藤1兩、生甘草3錢。

2. 癮疹

　　癮疹是一種皮膚出現紅色或蒼白風團，時隱時現的瘙癢性、過敏性皮膚病。病症以皮膚上出現瘙癢性風團，發無定處，驟起驟退，消退後不留任何痕跡為臨床特徵。一年四季均可能發病，老幼都可能罹患，約有15%～20%的人曾於一生中罹患過本病。臨床上可分為急性和慢性，急性者驟發速癒，慢性者則可能反覆發作。又稱「風疙瘩」、「風疹塊」、「風疹」等。

診斷

⑴皮膚上突然出現風團，色白或紅或正常膚色；大小不等，形態不一；局部出現，或泛發全身，或稀疏散在，或密集成片；發無定時，但以傍晚為多。

⑵風團成批出現，時隱時現，持續時間長短不一，但一般不超過24小時，消退後不留任何痕跡，部分患者一天反覆發作多次。自覺劇癢、燒灼或刺痛。部分患者，搔抓後隨手起條索狀風團；少數患者，在急性發作期，出現氣促、胸悶、呼吸困難、噁心嘔吐、腹痛腹瀉、心慌心悸。

⑶急性者，發病急來勢猛，風團驟然而起，迅速消退，瘙癢隨之而止；慢性者，反覆發作，經久不癒，病期長達1～2個月以上。

鑒別診斷

⑴水疥：好發於兒童，多見於春夏秋季，好發部位為四肢、腰腹部、臀部，典型皮損為紡錘形丘疹，色紅，長軸與皮紋平行，

中央常有針尖大小的紅斑或水皰，瘙癢劇烈。

(2)貓眼瘡：可發生於任何年齡，春秋季較常見，好發於手足背、掌底、四肢伸側等處，皮損呈多形性，有紅斑、丘疹、風團、水皰、大皰等，常兩種以上皮損同時存在，典型皮損為貓眼，即虹彩狀，色暗紅或紫紅。

➡️**辨病要點：皮膚上出現瘙癢性風團，發無定處，驟起驟退，消退後不留任何痕跡。**

辨治

(1)症狀：風團鮮紅，灼熱劇癢，遇熱則皮損加重；伴發熱惡寒，咽喉腫痛；舌質紅，苔薄白或薄黃，脈浮數。

➡️**辨證要點：風團鮮紅，灼熱劇癢。——風熱犯表**

方藥

🌿 **【消風散】加減**

組成 荊芥 3 錢（後下）、防風 3 錢、當歸 3 錢、生地黃 3 錢、苦參 3 錢、蒼朮 3 錢、大飛揚 3 錢、胡麻仁 3 錢、牛蒡子 3 錢、知母 3 錢、石膏 8 錢、黃芩 3 錢、甘草 2 錢。

(2)症狀：風團色白，遇風寒加重，得暖則減，口不渴；舌質淡，苔白，脈浮緊。

➡️**辨證要點：風團色白，遇風寒加重，得暖則減。——風寒束表**

🌿 **【桂枝湯】加減**

> **組成** 桂枝 3 錢、白芍 3 錢、生薑皮 3 錢、大棗 3 錢、甘草 3 錢、防風 3 錢、荊芥 3 錢（後下）、熟龍牡各 1 兩（先煎 30 分鐘）。

(3)症狀：風團反覆發作，遷延日久，午後或夜間加劇；伴心煩易怒，口乾，手足心熱；舌紅少津，脈沉細。

　➡**辨證要點：風團反覆發作，午後或夜間加劇，煩躁。——血虛風燥**

方藥

✔ **【當歸飲子】加減**

> **組成** 當歸 3 錢、生地黃 3 錢、白芍 3 錢、川芎 3 錢、制何首烏 3 錢、荊芥 3 錢（後下）、防風 3 錢、白蒺藜 5 錢、生龍牡各 1 兩（先煎 30 分鐘）、連翹 3 錢、黃芩 5 錢、生甘草 3 錢。

3. 蛇串瘡

　　蛇串瘡是一種皮膚上出現成簇水皰，呈帶狀分布，痛如火燎的急性皰疹性皮膚病。因皮損狀如蛇行，故名「蛇串瘡」；因每多纏腰而發，故又稱「纏腰火丹」；亦可稱為「火帶瘡」、「蛇丹」、「蜘蛛瘡」等。清《外科大成·纏腰火丹》稱本病：「俗名蛇串瘡，初生於腰，紫赤如疹，或起水皰，痛如火燎。」以成簇水皰，沿一側周圍神經作帶狀分布，伴刺痛為臨床特徵。多見於成年人，好發於春秋季節。本病相當於西醫的「帶狀皰疹」。

診斷

(1)一般先有輕度發熱、倦怠、食慾不振,以及患部皮膚灼熱感或神經痛等前驅症狀,但亦有無前驅症狀即發疹者。

(2)經 1～3 天後,患部發生不規則的紅斑,繼而出現多數和成簇的粟粒至綠豆大小的丘皰疹,迅速變為水皰,聚集一處或數處,排列成帶狀,水皰往往成批發生,簇間隔以正常皮膚。皰液透明,5～7 天後轉為渾濁,或部分破潰、糜爛和滲液,最後乾燥結痂,再經數日,痂皮脫落而癒。少數患者,不發出典型水皰,僅僅出現紅斑、丘疹,或大皰,或血皰,或壞死;岩瘤患者或年老體弱者可能在局部發疹後數日內,全身發生類似於水痘樣皮疹,常伴高熱,可能併發肺、腦損害,病情嚴重者,可致死亡。一般在發疹的局部,常伴有鼠核腫痛。

(3)皮疹多發生於身體一側,不超過正中線,但有時在患部對側,亦可出現少數皮疹。皮損好發於腰肋、胸部、頭面、頸部,亦可見於四肢、陰部及眼、鼻、口等處。

(4)疼痛為本病的特徵之一,疼痛的程度可能因年齡、發病部位、損害輕重不同而有所差異,一般兒童患者沒有疼痛或疼痛輕微,年齡越大,疼痛越重;頭面部較其它部位疼痛劇烈;皮疹為出血或壞死者,往往疼痛嚴重。部分老年患者在皮疹完全消退後,仍遺留神經疼痛,持續數月之久。

(5)本病若發生在眼部,可能導致角膜水皰、潰瘍,癒後可能因疤痕而影響視力,嚴重者可引起失明、腦炎,甚至死亡。若發生在耳部,可能導致外耳道或鼓膜皰疹、患側面癱及輕重不等的耳鳴、耳聾等症狀。此外,少數患者還可能併發運動麻痹、腦炎等症。

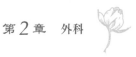

(6)病程在兒童及青年人身上發生時，一般 2～3 週內病癒，老年
　人則約 3～4 週。癒後很少復發。

➡**辨病要點：水皰成簇，呈帶狀分布，痛如火燎。**

辨治

(1)初期：

　①症狀：見皮損鮮紅，皰壁緊張，灼熱刺痛；伴口苦咽乾，煩躁
　　易怒，大便乾或小便黃；舌質紅，苔薄黃或黃厚，脈弦滑數。

　　➡**辨證要點：患處紅熱腫痛，溲赤，脈數有力。——濕熱**

方 藥

🍃【**荊芥連翹湯**】

適用症 全身任何部位患病者。

組成 當歸 3 錢、連翹 3 錢、生地黃 3 錢、薄荷 1 錢（後
下）、荊芥 1 錢（後下）、黃柏 3 錢、白芷 3 錢、赤芍
3 錢、黃連 3 錢、枳殼 3 錢、桔梗 3 錢、山梔子 3 錢、
川芎 3 錢、防風 3 錢、黃芩 3 錢、甘草 3 錢、柴胡 3 錢。

🍃【**龍膽瀉肝湯**】

適用症 腰腹和下肢患病者。

組成 當歸 3 錢、川芎 3 錢、赤芍 3 錢、生地黃 3 錢、
黃芩 3 錢、黃柏 3 錢、山梔子 3 錢、黃連 3 錢、連翹 3
錢、薄荷葉 1 錢（後下）、木通 3 錢、防風 3 錢、車前
子 5 錢、甘草 3 錢、龍膽草 3 錢、澤瀉 3 錢。

　②症狀：見皮疹色較淡，瘡壁鬆弛，疼痛略輕；脾失健運則食

少腹脹、便溏；口不渴、舌質淡、苔白或白膩、脈沉緩或滑。

➠**辨證要點：患部及水皰色較淡，納差。──濕盛**

方藥

✎【除濕胃苓湯】加減

組成 防風、蒼朮、白朮、茯苓皮、陳皮、厚朴、豬苓、山梔子、木通、澤瀉、滑石各3錢；甘草2錢、桂枝2錢、生薏苡仁1.5兩、燈芯5根。

(2)後期：

①症狀：見皮疹消退後局部疼痛不止；舌質黯，苔白，脈弦細。

➠**辨證要點：患部色黯，疼痛，舌質黯或有紫斑。──氣滯血瘀**

方藥

✎【通導散】加減

組成 大黃3錢、枳殼3錢、厚朴3錢、當歸3錢、陳皮3錢、木通3錢、紅花2錢、蘇木3錢、醋制延胡索5錢、生龍牡各1兩、甘草2錢。

②症狀：見皮疹消退後局部疼痛綿綿，遇寒則甚，形寒肢冷，舌質黯淡，苔白，脈細弱。

➠**辨證要點：患部色黯淡，疼痛不甚，遇寒則甚。──陽虛寒凝**

方藥

✎【當歸四逆加吳茱萸生薑湯】加減

> **組成** 當歸 5 錢、桂枝 6 錢、赤芍 3 錢、細辛 3 錢、炙甘草 3 錢、通草 1 錢、大棗 3 錢、吳茱萸 3 錢、生薑 8 錢。

4. 風瘙癢

　　風瘙癢是指無原發性皮膚損害，而以瘙癢為主要症狀的皮膚感覺異常性皮膚病。中醫文獻中又稱之為「風癢」、「血風瘡」、「癢風」、「穀道癢」、「陰癢」等。《諸病源候論》云：「風瘙癢者，是體虛受風，風入腠理，與氣血相搏，而俱往來於皮膚之間。邪氣微，不能衝擊為痛，故但瘙癢也。」

臨床表現

　　本病以自覺皮膚陣發性瘙癢，搔抓後常出現抓痕、血痂、色素沉著和苔蘚樣變等繼發性皮損為臨床特徵。臨床上可分為局限性和泛發性兩種。局限性者，以陰部、肛門周圍瘙癢最多；泛發性者，則多泛發全身。本節僅介紹泛發性者。本病多見於老年及青壯年，好發於冬季，少數也可能於夏季發病。本病相當於西醫的「皮膚瘙癢症」。

診斷

(1)瘙癢為本病的主要症狀，瘙癢為陣發性，白天輕，夜間重，亦因飲酒、情緒變化、受熱、搔抓、摩擦後發作或加重。無原發性皮損，由於連續反覆搔抓，可能引起抓痕、表皮剝脫和血痂，日久皮膚可能出現肥厚、苔蘚樣變、色素沉著以及濕疹樣

變。患者常因瘙癢而致失眠或夜寐不安，白天精神不振，甚至影響食慾。

⑵發生在秋末及冬季，因氣溫驟冷所誘發者常因瘙癢而致失眠或夜寐不安，稱冬季風瘙癢，一般春暖可癒；發於夏季，由溫熱所誘發者，稱夏季風瘙癢，入冬則輕。

➡**辨病要點：以瘙癢為主，無原發性皮損。**

辨治

⑴症狀：多見於青年患者，病屬新起，症見皮膚瘙癢劇烈，遇熱更甚，皮膚抓破後有血痂；伴心煩，口乾，小便黃，大便乾結；舌淡紅，苔薄黃，脈浮數。

➡**辨證要點：病新起，皮膚瘙癢劇烈，遇熱更甚。——風熱血熱**

> **方藥**
>
> 🍃【消風散】加減
>
> **組成** 荊芥 3 錢（後下）、防風 3 錢（後下）、當歸 3 錢、生地黃 3 錢、苦參 3 錢、蒼朮 3 錢、大飛揚 3 錢、胡麻仁 3 錢、牛蒡子 3 錢、知母 3 錢、石膏 8 錢、莙薟草 5 錢、牡丹皮 3 錢、甘草 2 錢。

⑵症狀：瘙癢不止，抓破後滋水淋漓；伴口乾口苦，胸脅悶脹，小便黃赤，大便秘結；舌紅，苔黃膩，脈滑數。

➡**辨證要點：瘙癢不止，抓破後滋水淋漓。——濕熱蘊結**

>
>
> 🍃【荊芥連翹湯】加減

> **組成** 當歸 3 錢、連翹 3 錢、生地黃 3 錢、薄荷 1 錢（後下）、荊芥 1 錢（後下）、黃柏 3 錢、白芷 3 錢、赤芍 3 錢、黃連 3 錢、枳殼 3 錢、桔梗 3 錢、山梔子 3 錢、川芎 3 錢、柴胡 3 錢、防風 3 錢、黃芩 3 錢、甘草 3 錢。

(3)症狀：以老年人為多見，病程較長，皮膚乾燥，抓破後血痕累累；伴頭暈眼花，失眠多夢；舌紅，苔薄，脈細數或弦數。

➡**辨證要點：病程較長，皮膚乾燥，抓破後血痕累累。——血虛肝旺**

方藥

🍃**【當歸飲子】加減**

> **組成** 當歸 3 錢、生地黃 3 錢、白芍 3 錢、川芎 3 錢、制何首烏 3 錢、荊芥 3 錢（後下）、防風 3 錢、白蒺藜 5 錢、生龍牡各 1 兩（先煎 30 分鐘）、連翹 3 錢、黃芩 5 錢、生甘草 3 錢。

5. 風熱瘡

　　風熱瘡是一種斑疹色紅如玫瑰、脫屑如糠秕的急性自限性皮膚病。中醫文獻中又稱之為「血疳瘡」、「風癬」、「母子瘡」等。本病以淡紅色或黃褐色圓形或橢圓形斑，其長軸與皮紋一致，上覆以糠秕狀鱗屑，先有母斑後有子斑為臨床特徵。好發於春秋季節，多見於青壯年。有自限性，一般 4～6 週可自行消退，但也有少數患者病程長達 2～3 個月，甚至更長時間。本病相當

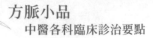

於西醫的「玫瑰糠疹」。

診斷

⑴部分患者皮損發生前可能出現全身不適、頭痛咽痛等前驅症狀。皮損初發時，常於軀幹或四肢出現一橢圓形或圓形淡紅或黃褐色斑片，直徑約 3～5 公分，邊緣不整齊，上覆以少量黏著性糠秕狀鱗屑，長軸與皮紋或肋骨平行，此即為母斑，或稱先驅斑，母斑大多為 1 個，但亦可能為 2～3 個。母斑出現 1～2 週後，即在軀幹及四肢近端出現多數與母斑相同而形狀較小的紅斑，稱為子斑或繼發斑。子斑出現後，母斑顏色會變得較為暗淡，皮損顏色不一，自鮮紅至褐色、褐黃色或灰褐色不等。好發於胸、背、腹、四肢近端及頸部，尤以胸部兩側多見，少數也可見於股上部，但顏面、小腿一般不發生，黏膜處則偶有累及。

⑵患者有不同程度瘙癢，少數完全不癢。一般無全身症狀，但也有部分患者有周身不適、頭痛咽痛、輕度發熱、頸或腋下淋巴核腫大等全身症狀。本病有自限性，一般經 4～6 週後，皮損可自然消失，遺留暫時性色素減退或沉著斑，少數病例可能遷延 2～3 個月，甚至更長時間才能痊癒，癒後一般不再復發。

鑒別診斷

⑴紫白癜風：多發於胸背、頸側、肩胛等處，皮損為黃豆到蠶豆大小的斑片，微微發亮，先淡紅或赤紫，將癒時呈灰白色斑片。一般無自覺症狀，或有輕度瘙癢。真菌檢查陽性。

(2)圓癬：皮損數目少，呈環形。中心有自癒傾向，周邊有丘疹、
　水皰。

➠**辨病要點：斑疹色紅如玫瑰，脫屑如糠秕。**

辨治

(1)症狀：發病急驟，皮損呈圓形或橢圓形淡紅斑片，中心有細微
　皺紋，表面有少量糠秕狀鱗屑；伴心煩口渴，大便乾，尿微
　黃；舌紅，苔白或薄黃，脈浮數。

➠**辨證要點：發病急驟，皮損淡紅斑片，表面少量糠秕狀鱗**
　　屑。——風熱蘊膚

方藥

🍃**【消風散】加減**

組成　荊芥 3 錢（後下）、防風 3 錢、當歸 3 錢、生地
黃 3 錢、苦參 3 錢、蒼朮 3 錢、大飛揚 3 錢、胡麻仁 3
錢、牛蒡子 3 錢、白鮮皮 3 錢、地膚子 3 錢、知母 3 錢、
石膏 8 錢、牡丹皮 3 錢、甘草 2 錢。

(2)症狀：斑片鮮紅或紫紅，鱗屑較多，瘙癢劇烈，伴有抓痕、血
　痂；舌紅，苔少，脈弦數。

➠**辨證要點：斑片鮮紅或紫紅，鱗屑較多，瘙癢劇烈。——風**
　　熱血燥

方藥

🍃**【荊芥連翹湯】加減**

組成　當歸 3 錢、連翹 3 錢、生地黃 5 錢、薄荷 1 錢（後

下）、荊芥1錢（後下）、黃柏3錢、白芷3錢、赤芍
3錢、黃連3錢、枳殼3錢、桔梗3錢、山梔子3錢、
川芎3錢、柴胡3錢、防風3錢、黃芩3錢、甘草3錢、
牡丹皮3錢、水牛角4錢。

6. 牛皮癬

　　牛皮癬是一種患部皮膚狀如牛項之皮，厚而且堅的慢性瘙癢性皮膚病。在中醫文獻中，因其好發於頸項部，故稱為「攝領瘡」；又因其纏綿頑固，故亦稱為「頑癬」。《諸病源候論・攝領瘡候》云：「攝領瘡，如癬之類，生於項上癢痛，衣領拂著即劇，是衣領揩所作，故名攝領瘡也。」《外科正宗・頑癬》云：「牛皮癬如牛項之皮，頑硬且堅，抓之如朽木。」本病以皮膚局限性苔蘚樣變，伴劇烈瘙癢為臨床特徵。好發於青壯年。慢性經過，時輕時重，多在夏季加劇，冬季緩解。

診斷

⑴好發於頸部、肘部、骶部及小腿伸側等處。常呈對稱性分布，亦有沿皮神經分布呈線狀排列者。
⑵皮損初起為有聚集傾向的多角形扁平丘疹，皮色正常或略潮紅，表面光澤或覆有菲薄的糠皮狀鱗屑，以後由於不斷地搔抓或摩擦，丘疹逐漸擴大，互相融合成片，繼之則局部皮膚增厚，紋理加深，互相交錯，表面乾燥粗糙，並有少許灰白色鱗屑，而呈苔蘚樣變，皮膚損害呈現圓形或不規則形斑片，邊界

清楚，觸之粗糙。由於搔抓，患部及其周圍常伴有抓痕、出血點或血痂，其附近也可能出現新的扁平小丘疹。

(3)自覺陣發性奇癢，被衣摩擦與汗漬時更劇，入夜尤甚，搔之不知痛楚。情緒波動時，瘙癢也隨之加劇。因瘙癢可能影響工作和休息，患者常伴有失眠、頭昏、煩躁等症狀。

(4)本病病程緩慢，常數年不癒，反覆發作。

(5)臨床上按其發病部位、皮損多少，分為泛發型和局限型兩種。局限型，皮損僅見於頸項等局部，為少數境界清楚的苔蘚樣肥厚斑片；泛發型，分布較廣泛，好發於頭、四肢、肩腰部等處，甚至泛發全身各處，皮損特點與局限型相同。

鑑別診斷

(1)慢性濕瘡：多有皮膚潮紅、丘疹、水皰、糜爛、滲出等急性濕瘡的發病過程，皮損以肥厚粗糙為主，伴有出疹、水皰、糜爛、滲出等症狀，邊界欠清，病變多在四肢屈側。

(2)皮膚澱粉樣變：多發在背部和小腿伸側，皮膚為高粱米大小的圓頂丘疹，色紫褐，質較硬，密集成群，角化粗糙。

(3)白疕：皮損基底呈淡紅色，上覆以銀白色糠秕狀鱗屑，剝去後有薄膜現象和點狀出血。

➡ **辨病要點：皮膚狀如牛項之皮，厚而且堅，瘙癢。**

辨治

(1)症狀：皮損色紅，伴心煩易怒，失眠多夢，眩暈心悸，口苦咽乾；舌邊尖紅，脈弦數。

➠辨證要點：**皮損色紅，心煩易怒，口苦咽乾。——肝鬱化火**

方藥

🍃【石藍草煎劑】加減

組成 生石膏 1 兩、板藍根 1 兩、龍膽草 3 錢、生地黃 1 兩、赤芍 5 錢、牡丹皮 5 錢、車前草 1 兩、六一散 1 兩、黃芩 3 錢、馬齒莧 1 兩、白鮮皮 5 錢、土茯苓 5 錢。

⑵症狀：皮損呈淡褐色片狀，粗糙肥厚，劇癢時作，夜間尤甚；苔薄白或白膩，脈濡而緩。

➠辨證要點：**皮損呈淡褐色片狀，粗糙肥厚，劇癢夜甚。——風濕熱毒蘊膚**

方藥

🍃【荊芥連翹湯】加減

組成 當歸 3 錢、連翹 3 錢、生地黃 3 錢、薄荷 1 錢（後下）、荊芥 1 錢（後下）、黃柏 3 錢、白芷 3 錢、赤芍 3 錢、黃連 3 錢、枳殼 3 錢、桔梗 3 錢、山梔子 3 錢、川芎 3 錢、柴胡 3 錢、防風 3 錢、黃芩 3 錢、白鮮皮 5 錢、桃仁 3 錢、紅花 2 錢、甘草 3 錢。

⑶症狀：皮損灰白，抓如枯木，肥厚粗糙似牛皮；伴心悸怔忡，失眠健忘，女子月經不調；舌淡，脈沉細。

➠辨證要點：**皮損灰白，肥厚粗糙似牛皮。——血虛風燥**

🍃【當歸飲子】加減

> **組成** 當歸 3 錢、生地黃 3 錢、赤芍 3 錢、川芎 3 錢、桃仁 3 錢、紅花 3 錢、白鮮皮 5 錢、制何首烏 3 錢、荊芥 3 錢（後下）、防風 3 錢、白蒺藜 5 錢、生龍牡各 1 兩（先煎 30 分鐘）、連翹 3 錢、黃芩 5 錢、生甘草 3 錢。

7. 接觸性皮炎

　　接觸性皮炎是指因皮膚或黏膜接觸某些外界致病物質後所引起的皮膚急性炎症反應。以發病前有明顯的接觸史及有一定的潛伏期，皮損限於接觸部位，主要表現為紅班、丘疹、水皰、糜爛及滲液，自覺瘙癢為臨床特徵。病程有自限性，除去病因後可自行痊癒。中醫無相對應病名，中醫文獻中根據接觸物質的不同及其引起的症狀特點而有不同的名稱，如因漆刺激而引起者，稱為「漆瘡」；因貼膏藥引起者，稱為「膏藥風」；因接觸馬桶引起者，稱為「馬桶癬」等。

診斷

⑴發病前有明確的接觸史。除強酸、強鹼等一些強烈的刺激物，會立即引起皮損而無潛伏期外，大多需經過一定的潛伏期才會發病，第一次接觸某種物質，潛伏期在 4～5 天以上，再次接觸該物質，發病時間則縮短。一般起病較急。皮損主要表現為紅斑、丘疹、丘皰疹、水皰，甚至大皰，破後糜爛、滲液，嚴重者則可能呈現表皮鬆解，甚至壞死、潰瘍等症狀。發生於口唇、眼瞼、包皮、陰囊等皮膚組織疏鬆部位者，皮膚腫脹明

顯，呈局限性水腫而無明顯邊緣，皮膚光亮，皮紋消失。

(2)皮損的形態、範圍、嚴重程度取決於接觸物質種類、性質、濃度、接觸時間的久暫、接觸部位和面積大小，以及機體對刺激物的反應程度等條件。皮損邊界清楚，形狀與接觸物大抵一致，一般僅局限於刺激物接觸部位，尤以面頸、四肢等暴露部位為多，但亦可因搔抓或其它原因，將接觸物帶至身體其它部位使皮損播散，甚至泛發全身。

(3)自覺灼熱、瘙癢，嚴重者感覺灼癢疼痛，少數患者伴有畏寒、發熱、噁心嘔吐、頭暈頭痛等症狀。

(4)病程有自限性，一般去除病因後，處理得當，約 1～2 週內痊癒。若反覆接觸刺激物或處理不當，將導致病情遷延而轉變為亞急性或慢性，表現為輕度紅斑、丘疹、境界不清，或為皮膚輕度增厚及苔蘚樣變等症狀。

➡**辨病要點：有明確的接觸史，皮損限於接觸部位，局部紅斑、丘疹、水皰、糜爛及滲液，瘙癢。**

辨治

(1)症狀：起病急驟，皮損鮮紅腫脹，其上有水皰或大皰，水皰破後則糜爛、滲液，自覺灼熱，瘙癢；伴發熱，口渴，大便乾結，小便黃赤；舌紅，苔微黃，脈弦滑數。

➡**辨證要點：起病急驟，皮損鮮紅腫脹，糜爛，滲液，灼熱，瘙癢。——熱毒濕蘊**

方藥

🍃**【荊芥連翹湯】加減**

> **組成** 當歸3錢、連翹3錢、生地黃5錢、薄荷1錢（後下）、荊芥1錢（後下）、黃柏3錢、玄參3錢、赤芍3錢、黃連3錢、枳殼3錢、桔梗3錢、山梔子3錢、川芎3錢、柴胡3錢、防風3錢、黃芩3錢、甘草3錢、牡丹皮3錢、水牛角4錢。

(2)症狀：病情反覆發作，皮損肥厚乾燥，有鱗屑，或呈苔蘚樣變，瘙癢劇烈，有抓痕及結痂；舌淡紅，苔薄，脈弦細數。

➡️**辨證要點：反覆發作，皮損肥厚乾燥，有鱗屑，瘙癢劇烈。**

──**血虛風燥**

方藥

🌿 【當歸飲子】加減

> **組成** 當歸3錢、生地黃3錢、白芍3錢、川芎3錢、制何首烏3錢、荊芥3錢（後下）、防風3錢、白蒺藜5錢、生龍牡各1兩（先煎30分鐘）、連翹3錢、白鮮皮3錢、地膚子3錢、桃仁3錢、生甘草3錢。

8. 粉刺

　　粉刺是一種毛囊、皮脂腺的慢性炎症性皮膚病。因典型皮損能擠出白色半透明狀粉汁，故稱之「粉刺」。《醫宗金鑑·外科心法要訣·肺風粉刺》云：「此證由肺經血熱而成，每發於面鼻，起碎疙瘩，形如黍屑，色赤腫痛，破出白粉刺，日久皆成白屑，形如黍米白屑，宜內服清肺飲，外敷顛倒散。」本病以皮膚

散在性粉刺、丘疹、膿皰、結節及囊腫，伴皮脂溢出為臨床特徵。好發於顏面、胸、背部。多見於青春期男女。本病相當於西醫學的「痤瘡」。

診斷

⑴好發於顏面，亦可見於胸背上部及肩胛部等處，典型皮損為毛囊性丘疹，多數呈黑頭粉刺，周圍色紅，用手擠壓，有小米或米粒樣白色脂栓排出，少數呈灰白色的小丘疹，以後色紅，患部發生小膿皰，破潰後痊癒，遺留暫時性色素沉著或有輕度凹陷的疤痕。有時形成結節、膿腫、囊腫等多種形態損害，癒後留下明顯疤痕，皮膚粗糙不平，伴有油性皮脂溢出。

⑵一般無自覺症狀或稍有瘙癢，若炎症明顯時，可能引起疼痛或觸痛。病程纏綿，往往此起彼伏，有的可遷延數年或十餘年，一般到 30 歲左右可逐漸痊癒。

➡**辨病要點：好發於顏面，毛囊性丘疹，多數呈黑頭粉刺，周圍色紅。**

辨治

⑴症狀：丘疹色紅，或有瘙痛；舌紅，苔薄黃，脈浮數。

➡**辨證要點：丘疹色紅，小粒。——肺經風熱**

🍃【荊芥連翹湯】

組成 當歸 3 錢、連翹 3 錢、生地黃 3 錢、薄荷 1 錢（後

下）、荊芥 1 錢（後下）、黃柏 3 錢、白芷 3 錢、赤芍 3 錢、黃連 3 錢、枳殼 3 錢、桔梗 3 錢、山梔子 3 錢、川芎 3 錢、防風 3 錢、黃芩 3 錢、甘草 3 錢、柴胡 3 錢。

(2)症狀：皮損紅腫疼痛，或有膿皰；伴口臭，便秘，尿黃；舌紅，苔黃膩，脈滑數。

➡ **辨證要點：紅腫疼痛，大粒，口臭，便秘。──胃熱**

方 藥

🍃 【防風通聖散】

組成　當歸 3 錢、川芎 3 錢、赤芍 3 錢、防風 3 錢、荊芥 1 錢（後下）、薄荷葉 1 錢（後下）、連翹 3 錢、麻黃 2 錢、山梔子 3 錢、白朮 3 錢、生薑 3 錢、大黃 3 錢、白花蛇舌草 6 錢、蒲公英 5 錢。

(3)症狀：丘疹色黯紅，或有結節，可伴疼痛；舌質黯，苔白，脈弦細。

➡ **辨證要點：患部色黯，舌質黯或有紫斑。──血瘀**

方 藥

🍃 【通導散】加減

組成　大黃 3 錢、枳殼 3 錢、厚朴 3 錢、當歸 3 錢、陳皮 3 錢、木通 3 錢、紅花 2 錢、蘇木 3 錢、醋制延胡索 5 錢、赤芍 3 錢、牡丹皮 3 錢、秦皮 3 錢、生薏苡仁 1 兩錢、甘草 2 錢。

9. 酒渣鼻

酒渣鼻是一種主要發生於面部中央的紅斑和毛細血管擴張的慢性皮膚病。因鼻色紫紅如酒渣，故名「酒渣鼻」。《外科大成·酒蒸鼻》云：「酒蒸鼻者，先由肺經血熱內蒸，次遇風寒外束，血瘀凝滯而成，故先紫而後黑也。治宜宣肺氣化滯血，行營衛流通，以滋新血，乃可得癒。」本病以面部中央持續性紅斑和毛細血管擴張，伴丘疹、膿皰、鼻贅為臨床特徵。多發生於中年，男女均可發病，尤以女性多見。西醫亦稱為「酒渣鼻」。

診斷

◎皮損以紅斑為主，好發於鼻尖、鼻翼、兩頰、前額等部位，少數鼻部正常，而只發於兩頰和額部，依據臨床症狀可分為三型：

①紅斑型：顏面中部，特別是鼻尖部，出現紅斑。起初為暫時性，時起時消，寒冷、進食辛辣刺激性食物及精神興奮時紅斑更為明顯；之後紅斑持久不退，並伴有毛細血管擴張的症狀，血管呈細絲狀，分布如樹枝。

②丘疹膿皰型：病情繼續發展時，在紅斑基礎上出現痤瘡樣丘疹或小膿皰，但無明顯的黑頭粉刺形成。毛細血管擴張更為明顯，如紅絲纏繞，縱橫交錯，皮色由鮮紅變為紫褐，自覺輕度瘙癢，病程遷延數年不癒。極少數最終發展成鼻贅。

③鼻贅型：臨床少見，多為病期長久者，鼻部結締組織增殖，皮脂腺異常增大，致鼻尖部肥大，形成大小不等的結節狀隆起，稱為鼻贅，且皮膚增厚，表面凹凸不平，毛細血管擴張

更加明顯。

➡️**辨病要點：顏面部中央尤其是鼻頭的持續性紅斑和毛細血管擴張，伴丘疹、膿皰、鼻贅。**

辨治

(1)症狀：紅斑多發於鼻尖或兩翼，壓之褪色；常嗜酒，便秘，飲食不節，口乾口渴；舌紅，苔薄黃，脈弦滑。多見於紅斑型。

➡️**辨證要點：紅斑多發於鼻尖或兩翼，壓之褪色；口乾渴。**

——肺胃熱盛

🍃【葛根紅花湯】

組成　葛根 3 錢、赤芍 3 錢、生地黃 3 錢、黃連 1.5 錢、山梔子 1.5 錢、紅花 1.5 錢、大黃 1 錢、甘草 1 錢。

註：此方為首選方藥，若為輕症，才用【清上防風湯】。

🍃【清上防風湯】

適用症　輕證且無便秘者。

組成　荊芥 1 錢（後下）、黃連 1.5 錢、薄荷葉 1 錢（後下）、枳實 2 錢、甘草 1 錢、山梔子 3 錢、川芎 2 錢、黃芩 3 錢、連翹 3 錢、白芷 3 錢、桔梗 3 錢、防風 3 錢。

(2)症狀：在紅斑上出現痤瘡樣丘疹、膿皰，毛細血管擴張明顯，局部灼熱；伴口乾，便秘；舌紅絳，苔黃。多見於丘疹型。

➡️**辨證要點：痤瘡樣丘疹，局部灼熱；口乾，便秘。——熱毒蘊膚**

【葛根紅花湯】

組成 葛根 3 錢、赤芍 3 錢、生地黃 3 錢、黃連 2 錢、山梔子 3 錢、紅花 2 錢、大黃 3 錢、甘草 1 錢、玄參 3 錢、水牛角 3 錢。

⑶症狀：鼻部組織增生，呈結節狀，毛孔擴大；舌略紅，脈沉緩。多見於鼻贅型。

➠**辨證要點：鼻部組織增生，呈結節狀。──氣滯血瘀**

【桃紅解毒湯】

組成 當歸 3 錢、川芎 3 錢、赤芍 3 錢、生地黃 4 錢、桃仁 3 錢、紅花 2 錢、黃連 3 錢、黃芩 3 錢、黃柏 3 錢、山梔子 3 錢。

10.油風

　　油風為一種頭部毛髮突然發生斑塊狀脫落的慢性皮膚病。《醫宗金鑒·外科心法要訣》云：「此證毛髮乾焦，成片脫落，皮紅光亮，癢如蟲行，俗名鬼剃頭。由毛孔開張，邪風乘虛襲入，以致風盛燥血，不能榮養毛髮。宜服神應養真丹，以治其本；外以海艾湯洗之，以治其標。」本病以脫髮區皮膚正常、無自覺症狀為臨床特徵。可能發生於任何年齡層，但多見於青年，男女均可能患病。本病相當於西醫的「斑禿」。

診斷

(1)頭髮突然成片迅速脫落，脫髮區皮膚光滑，邊緣的頭髮鬆動，很容易拔出，拔出時可見髮乾近端萎縮，呈上粗下細的「感嘆號」（！）樣。脫髮區呈圓形、橢圓形或不規則形。數目不等，大小不一，可相互連接成片，或頭髮全部脫光，而呈全禿。嚴重者，眉毛、鬍鬚、腋毛、陰毛，甚至毳毛等全身毛髮脫落，而呈現普禿。

(2)一般無自覺症狀，多在無意中發現。常在過度勞累、睡眠不足、精神緊張或受刺激後發生。病程較長，可持續數月或數年，多數能自癒，但也有反覆發作或邊長邊脫者，開始長新髮時，往往纖細柔軟，呈灰白色，類似毫毛，以後逐漸變粗變黑，最後恢復正常。

➠**辨病要點：頭髮突然成片迅速脫落，脫髮區皮膚光滑，多能自癒。**

辨治

(1)症狀：突然脫髮成片，偶有頭皮瘙癢，或伴頭部烘熱；心煩易怒，急躁不安；苔薄，脈弦。

➠**辨證要點：脫髮成片，煩躁。——血熱風燥**

🍃 **【當歸飲子】加減**

組成 當歸 3 錢、生地黃 3 錢、白芍 3 錢、川芎 3 錢、制何首烏 3 錢、荊芥 3 錢（後下）、防風 3 錢、白蒺藜 5 錢、黃耆 3 錢、生龍牡各 1 兩（先煎 30 分鐘）、桑葉

3錢、嫩桑枝1兩、生甘草3錢。

【荊芥連翹湯】加減

組成 當歸3錢、連翹3錢、生地黃3錢、薄荷1錢（後下）、荊芥1錢（後下）、黃柏3錢、白芷3錢、赤芍3錢、黃連3錢、枳殼3錢、桔梗3錢、山梔子3錢、川芎3錢、防風3錢、黃芩3錢、甘草3錢、柴胡3錢、生龍牡各1兩（先煎30分鐘）、桑葉3錢、嫩桑枝1兩。

註：服用上方【當歸飲子】無效時，可用。

(2)症狀：病程較長，頭髮脫落前先有頭痛或胸脅疼痛等症；伴夜多惡夢，煩熱難眠；舌有瘀斑，脈沉細。

➡**辨證要點：突然脫髮，頭痛，舌有瘀斑。──氣滯血瘀**

方藥

【逍遙散】加減

組成 當歸3錢、茯苓3錢、山梔子3錢、薄荷1錢（後下）、赤芍3錢、柴胡3錢、甘草3錢、白朮3錢、牡丹皮3錢、桃仁3錢、生龍牡各1兩（先煎30分鐘）。

【頭痛新1號】

組成 桃仁3錢、紅花3錢、生地黃5錢、白芍3錢、當歸3錢、川芎5錢、麻黃3錢、炮附片3錢、細辛1錢、防風3錢、白芷3錢、羌活3錢、獨活3錢、雞血藤1兩、延胡索3錢、澤瀉3錢、生龍牡各1兩（先煎30分鐘）。

註：服用上方【逍遙散】無效時，可用。

(3)症狀：多在病後或產後，頭髮呈斑塊狀脫落，並呈漸進性加重，範圍由小而大，毛髮稀疏枯槁，觸摸易脫；伴唇白，心悸，氣短懶言，倦怠乏力；舌淡，脈細弱。

➟辨證要點：**頭髮呈斑塊狀脫落，並呈漸進性加重，毛髮稀疏枯槁，體力低下。——氣血兩虛**

方藥

🌿【八珍湯】加減

組成 黨參 3 錢、白朮 3 錢、茯苓 5 錢、當歸 3 錢、川芎 3 錢、白芍 3 錢、熟地黃 3 錢、炙甘草 3 錢、白僵蠶 5 錢、嫩桑枝 1 兩、生薑 3 錢、大棗 3 枚。

(4)症狀：病程日久，平素頭髮焦黃或花白，發病時呈大片均勻脫落，甚或全身毛髮脫落；伴頭昏，耳鳴，目眩，腰膝痠軟；舌淡，苔剝，脈細。

➟辨證要點：**病程日久，發病時呈大片均勻脫落，腰膝痠軟。——肝腎不足**

方藥

🌿【七寶美髯丹】加減

組成 制何首烏 5 錢、茯苓 3 錢、懷牛膝 3 錢、當歸 3 錢、枸杞子 5 錢、菟絲子 5 錢、補骨脂 3 錢、白僵蠶 5 錢、桑椹子 6 錢、嫩桑枝 1 兩。

11. 白疕

　　白疕是一種易於復發的慢性紅斑鱗屑性皮膚病。本病以皮膚上出現紅色丘疹或斑塊，上覆以多層銀白色鱗屑為臨床特徵，男性多於女性，北方多於南方，春冬季易發或加重，夏秋季多緩解。本病相當於西醫的「銀屑病」。

診斷

　　根據臨床表現一般分為尋常型、膿皰型、關節型和紅皮型四種類型。

(1)尋常型：臨床最多見，發病較急，皮損初起為紅斑、丘疹，之後逐漸擴大融合成片，邊緣清楚，上覆以多層銀白色糠秕狀鱗屑，輕輕刮去鱗屑，可見一層淡紅色發亮的薄膜，稱薄膜現象；刮除薄膜後可見小出血點，稱為點狀出血現象，為本病特徵性皮損，在進行期皮膚外傷或注射針孔處常出現相同損害，稱為同形反應；皮損發生在皺摺部位則易造成浸漬、皸裂。皮損可累及全身，但以頭皮、軀幹、四肢伸側多見。初發病多在青壯年，多數患者冬重夏輕，病程較長，常反覆發作。按臨床表現一般可分為三期：

①進行期：皮損色紅，不斷有新的皮損出現，原有皮損逐漸擴大，炎症浸潤明顯，鱗屑增厚，瘙癢較劇，易產生同形反應。

②靜止期：皮損穩定，無新的皮損出現，舊的皮損經久不退。

③恢復期：皮損減少，變平，逐漸消退，留有色素沉著或色素沉著斑。

(2)膿皰型：臨床少見，可繼發於尋常型，亦可為原發性。臨床上可分為泛發性和掌蹠膿皰型兩種：

　①泛發性膿皰型：皮損特點為在紅斑上出現群集性淺表的無菌性膿皰，膿皰如粟粒，可融合成膿湖。皮損可泛發軀幹及四肢，口腔黏膜亦可能受累，常見溝紋舌。可能伴高熱、關節腫痛等全身症狀。病情好轉後可能出現典型白疕的皮損，病程長達數月或更久，常易復發，預後較差。

　②掌蹠膿皰型：皮損好發於掌蹠部，皮損為在紅斑基礎上出現多數粟粒大小的膿皰，1～2 週後自行乾涸，形成黃色屑痂或小鱗屑，以後又在鱗屑下出現小膿皰，反覆發作，逐漸向周圍擴展。一般預後情況良好。

(3)關節炎型：除有紅斑、鱗屑外，還伴有關節炎的表現，以侵犯遠端指趾關節為主，常不對稱，亦可能侵犯大關節和脊柱。受累關節紅腫、疼痛，重者常有關節腔積液、強直、關節畸形。

(4)紅皮病型：常由尋常型治療不當或膿皰型消退過程中轉變而成。表現為全身皮膚瀰漫性潮紅、腫脹和脫屑，在潮紅的皮膚中可見片狀正常的皮島。可能伴有發熱、畏寒、頭痛及關節痛、淋巴結腫大等全身症狀。病程較長，可數月或數年不癒。治癒後，可有典型的白疕皮損。

鑒別診斷

(1)慢性濕瘡：多發於屈側，有劇癢，鱗屑少且不呈銀白色，皮膚肥厚、苔蘚樣變及色素沉著等同時存在，無薄膜現象及點狀出血現象。

(2)白屑風：損害邊界不清，基底部淡紅，鱗屑少而呈油膩性，帶黃色，刮去後不呈點狀出血，無束狀發，日久有脫髮，好發於頭皮及顏面部。

➠**辨病要點：皮膚上出現紅色丘疹或斑塊，上覆以多層銀白色鱗屑。**

辨治

(1)症狀：皮損鮮紅，皮損不斷出現，紅斑增多，刮去鱗屑可見發亮薄膜，點狀出血，有同形反應；伴心煩，口渴，大便乾，尿黃；舌紅，苔黃或膩，脈弦滑或數。

➠**辨證要點：皮損鮮紅，皮損不斷出現，刮去鱗屑可見發亮薄膜，點狀出血。——風熱血燥**

方藥

🌿 **【荊芥連翹湯】加減**

組成 當歸3錢、連翹3錢、生地黃5錢、薄荷1錢（後下）、荊芥1錢（後下）、黃柏3錢、白芷3錢、赤芍3錢、黃連3錢、枳殼3錢、桔梗3錢、山梔子3錢、川芎3錢、柴胡3錢、防風3錢、黃芩3錢、甘草3錢、牡丹皮3錢、水牛角4錢、大黃3錢、小薊5錢、白茅根5錢。

註：若伴關節炎，可加忍冬藤1兩、崗捻根1兩、虎杖5錢。

(2)症狀：皮損色淡，部分消退，鱗屑較多；伴口乾，便秘；舌淡

紅，苔薄白，脈細緩。

➡**辨證要點：皮損色淡，鱗屑較多。──血虛風燥**

> 🌿**【荊芥連翹湯】加減**
>
> 組成 當歸 3 錢、連翹 3 錢、生地黃 5 錢、薄荷 1 錢（後
> 下）、荊芥 1 錢（後下）、黃柏 3 錢、白芷 3 錢、赤芍
> 3 錢、黃連 3 錢、枳殼 3 錢、桔梗 3 錢、山梔子 3 錢、
> 川芎 3 錢、柴胡 3 錢、防風 3 錢、黃芩 3 錢、甘草 3 錢、
> 牡丹皮 3 錢、制何首烏 5 錢、夜交藤 5 錢、白蒺藜 5 錢。
>
> 註：若伴關節炎，可加忍冬藤 1 兩、崗捻根 1 兩、虎杖
> 　　5 錢。

(3)症狀：皮損肥厚浸潤，顏色暗紅，經久不退；舌紫暗或有瘀
　　斑、瘀點，脈澀或細緩。

➡**辨證要點：皮損肥厚浸潤，顏色暗紅。──瘀滯肌膚**

> 🌿**【荊芥連翹湯】加減**
>
> 組成 當歸 3 錢、連翹 3 錢、生地黃 5 錢、薄荷 1 錢（後
> 下）、荊芥 1 錢（後下）、黃柏 3 錢、白芷 3 錢、赤芍
> 3 錢、黃連 3 錢、枳殼 3 錢、桔梗 3 錢、山梔子 3 錢、
> 川芎 3 錢、柴胡 3 錢、防風 3 錢、黃芩 3 錢、甘草 3 錢、
> 牡丹皮 3 錢、桃仁 3 錢、紅花 2 錢。
>
> 註：若伴關節炎，可加忍冬藤 1 兩、崗捻根 1 兩、虎杖
> 　　5 錢。

12.瘰癧

　　瘰癧是好發於頸部淋巴結的慢性感染性疾病。因其結核累累如貫珠之狀，故名「瘰癧」。其特點是多見於體弱兒童或青年，好發於頸部及耳後，起病緩慢。初起時結核如豆，皮色不變，不覺疼痛，以後逐漸增大，並可能串生，潰後膿液清稀，夾有敗絮樣物質，往往此癒彼潰，形成竇道。本病相當於西醫的「頸部淋巴結結核」。

診斷

　　好發於頸項及耳前、耳後的一側或兩側，也有延及頷下、鎖骨上及腋窩等處者。

⑴初期：頸部一側或雙側，結塊腫大如豆，較硬，無疼痛，推之活動，不熱不痛，膚似正常。可延及數日不潰。一般無全身症狀。

⑵中期：結塊逐漸增大，與皮膚和周圍組織黏連，結塊亦可相互黏連，融合成塊，形成不易推動的結節性腫塊。若液化成膿時，皮膚微紅，或紫暗發亮，捫之微熱，按之有輕微波動感。部分患者有低熱及食慾不振等全身症狀。

⑶後期：液化成膿的結塊經切開或自行潰破後，膿液稀薄，或夾有敗絮樣壞死組織。瘡口呈潛行性空腔，創面肉色灰白，瘡口皮色紫暗，久不收斂，可以形成竇道。此時部分患者出現低熱、乏力、頭暈、食慾不振、腹脹便溏等症；或出現盜汗、咳嗽、潮熱等症。如膿水轉稠，肉芽轉成鮮紅色，表示將收口癒合。

鑒別診斷

⑴瘰核：多由頭面、口腔等處的瘡癤或破損感染而引起；一般為單個結塊腫大；好發於頜下、頸部、頰下；發病迅速，壓之疼痛，很少化膿。

⑵失榮：多見於中、老年人；有口腔、鼻咽部的惡性腫瘤，可能轉移至頸部淋巴結；腫塊堅硬如石，高低不平，推之固定不移；潰破之後如石榴樣，血水淋漓；常伴頭痛、鼻衄。

➠辨病要點：多發於頸部及耳後。初起結核如豆，皮色不變，不痛，推之可移，以後逐漸增大，並可能串生。

辨治

⑴症狀：結塊腫大如豆粒，一個或數個不等。皮色不變，按之堅實，推之能動，不熱不痛；無明顯全身症狀；苔膩，脈弦滑。

➠辨證要點：結塊如豆，皮色不變，按之堅實，推之能動，不熱不痛。——氣滯痰凝

方藥

【逍遙散】加減

組成 柴胡 3 錢、當歸 3 錢、白芍 3 錢、白朮 3 錢、茯苓 5 錢、甘草 3 錢、生薑 3 錢、薄荷 1 錢（後下）、法半夏 1 兩、制南星 1 兩、貓爪草 5 錢。

⑵症狀：結塊逐漸增大，皮膚黏連，皮色暗紅；全身見潮熱、盜汗、咳嗽或痰中帶血絲，心煩失眠；舌紅，少苔，脈細數。

➠辨證要點：結塊增大，皮色暗紅，潮熱，心煩。——陰虛火旺

方藥

【滋陰降火湯】加減

組成 當歸 3 錢、白芍 3 錢、生地黃 3 錢、天冬 3 錢、麥冬 3 錢、陳皮 2 錢、白朮 3 錢、知母 3 錢、黃柏 3 錢、甘草 2 錢、屈頭雞 5 錢、浙貝 5 錢、海星 5 錢、百部 3 錢、連翹 5 錢。

(3)症狀：潰後或經切開後膿出清稀，淋漓不盡，或夾敗絮樣物，創面灰白，形成竇道，不易收口；兼見面色蒼白，頭暈，精神疲乏，胃納不香；舌質淡紅，苔薄，脈細弱。

➠**辨證要點：潰後膿出清稀，淋漓不盡，神疲納差。——氣血兩虛**

方藥

【十全大補湯】加減

組成 人參 3 錢、白朮 3 錢、茯苓 3 錢、炙甘草 3 錢、當歸 3 錢、川芎 2 錢、熟地黃 3 錢、白芍 3 錢、黃蓍 3 錢、肉桂 1 錢、生薑 3 錢、大棗 2 枚、鹿角霜 5 錢、乳香 1 錢（研末吞服）。

【益氣內消散】加減

組成 當歸 3 錢、川芎 3 錢、酒炒白芍 3 錢、白朮 3 錢、青皮 3 錢、陳皮 3 錢、炒薑半夏 3 錢、桔梗 3 錢、羌活 2 錢、白芷 3 錢、獨活 2 錢、薑汁炒厚朴 3 錢、防風 5 錢、黃芩 5 錢、烏藥 5 錢、香附 5 錢、檳榔 5 錢、蘇葉 8 錢、沉香 1 錢、木香 1 錢、人參 3 錢、甘草 3 錢。

註：若用上方【十全大補湯】不效，可用。

13.**癭病**

　　癭病是頸前結喉兩側腫大的一類疾病。其特徵為頸前結喉兩側漫腫或結塊，皮色不變，逐漸增大，病程纏綿。本病相當於西醫「甲狀腺疾病」的總稱，包括單純性甲狀腺腫、甲狀腺腫瘤和急性化膿性甲狀腺炎等。癭病在古代文獻中，根據其臨床表現以及與五臟的配屬關係，分為五癭——筋癭、血癭、肉癭、氣癭、石癭，其中筋癭、血癭多屬頸部血管瘤以及氣癭與石癭的合併症。現代一般分為氣癭、肉癭、石癭、癭癰四種。筆者臨床只診治過氣癭和肉癭，故本節只討論這兩種病。

癭病——氣癭

　　氣癭是以頸前漫腫，邊緣不清，皮色如常，按之柔軟，可隨喜怒而消長為主要表現的甲狀腺腫大性疾病，俗稱「大脖子病」。《諸病源候論》云：「氣癭之狀，頸下皮寬，內結突起，搉搉然亦漸大，氣結所致也。」本病多流行於缺碘的高原山區，如雲貴高原及陝西、山西、寧夏等地；但平原地帶亦有散發。本病相當於西醫的「單純性甲狀腺腫」。

診斷

⑴好發於青年，女多於男，尤常見於懷孕期及哺乳期的婦女，在流行地區常見於學齡兒童。

⑵氣癭從頸塊的形態上可分為瀰漫性和結節性兩種。瀰漫性腫大者，頸部兩側呈瀰漫性腫大，但仍顯示正常甲狀腺形狀；結節性腫大者，則常一側較顯著，囊腫樣變結節若併發囊內出血，結節可在短期增大。一般來說，瀰漫性腫大者腫勢逐漸增大，邊緣不清，無疼痛感，皮色如常，按之柔軟，有的腫脹過大而呈下垂，感覺局部沉重；結節性腫大者，結節常為多個，表現凹凸不平，隨吞咽上下移動。若腫塊進一步發展，可能成為巨大甲狀腺腫，並壓迫氣管、食道、血管、神經，產生一系列壓迫症狀——壓迫氣管，導致呼吸困難；壓迫食道，引起吞咽不適；壓迫頸深靜脈，面部呈青紫色浮腫和頸、胸有淺靜脈曲張；壓迫喉返神經，出現聲音嘶啞。

⑶結節性甲狀腺腫可能繼發甲狀腺功能亢進，也可能發生惡變。

鑒別診斷

⑴肉癭：甲狀腺腫多呈球狀，邊界清楚，質地柔韌。

⑵癭癰：有急性發病史，甲狀腺增大變硬，有壓痛，常伴發熱、吞咽疼痛等全身症狀。

➡️**辨病要點：頸前漫腫，邊緣不清，皮色如常，按之柔軟，可隨喜怒而消長。**

辨治

◎症狀：頸粗癭腫，邊緣不清，皮色如常，質軟不痛，隨吞咽而
　　上下移動；癭腫過大時有沉重感，或伴有呼吸困難，咽下不
　　適，聲音嘶啞；舌淡紅，苔薄，脈弦。

➡**辨證要點：頸粗癭腫，邊緣不清，皮色如常，質軟不痛，隨**
　吞咽而上下移動。——肝鬱氣滯

方藥

🌿**【柴胡疏肝散】合【四海舒鬱丸】加減**

組成　香附 5 錢、白芍 5 錢、柴胡 3 錢、川芎 3 錢、枳
殼 3 錢、陳皮 2 錢、甘草 2 錢、海蛤粉 5 錢、海帶 5 錢、
海藻 5 錢、昆布 5 錢、海螵蛸 5 錢。

癭病——肉癭

　　肉癭是以頸前結喉正中附近出現半球形柔軟腫塊，能隨吞咽
而上下移動為主要表現的甲狀腺良性腫瘤。好發於青年及中年
人，女性較常見。本病相當於西醫的「甲狀腺腺瘤」。

診斷

⑴本病多見於 30～40 歲女性。

⑵在結喉正中一側或雙側有單個腫塊，呈圓形或橢圓形，表面光
　滑，質韌有彈性，可隨吞咽而上下移動，生長緩慢，一般無任
　何不適，多在無意中發現。若腫塊增大，可能感到憋氣或有壓

迫感。部分患者可發生腫物突然增大，並出現局部疼痛，是因乳頭狀囊性腺瘤囊內出血所致。巨大的肉癭可壓迫氣管，使之移位，但少有發生呼吸困難和聲音嘶啞者，有的可能伴有性情急躁、胸悶易汗、心悸、手顫等症。

⑶極少數病例可能發生癌變。

鑒別診斷

⑴瘰癧：急性發病，頸部呈瀰漫性腫大，皮膚微熱，自覺疼痛，腫塊邊界不清，有觸壓痛。頸部腫塊出現或增大時，常有寒戰高熱。發病前多有上呼吸道感染病史。

⑵石癭：多見於 40 歲以上患者。多年存在的頸部腫塊，突然迅速增大，堅硬如石，表面凹凸不平，隨吞咽動作而上下的移動度減少，或固定不移。

➠**辨病要點：頸前結喉正中附近出現半球形柔軟腫塊，能隨吞咽而上下移動。**

辨治

⑴症狀：喉正中附近單個癭腫，圓形或卵圓形，隨吞咽上下移動；伴胸悶不舒，咽部發憋；舌淡，苔薄微膩，脈弦細。

➠**辨證要點：單個癭腫，圓形或卵圓形，隨吞咽上下移動。**
——*氣滯痰凝*

方藥

🍃 **【逍遙散】合【海藻玉壺湯】加減**

組成 柴胡 3 錢、當歸 3 錢、白芍 3 錢、白朮 3 錢、茯苓 5 錢、甘草 3 錢、生薑 3 錢、薄荷 1 錢（後下）、法半夏 1 兩、貓爪草 5 錢、海藻 5 錢、浙貝母 5 錢、陳皮 5 錢、昆布 5 錢、青皮 2 錢、川芎 2 錢、當歸 3 錢、連翹 5 錢。

(2)症狀：頸前一側或兩側出現腫塊，隨吞咽動作上下移動；腫塊呈圓形或卵圓形，質地柔韌，不紅、不熱；如腫塊過大者可見呼吸不暢或吞咽不利；乏力口乾，心悸汗出，失眠多夢，形體消瘦，消谷善飢，急躁易怒；女性可能伴有月經不調；舌質紅，舌苔薄或少苔，脈細數無力。

➡️辨證要點：頸前腫塊，隨吞咽動作上下移動；腫塊呈圓形，心悸汗出，急躁易怒。——氣陰兩虛

方藥

🌿【生脈散】合【海藻玉壺湯】加減

組成 西洋參 3 錢、麥冬 3 錢、白芍 3 錢、五味子 3 錢、法半夏 1 兩、玄參 3 錢、海藻 5 錢、浙貝母 5 錢、陳皮 5 錢、昆布 5 錢、青皮 2 錢、川芎 2 錢、當歸 3 錢、連翹 5 錢、甘草 2 錢。

註：「十八反」中，記載「甘草反海藻」，惟臨床應用多半未見任何毒副作用。讀者宜自行判斷是否使用。

14.痔瘡

痔瘡是直腸末端黏膜下和肛管皮膚下的直腸靜脈叢發生擴大、曲張所形成的柔軟靜脈團，或肛緣皮膚結締組織增生或肛管皮下靜脈曲張破裂形成的隆起物。男女老幼皆可能罹患，故有「十人九痔」之說，其中以青壯年佔大多數。根據發病部位不同，痔瘡分為內痔、外痔及混合痔。本節主要討論內痔。

內痔

痔瘡生於肛門齒線以上，直腸末端黏膜下的痔內靜脈叢擴大、曲張形成的柔軟靜脈團，稱為內痔。內痔是肛門直腸疾病中最常見的病種。與西醫病名相同。內痔好發於截石位 3、7、11 點，其主要臨床表現有便血、痔核脫出、肛門不適感。

診斷

內痔多發於成年人，初發常以無痛性便血為主要症狀，血液與大便不相混，多在排便時滴血或射血。出血呈間歇性，每因飲酒、過勞、便秘或腹瀉時使便血復發和加重。出血嚴重時可引起貧血。肛查時見齒線上黏膜呈半球狀隆起，色鮮紅、暗紅或灰白。隨著痔核增大，在排便時或咳嗽時可脫出肛外，若不及時回納，可形成內痔嵌頓，並有分泌物溢出，肛門墜脹；根據病情輕重程度不同，可分為三期：

(1)I期：痔核較小，如黃豆或蠶豆大，色鮮紅，質柔軟，不脫出肛外，大便帶血或滴血。

(2) II期：痔核較大，形似紅棗，色暗紅，大便時脫出肛外，便後能自行還納，大便滴血較多或射血一線如箭。

(3) III期：痔核更大，如雞蛋或更大，色灰白，大便時或行走時脫出肛外，不能自行還納，一般不出血，一旦出血則呈噴射狀，痔核脫出後如不儘快還納，則易嵌頓而絞窄腫脹、糜爛壞死。

➠**辨病要點：無痛或肛門附近痛性便血，血液與大便不相混，指檢可見痔核。**

辨治

(1) 症狀：大便帶血，滴血或噴射而出，血色鮮紅；或伴口乾，大便秘結；舌紅，苔黃，脈數。

　➠**辨證要點：便血，大便秘結。──燥熱**

🌿【乙字湯】

組成　當歸 3 錢、柴胡 3 錢、黃芩 3 錢、甘草 3 錢、升麻 3 錢、大黃 3 錢。

(2) 症狀：便血色鮮，量較多，痔核脫出嵌頓，腫脹疼痛，或糜爛壞死；口乾不欲飲，口苦，小便黃；苔黃膩，脈滑數。

　➠**辨證要點：便血量多，痔核脫出腫脹疼痛，苔黃膩。──濕熱**

🌿【槐花散】加減

組成　槐花 1 兩、地榆 5 錢、側柏葉 3 錢、荊芥穗 3 錢、枳殼 3 錢。

> **註**：若症狀為「便秘」，當用「生槐花」、「生地榆」；
> 若症狀為「便溏」，則用「炒槐花」、「炒地榆」。

(3)症狀：肛門墜脹，痔核脫出，需用手托還，伴隨肛周搔癢，大便帶血，色鮮紅或淡紅，病程日久；面色少華，神疲乏力，納少便溏；舌淡，苔白，脈弱。

➡️ **辨證要點：肛門墜脹，痔核脫出，需用手托還，伴隨肛周搔癢。——氣陷＋風**

方藥

【秦艽羌活湯】

組成 秦艽 3 錢、羌活 2 錢、黃蓍 3 錢、防風 2 錢、升麻 1.5 錢、甘草 1.5 錢、麻黃 1.5 錢、柴胡 1.5 錢、藁本 0.5 錢、細辛 0.5 錢、紅花 0.5 錢。

(4)症狀：痔漏，每日大便時發疼痛。舌紅苔薄黃，脈澀或滑數。

➡️ **辨證要點：痔瘡脹大或痔漏，排便時疼痛，便秘，無出血。——燥熱＋血瘀**

方藥

【秦艽防風湯】

組成 秦艽 2 錢、澤瀉 2 錢、陳皮 2 錢、柴胡 2 錢、防風 2 錢、當歸 3 錢、蒼朮 3 錢、甘草 1 錢、黃柏 2 錢、升麻 1 錢、大黃 2 錢、桃仁 3 錢、紅花 1 錢。

15. 蟲咬皮炎

蟲咬皮炎是被蟲類叮咬，或接觸其毒液或蟲體毒毛而引起的一種皮炎。《外科正宗》云：「惡蟲乃各稟陰陽毒邪而去……，如蜈蚣用鉗，蠍蜂用尾……自出有意附毒害人……。」其臨床特點是皮膚呈丘疹樣風團，上有針頭大的瘀點、丘疹或水皰，呈散在性分布。

診斷

(1)多見於夏秋季節，好發於暴露部位。皮損為丘疹、風團或瘀點，亦可出現紅斑、丘皰疹或水皰，皮損中央常有刺吮點，散在分布或數個成群。自覺奇癢、灼痛，一般無全身不適，嚴重者可能有惡寒發熱、頭痛、胸悶等全身中毒症狀。

(2)臨床上因種類不同，其表現也有差異：

①蠓蟲皮炎：叮咬後局部出現瘀點和黃豆大小的風團，奇癢，個別發生水皰，甚至引起丘疹性蕁麻疹。

②螨蟲皮炎：粟米大小至黃豆大小的紅色丘皰疹；或為紫紅色的腫脹或風團，有時可見到蟲咬的痕跡。

③隱翅蟲皮炎：皮損呈線狀或條索狀紅腫，上有密集的丘疹、水皰或膿皰，自覺灼熱、疼痛。

④桑毛蟲皮炎：皮損為綠豆到黃豆大小的紅色斑丘疹、丘皰疹或風團，劇癢。

⑤松毛蟲皮炎：皮損為斑疹、風團，間有丘疹、水皰、膿皰、皮下結節等，不少患者有關節紅腫疼痛。但膿液培養無細菌

生長。

➡**辨病要點：皮損為丘疹、風團或瘀點，中央有刺吮點，自覺奇癢、灼痛，常散在分布或數個成群。**

辨治

◎症狀：常見皮膚成片紅腫、水疱、瘀斑；發熱，胸悶，尿黃；舌紅，苔黃，脈數。

➡**辨證要點：皮膚成片紅腫，自覺奇癢、灼痛。——熱毒蘊結**

方藥

🌿 **【荊芥連翹湯】加減**

組成 當歸3錢、連翹3錢、生地黃3錢、薄荷1錢（後下）、荊芥1錢（後下）、黃柏3錢、白芷3錢、赤芍3錢、黃連3錢、枳殼3錢、桔梗3錢、山梔子3錢、川芎3錢、防風3錢、黃芩3錢、甘草3錢、柴胡3錢、地膚子3錢、蒲公英5錢。

16.丹毒

丹毒是以患部突然皮膚鮮紅成片，色如塗丹，灼熱腫脹，迅速蔓延，為主要表現的急性感染性疾病。本病發無定處，生於胸腹腰胯部者，稱「內發丹毒」；發於頭面部者，稱「抱頭火丹」；發於小腿足部者，稱「流火」；新生兒多生於臀部，稱「赤游丹」。本病相當於西醫的「急性網狀淋巴管炎」。

診斷

(1)多數發生於下肢,其次為頭面部。新生兒丹毒,常為遊走性。可能伴隨皮膚、黏膜破損等病史。發病急驟,初起往往先有惡寒發熱、頭痛骨楚、胃納不香、便秘溲赤等全身症狀。繼則局部見小片紅斑,迅速蔓延成大片鮮紅斑,略高出皮膚表面,邊界清楚,壓之皮膚紅色稍退,放手後立即恢復,表面緊張光亮,摸之灼手,腫脹、觸痛明顯。一般預後良好,約經 5～6 天後消退,皮色由鮮紅轉暗紅或棕黃色,最後脫屑而癒。病情嚴重者,紅腫處可伴發瘀點、紫斑,或大小不等的水皰,偶有化膿或皮膚壞死。亦有一邊消退,一邊發展,連續不斷,纏綿數週者。患處附近鼠核可能發生腫痛。

(2)發於小腿者,癒後容易復發,常因反覆發作,導致皮膚粗糙增厚、下肢腫脹而形成象皮腿。新生兒丹毒常遊走不定,多有皮膚壞死,全身症狀嚴重。

(3)本病由四肢或頭面走向胸腹者,為逆證。新生兒及年老體弱者,火毒熾盛,易致毒邪內陷,見壯熱煩躁、神昏譫語、噁心嘔吐等全身症狀,甚至危及生命。

鑒別診斷

(1)發頤:局部色雖紅,但中間隆起而色深,四周較淡,邊界不清,脹痛呈持續性,化膿時跳痛,大部分患部可能壞死、潰爛;全身症狀沒有丹毒嚴重;不會反覆發作。

(2)接觸性皮炎:有明顯過敏物質接觸史;皮損以腫脹、水皰、丘疹為主,伴灼熱、瘙癢,但無觸痛;一般無明顯的全身症狀。

➡**辨病要點：患部突然皮膚鮮紅成片，灼熱腫脹，迅速蔓延。**

辨治

(1)症狀：發於頭面部，皮膚掀紅灼熱，腫脹疼痛，甚至發生水皰，眼胞腫脹難睜；伴惡寒發熱，頭痛；舌紅，苔薄黃，脈浮數。

➡**辨證要點：發於頭面部，皮膚掀紅灼熱，腫脹疼痛。——風熱毒蘊**

方藥

🌿【普濟消毒飲】加減

組成 黃芩5錢、黃連5錢、陳皮2錢、玄參2錢、生甘草2錢、連翹5錢、牛蒡子5錢、板藍根5錢、馬勃1錢、薄荷1錢（後下）、白僵蠶7分、升麻7分、柴胡2錢、桔梗2錢、大黃3錢。

(2)症狀：發於胸腹、腰背、脅肋、臍周等處，紅腫，向四周擴展，口乾且苦，舌紅，苔黃膩，脈弦滑數。

➡**辨證要點：發於胸腹、腰背、脅肋、臍周等處，紅腫，口乾苦，苔黃膩。——肝脾濕火**

方藥

🌿【柴胡清肝湯】加減

組成 柴胡3錢，當歸3錢、赤芍3錢、川芎3錢、地黃3錢、黃連3錢、黃芩3錢、黃柏3錢、山梔子3錢、連翹3錢、桔梗3錢、牛蒡子1.5、瓜蔞根3錢、薄荷葉1錢（後下）、甘草3錢、玄參3錢、蒲公英5錢。

(3)症狀：發於下肢，局部紅赤腫脹、灼熱疼痛，或見水皰、紫斑，甚至結毒化膿或皮膚壞死；可伴輕度發熱，胃納不香；舌紅，苔黃膩，脈滑數。反覆發作，可能形成象皮腿。

▶辨證要點：**發於下肢，局部紅赤腫脹、灼熱疼痛。──濕熱毒蘊**

方藥

🌿【龍膽瀉肝湯】加減

組成 當歸 3 錢、川芎 3 錢、赤芍 3 錢、生地黃 5 錢、黃芩 3 錢、黃柏 3 錢、山梔子 3 錢、黃連 3 錢、連翹 3 錢、薄荷葉 1 錢（後下）、木通 3 錢、防風 3 錢、車前子 5 錢、甘草 3 錢、龍膽草 3 錢、澤瀉 3 錢、川牛膝 5 錢、赤小豆 5 錢、扛板歸 5 錢。

(4)症狀：發生於新生兒，多見於臀部，局部紅腫灼熱，常呈遊走性；或伴壯熱煩躁，甚則神昏譫語、噁心嘔吐。

▶辨證要點：**發生於新生兒，多見於臀部，遊走性紅腫灼熱。──胎火蘊毒**

方藥

🌿【牛角解毒湯】加減

組成 水牛角 3 錢、當歸 3 錢、赤芍 3 錢、生地黃 5 錢、黃芩 3 錢、黃柏 3 錢、山梔子 3 錢、黃連 3 錢、牡丹皮 3 錢、木通 3 錢、玄參 3 錢、大黃 3 錢、龍膽草 2 錢、竹葉芯 3 錢、川牛膝 5 錢、甘草 3 錢。

17.褥瘡

褥瘡又稱「壓力性潰瘍」、「壓瘡」。由於局部組織長期受壓，發生持續缺血、缺氧、營養不良而致組織潰爛壞死。

臨床分期

(1)第0期壓瘡（可疑的深部組織損傷）：皮下軟組織受到壓力或剪切力的損害，局部皮膚完整，但可能出現顏色改變如紫色或褐紅色，或導致充血的水皰。與周圍組織比較，這些受損區域的軟組織可能有疼痛、硬塊、黏糊狀的滲出、潮濕、發熱或冰冷等症狀。

(2)第I期壓瘡（瘀血紅潤期）：紅、腫、熱、痛或麻木，持續30分鐘不褪，骨隆突處的皮膚完整，但伴有壓之不褪色的局限性紅斑。深色皮膚可能無明顯的蒼白改變，但其顏色可能與周圍組織不同。

(3)第II期壓瘡（炎性浸潤期）：紫紅、硬結、疼痛、水皰，真皮部分缺失，表現為一個淺的開放性潰瘍，伴有粉紅色的傷口床（創面），無腐肉，也可能表現為一個完整的或破裂的血清性水皰。

(4)第III期壓瘡（淺度潰瘍期）：表皮破損、潰瘍形成，全層皮膚組織缺失，可見皮下脂肪暴露，但骨頭、肌腱、肌肉未外露，有腐肉存在，但組織缺失的深度不明確，可能包含有潛行和隧道。

(5)第IV期壓瘡（壞死潰瘍期）：侵入真皮下層、肌肉層、骨面、

感染擴展，全層組織缺失，並伴有骨、肌腱或肌肉外露，傷口床的某些部位有腐肉或焦痂，常常有潛行或隧道現象。

(6)無法分期的壓瘡典型特徵：全層組織缺失，潰瘍底部有腐肉覆蓋（黃色、黃褐色、灰色、綠色或褐色），或者傷口床有焦痂附著（碳色、褐色或黑色）。

➡**辨病要點：局部組織長期受壓，潰爛壞死。**

辨治

(1)症狀：局部皮膚出現褐色紅斑，繼而紫暗紅腫或有破損，舌苔薄，舌邊有瘀點，脈弦。

➡**辨證要點：局部皮膚紅腫或有破損，舌邊有瘀點。——氣滯血瘀（相當於 0～Ⅱ 期）**

方藥

🌿 **【荊芥連翹湯】加減**

組成 當歸 3 錢、連翹 3 錢、生地黃 3 錢、薄荷 1 錢（後下）、荊芥 1 錢（後下）、黃柏 3 錢、白芷 3 錢、赤芍 3 錢、黃連 3 錢、枳殼 3 錢、桔梗 3 錢、山梔子 3 錢、川芎 3 錢、防風 3 錢、黃芩 3 錢、甘草 3 錢、柴胡 3 錢。

(2)症狀：褥瘡潰爛，腐肉及膿水較多，或有惡臭，重者潰爛可能深及筋骨，四周漫腫；伴有發熱或低熱，口苦且乾，精神萎靡，食慾不振；舌質紅，舌苔少或黃膩，脈細數或滑數。

➡**辨證要點：褥瘡潰爛，腐肉及膿水較多。——蘊毒腐潰（相當於Ⅲ期）**

方藥

🍃【呂洞賓仙傳化毒湯】加減

組成 防風 3 錢、甘草 3 錢、白芷 3 錢、茯苓 5 錢、川貝母 3 錢、黃芩 3 錢、連翹 3 錢、白芍 3 錢、天花粉 5 錢、金銀花 5 錢、法半夏 3 錢、乳香 1 錢（研末吞服）、沒藥 1 錢（研末吞服）、大黃 3 錢。

⑶症狀：瘡面腐肉難脫，或腐肉雖脫而新肉不生，或新肌色淡不紅、癒合緩慢；伴有面色無華，神疲乏力，納差食少；舌質淡，舌苔少或薄或薄膩，脈沉細或沉細無力。

➡辨證要點：瘡面腐肉難脫，新肉不生，癒合緩慢。──氣血兩虛（相當於Ⅳ期）

方藥

🍃【十全大補湯】加減

組成 人參 3 錢、白朮 3 錢、茯苓 3 錢、炙甘草 3 錢、當歸 3 錢、川芎 2 錢、熟地黃 3 錢、白芍 3 錢、黃耆 3 錢、肉桂 1 錢、鹿角霜 5 錢、沒藥 1 錢（研末吞服）、乳香 1 錢（研末吞服）。

第 3 章

婦 科

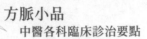

1. 月經病

凡月經的週期、經期和經量發生異常，以及伴隨月經週期出現明顯不適症狀的疾病，稱為月經病，是婦科臨床的多發病。

常見的月經病包括月經先期、月經後期、月經先後不定期、月經過多、月經過少、經期延長、經間期出血、崩漏、閉經、痛經、經行發熱、經行頭痛、經行吐衄、經行泄瀉、經行乳房脹痛、經行情志異常、經斷前後諸證、經斷復來等病症。

1-1. 月經先期

月經週期提前 1～2 週者，稱為「月經先期」，亦稱「經期超前」或「經早」。本病相當於西醫學「排卵型功能失調性子宮出血病」的黃體不健和「盆腔炎症」所致的子宮出血。月經先期伴月經過多，可進一步發展為崩漏，應及時進行治療。

➡**辨病要點：月經週期提前1～2週。**

辨治

辨證主要辨其屬「氣虛型」還是「血熱型」，治療以安沖為大法，或補脾固腎益氣，或清熱瀉火，或滋陰清熱。

⑴氣虛型：

　①症狀：經期提前，或兼量多，色淡質稀，神疲肢倦，氣短懶言，小腹空墜，納少便溏，舌淡紅，苔薄白，脈緩弱。

　　➡**辨證要點：經期提前，色淡質稀，神疲肢倦，納少便溏。**

　　——脾氣虛

（方藥）

🌿【補中益氣湯】加減

（組成）黨參 3 錢、黃蓍 5 錢、炙甘草 3 錢、炒當歸 3 錢、陳皮 2 錢、升麻 3 錢、柴胡 3 錢、白朮 1 兩、烏賊骨 5 錢、熟薏苡仁 5 錢。

②症狀：月經提前，心悸怔忡，失眠多夢，四肢倦怠，舌淡苔薄，脈細弱。

➡ **辨證要點：月經提前，心悸怔忡，失眠多夢。——心脾兩虛**

（方藥）

🌿【歸脾湯】加減

（組成）炒白朮 1 兩、茯神 3 錢、黃蓍 8 錢、龍眼肉 5 錢、炒酸棗仁 5 錢、黨參 3 錢、木香 2 錢、炒當歸 3 錢、遠志 2 錢、烏賊骨 5 錢、炙甘草 3 錢、生薑 3 錢、大棗 3 錢。

③症狀：經期提前，量少，色淡黯，質清稀，腰痠腿軟，頭暈耳鳴，小便頻數，面色晦黯或有黯斑，舌淡黯，苔薄白，脈沉細。

➡ **辨證要點：經期提前，量少，色淡質稀，腰痠腿軟，面色晦黯。——腎氣虛**

（方藥）

🌿【固陰煎】加減

（組成）黨參 5 錢、熟地黃 3 錢、山藥 3 錢、山茱萸 3 錢、遠志 3 錢、炙甘草 3 錢、五味子 3 錢、菟絲子 5 錢、覆盆子 5 錢、桑螵蛸 3 錢、海螵蛸 5 錢。

(2)血熱型：

①症狀：經期提前，量少，色紅質稠，顴赤唇紅，手足心熱，咽乾口燥，舌紅，苔少，脈細數。

➠**辨證要點：經期提前，色紅質稠，手足心熱，咽乾口燥。**

——陰虛血熱

方藥

🌿【兩地湯】加減

組成 生地黃5錢、玄參3錢、地骨皮3錢、麥冬3錢、阿膠（烊）3錢、白芍5錢、龜版5錢、海螵蛸5錢。

②症狀：經期提前，量多，色紫紅，質稠，心胸煩悶，渴喜冷飲，大便燥結，小便短赤，面色紅赤，舌紅，苔黃，脈滑數。

➠**辨證要點：經期提前，量多，色紅質稠，心胸煩悶，便結溲赤。——陽盛血熱**

方藥

🌿【清經散】加減

組成 牡丹皮3錢、地骨皮3錢、白芍3錢、熟地黃3錢、青蒿3錢、黃柏3錢、茯苓3錢、地榆3錢、大黃3錢、桑螵蛸3錢、海螵蛸5錢。

③症狀：經期提前，量多或少，經色紫紅，質稠有塊，經前乳房、胸脅、少腹脹痛，煩躁易怒，口苦咽乾，舌紅，苔黃，脈弦數。

➠**辨證要點：經期提前，色紅質稠，經前胸脅脹痛，煩躁易怒。——肝鬱化熱**

方藥

🌿 **【丹梔逍遙散】加減**

組成 牡丹皮 3 錢、炒山梔子 3 錢、當歸 3 錢、白芍 3 錢、柴胡 3 錢、茯苓 3 錢、炙甘草 3 錢、薄荷 1 錢（後下）、鬱金 3 錢、炒地榆 5 錢、枇杷葉 5 錢、小薊 3 錢、白茅根 5 錢。

1-2. 月經後期

　　月經週期錯後 7 天以上，甚至錯後 3～5 個月一行，但經期正常者，稱為「月經後期」，亦稱「經期錯後」、「經遲」。本病相當於西醫學的「月經稀發」。月經後期如伴經量過少，多半會發展為閉經。

➡**辨病要點：月經週期錯後 7 天以上。**

辨治

　　以月經錯後、經期基本正常為辨證要點。治療須辨明虛實，虛證治以溫經養血，實證治以活血行滯。

⑴症狀：經期錯後，量少，色淡黯，質清稀，腰痠腿軟，頭暈耳鳴，帶下清稀，面色晦黯，或面部黯斑，舌淡黯，苔薄白，脈沉細。

　　➡**辨證要點：經期錯後，量少色淡質稀，腰痠腿軟，面色晦黯。——腎虛**

方藥

🌿【大補元煎】加減

組成 黨參 3 錢、山藥 3 錢、熟地黃 3 錢、杜仲 3 錢、當歸 3 錢、山茱萸 3 錢、枸杞子 3 錢、炙甘草 3 錢、桂枝 3 錢、川牛膝 5 錢。

(2)症狀：經期錯後，量少，色淡質稀，小腹空痛，頭暈眼花，心悸失眠，皮膚不潤，面色蒼白或萎黃，舌淡，苔薄，脈細無力。

➠**辨證要點：經期錯後，量少，色淡質稀，頭暈眼花，面色萎黃。——血虛**

方藥

🌿【人參養榮湯】加減

組成 黨參 3 錢、白朮 3 錢、茯苓 3 錢、炙甘草 3 錢、當歸 3 錢、白芍 3 錢、熟地黃 3 錢、肉桂（焗）1 錢、黃蓍 5 錢、五味子 3 錢、遠志 2 錢、陳皮 2 錢、生薑 3 錢、大棗 3 錢、雞血藤 1 兩、益母草 5 錢。

(3)症狀：經期錯後，量少，色淡質稀，小腹隱痛，喜熱喜按，腰痠無力，小便清長，面色皆白，舌淡，苔白，脈沉遲無力。

➠**辨證要點：經期錯後，量少，色淡質稀，小腹隱痛，喜熱喜按，小便清長。——腎陽虛寒**

方藥

🌿【大營煎】加減

組成 當歸 3 錢、熟地黃 3 錢、枸杞子 5 錢、炙甘草 3

錢、杜仲 3 錢、懷牛膝 5 錢、肉桂（焗）3 錢、巴戟天
3 錢、小茴香 1 錢。

(4)症狀：經期錯後，量少，經色紫黯有塊，小腹冷痛拒按，得熱
痛減，畏寒肢冷，舌黯，苔白，脈沉緊或沉遲。

　➡辨證要點：**經期錯後，量少，經色紫黯有塊，小腹冷痛拒**
　　按。——實寒證

方藥

🍃【溫經湯】加減

組成 黨參 3 錢、當歸 3 錢、川芎 3 錢、白芍 3 錢、桂
枝 5 錢、莪朮 3 錢、牡丹皮 3 錢、甘草 3 錢、川牛膝 5
錢、小茴香 2 錢、香附 5 錢、益母草 5 錢。

(5)症狀：經期錯後，量少，經色黯紅或有血塊，小腹脹痛，精神
抑鬱，胸悶不舒，舌象正常，脈弦。

　➡辨證要點：**經期錯後，量少，小腹脹痛，胸悶不舒。——氣滯**

方藥

🍃【逍遙散】合【烏藥湯】加減

組成 柴胡 3 錢、炒當歸 3 錢、炒白芍 6 錢、炒白朮 3
錢、茯苓 5 錢、炙甘草 3 錢、生薑 3 錢、薄荷 1 錢（後
下）、烏藥 3 錢、香附 5 錢、王不留行 6 錢、木香 2 錢。

(6)症狀：經期錯後，量少，色淡，質黏，頭暈體胖，心悸氣短，
脘悶噁心，帶下量多，舌淡胖，苔白膩，脈滑。

➠辨證要點：**經期錯後，量少，色淡質黏，脘悶噁心，帶下量
多。──痰濕**

✎【芎歸二陳湯】加減

（組成）陳皮 3 錢、法半夏 5 錢、茯苓 5 錢、甘草 3 錢、
生薑 3 錢、川芎 3 錢、當歸 3 錢、砂仁 3 錢、蒼朮 7 錢、
益母草 5 錢。

1-3. 月經先後不定期

　　月經週期或前或後 1～2 週者，稱為「月經先後無定期」，
又稱「經水先後無定期」、「月經愆期」、「經亂」。本病相當
於西醫學「排卵型功能失調性子宮出血病」的月經不規則。青春
期初潮後 1 年內及更年期月經先後無定期者，如無其它證候，可
不予治療。月經先後無定期若伴有經量增多及經期紊亂，常可發
展為崩漏。

➠**辨病要點：月經週期或前或後 1～2 週。**

辨治

　　以月經週期或長或短，但經期正常為辨證要點。治療以調理
沖任氣血為原則，或疏肝解鬱，或調補脾腎，隨證治之。

⑴症狀：經行或先或後，量少，色淡，質稀，頭暈耳鳴，腰痠腿
　　軟，小便頻數，舌淡，苔薄，脈沉細。

⇒辨證要點：**經行或先或後，量少色淡質稀，腰痠腿軟，溲頻。——腎虛**

方藥

🍃【固陰煎】加減

組成　黨參 5 錢、熟地黃 3 錢、山藥 3 錢、山茱萸 3 錢、遠志 3 錢、炙甘草 3 錢、五味子 3 錢、菟絲子 5 錢、覆盆子 5 錢、杜仲 3 錢、巴戟天 5 錢。

(2)症狀：月經先後無定期，經量或多或少，平時腰痛膝痠，經前乳房脹痛，心煩易怒，舌黯紅，苔白，脈弦細。

⇒辨證要點：**月經先後無定期，經量或多或少，腰痛膝痠，經前胸脹。——肝鬱腎虛**

方藥

🍃【定經湯】加減

組成　當歸 3 錢、白芍 3 錢、熟地黃 3 錢、柴胡 3 錢、山藥 3 錢、茯苓 3 錢、菟絲子 5 錢、荊芥 2 錢、八月扎 5 錢、醋香附 5 錢、烏藥 3 錢。

(3)症狀：經行或先或後，量多，色淡質稀，神倦乏力，脘腹脹滿，納呆食少，舌淡，苔薄，脈緩。

⇒辨證要點：**經行或先或後，量多，色淡質稀，納呆食少。——脾虛**

方藥

🍃【歸脾湯】加減

> **組成** 黨參 3 錢、黃耆 3 錢、茯苓 5 錢、白朮 3 錢、當歸 3 錢、龍眼肉 5 錢、熟酸棗仁 5 錢、木香 3 錢、炙甘草 3 錢、生薑 3 錢、大棗 3 錢、淫羊藿 5 錢、砂仁 3 錢、烏賊骨 5 錢。

(4)症狀：經行或先或後，經量或多或少，色黯紅，有血塊，或經行不暢，胸脅、乳房、少腹脹痛，精神鬱悶，時欲太息，噯氣食少，舌質正常，苔薄，脈弦。

➡**辨證要點：經行或先或後，經量或多或少，胸脅脹痛。——肝鬱**

方藥

🍃【逍遙散】加減

> **組成** 柴胡 3 錢、炒當歸 3 錢、炒白芍 3 錢、炒白朮 3 錢、茯苓 5 錢、炙甘草 3 錢、生薑 3 錢、薄荷 1 錢（後下）、醋香附 5 錢、烏藥 3 錢、鬱金 5 錢。

1-4. 月經過多

月經週期正常，但經量明顯多於既往者，稱為「月經過多」，亦稱「經水過多」或「月經過多」。本病相當於西醫學「排卵型功能失調性子宮出血病」引起的月經過多，或「子宮肌瘤」、「盆腔炎症」、「子宮內膜異位症」等疾病引起的月經過多。

➡**辨病要點：月經週期正常，但經量明顯多於既往。**

辨治

　　以月經量多而週期、經期正常為辨證要點，結合經色和經質的變化以及全身的證候分辨虛實、寒熱。治療要注意經時和平時的不同，平時治本是調經，經時固沖止血需標本同治。

(1)症狀：行經量多，色淡紅，質清稀，神疲體倦，氣短懶言，小腹空墜，面色晄白，舌淡，苔薄，脈緩弱。

➡**辨證要點：行經量多，色淡質稀，神疲體倦，氣短懶言。**
——**氣虛**

方藥

🍃【安沖湯】加減

組成 炒白朮 1 兩、黃蓍 1 兩、熟龍牡各 1 兩、熟地黃 3 錢、白芍 3 錢、海螵蛸 5 錢、棕櫚炭 3 錢、炒益母草 3 錢、炒茜草根 3 錢、炒續斷 3 錢。

(2)症狀：經行量多，色鮮紅或深紅，質黏稠，口渴飲冷，心煩多夢，尿黃便結，舌紅，苔黃，脈滑數。

➡**辨證要點：經行量多，色紅質稠，心煩多夢，溲黃便結。**
——**血熱**

方藥

🍃【保陰煎】加減

組成 生地黃 5 錢、熟地黃 3 錢、黃芩 5 錢、黃柏 3 錢、白芍 3 錢、山藥 3 錢、續斷 3 錢、甘草 3 錢、白茅根 5 錢、小薊 5 錢、炒地榆 5 錢、槐花 8 錢。

(3)症狀：經行量多，色紫黯，質稠有血塊，經行腹痛，或平時小
腹脹痛，舌紫黯或有瘀點，脈澀有力。

➡️**辨證要點：經行量多，色黯質稠，有血塊，經行腹痛。——
血瘀**

方藥

🌿 **【桃紅四物湯】加減**

組成 酒當歸3錢、熟地黃3錢、白芍3錢、川芎3錢、
桃仁3錢、紅花2錢、三七粉2錢（沖）、蒲黃炭2錢、
卷柏3錢。

1-5. 月經過少

月經週期正常，但經量明顯少於既往，且經期不足2天，甚
或點滴即淨者，稱「月經過少」，亦稱「經水澀少，經量過少」。
本病相當於西醫學「性腺功能低下」、「子宮內膜結核」、「炎
症」或「刮宮過深」等引起的月經過少。月經過少伴月經後期
者，可發展為閉經。

➡️**辨病要點：月經週期正常，但經量明顯少於既往，且經期短於
2天。**

辨治

經量的明顯減少而週期正常為辨證要點，也可能伴有經期縮
短。治療須分辨虛實，虛證者重在補腎益精，或補血益氣以滋經
血之源；實證者重在溫經行滯，或祛瘀行血以通調沖任。

⑴症狀：經來量少，不日即淨，或點滴即止，血色淡黯，質稀，腰痠腿軟，頭暈耳鳴，小便頻數，舌淡，苔薄，脈沉細。

➠**辨證要點：經來量少，不日即淨，色淡質稀，腰痠腿軟，頭暈耳鳴。──腎虛**

方藥

🌿【當歸地黃飲】加減

組成 當歸 3 錢、熟地黃 3 錢、山茱萸 3 錢、杜仲 3 錢、山藥 3 錢、懷牛膝 5 錢、炙甘草 3 錢、紫河車 3 錢、丹參 6 錢、淫羊藿 3 錢。

⑵症狀：經來量少，不日即淨，或點滴即止，經色淡紅，質稀，頭暈眼花，心悸失眠，皮膚不潤，面色萎黃，舌淡，苔薄，脈細無力。

➠**辨證要點：經來量少，不日即淨，色淡質稀，心悸失眠，面色萎黃。──血虛**

方藥

🌿【滋血湯】加減

組成 黨參 3 錢、山藥 3 錢、黃蓍 6 錢、茯苓 3 錢、川芎 3 錢、當歸 3 錢、白芍 3 錢、熟地黃 3 錢、炒雞內金 3 錢、炒酸棗仁 6 錢。

⑶症狀：經行量少，色黯紅，小腹冷痛，得熱痛減，畏寒肢冷，面色青白，舌黯，苔白，脈沉緊。

➠**辨證要點：經行量少，色黯紅，小腹冷痛，得熱痛減。──血寒**

> **【溫經湯】加減**
>
> 組成 黨參 3 錢、當歸 3 錢、川芎 3 錢、白芍 3 錢、桂枝 5 錢、莪朮 3 錢、丹皮 3 錢、甘草 3 錢、川牛膝 5 錢、小茴香 2 錢、吳茱萸 3 錢、益母草 5 錢。

⑷症狀：經行澀少，色紫黑有塊，小腹刺痛拒按，血塊下後痛減，或胸脅脹痛，舌紫黯，或有瘀斑紫點，脈澀有力。

➡ **辨證要點：經行澀少，色紫黑有塊，小腹刺痛拒按，舌紫黯。——血瘀**

> **【通瘀煎】加減**
>
> 組成 當歸尾 3 錢、山楂 3 錢、香附 3 錢、紅花 2 錢、烏藥 3 錢、青皮 2 錢、木香 2 錢、澤瀉 3 錢、卷柏 5 錢、桂枝 3 錢、吳茱萸 3 錢、川牛膝 3 錢、王不留行子 5 錢。

1-6.經期延長

月經週期正常，但經期超過了 7 天以上，甚或 2 週方淨者，稱為「經期延長」，又稱「經事延長」。本病相當於西醫學「排卵型功能失調性子宮出血病的黃體萎縮不全者」、「盆腔炎症」、「子宮內膜炎」等引起的經期延長。宮內節育器和輸卵管結紮後引起的經期延長也按本病治療。

➡ **辨病要點：月經週期正常，但經期超過了 7 天以上。**

辨治

　　以經期延長而月經週期正常為辨證要點。治療以固沖調經為大法，氣虛者重在補氣升提，陰虛血熱者重在養陰清熱，瘀血阻滯者以通為止，不可概投固澀之劑，犯虛虛實實之戒。

(1)症狀：經行時間延長，量多，經色淡紅，質稀，肢倦神疲，氣短懶言，面色㿠白，舌淡，苔薄，脈緩弱。

　　➠**辨證要點：經行時間延長，量多，色淡質稀，氣短懶言。——氣虛**

【**方藥**】

🌿【**舉元煎**】加減

【**組成**】黨參 3 錢、黃蓍 8 錢、炒白朮 8 錢、炙甘草 3 錢、升麻 3 錢、阿膠（烊）3 錢、艾葉炭 3 錢、烏賊骨 5 錢。

(2)症狀：經行時間延長，量少，經色鮮紅，質稠，咽乾口燥，潮熱顴紅，手足心熱，大便燥結，舌紅，苔少，脈細數。

　　➠**辨證要點：經行時間延長，量少，色紅質稠，咽乾潮熱，手足心熱。——虛熱**

【**方藥**】

🌿【**溫清飲**】加減

【**組成**】酒當歸 3 錢、川芎 2 錢、白芍 3 錢、生地黃 5 錢、黃芩 3 錢、黃柏 3 錢、山梔子 3 錢、黃連 3 錢、牡丹皮 3 錢、玄參 3 錢、女貞子 5 錢、旱蓮草 5 錢、小薊 5 錢。

(3)症狀：經行時間延長，量或多或少，經色紫黯有塊，經行小腹

疼痛拒按，舌紫黯或有小瘀點，脈澀有力。

➡ **辨證要點：經行時間延長，經色紫黯有塊，經行腹痛拒按，舌紫黯。──血瘀**

【棕蒲散】加減

組成 棕櫚炭 3 錢、酒歸身 3 錢、炒白芍 3 錢、川芎 2 錢、生地黃 3 錢、牡丹皮 3 錢、秦艽 3 錢、澤蘭 3 錢、杜仲 3 錢、炒五靈脂 3 錢、黑蒲黃 2 錢、三七粉 1 錢（沖）。

1-7.經間期出血

月經週期基本正常，在兩次月經之間絪縕期之時，發生週期性出血者，稱為「經間期出血」。本病相當於西醫學「排卵期出血」，若出血期長，血量增多，不及時治療，進一步發展可能導致崩漏。

➡ **辨病要點：月經週期基本正常，絪縕期發生週期性出血。**

辨治

本病以發生在絪縕期有週期性的少量子宮出血為辨證要點進行分析，則更為準確。治療以調攝沖任陰陽平衡為大法，選用滋腎陰、補脾氣、利濕熱或消瘀血之方藥隨證治之。

⑴症狀：經間期出血，量少，色鮮紅，質稠，頭暈耳鳴，腰腿痠軟，手足心熱，夜寐不寧，舌紅，苔少，脈細數。

➡️**辨證要點：經間期出血，量少，色紅質稠，腰腿痠軟，手足心熱。──腎陰虛**

方藥

🌿【滋清固沖湯】

組成　鹿含草1兩、小薊5錢、白茅根5錢、龜版5錢、桑螵蛸3錢、生地黃3錢、白芍3錢、麥冬3錢、熟地黃3錢、知母3錢、地骨皮3錢、旱蓮草3錢、甘草3錢。

(2)症狀：經間期出血，量少，色淡，質稀，神疲體倦，氣短懶言，食少腹脹，舌淡，苔薄，脈緩弱。

➡️**辨證要點：經間期出血，量少，色淡質稀，氣短懶言，食少腹脹。──脾虛**

方藥

🌿【歸脾湯】加減

組成　黨參5錢、炙黃蓍3錢、炙甘草3錢、茯苓5錢、白朮3錢、當歸3錢、龍眼肉5錢、熟酸棗仁5錢、木香3錢、生薑3錢、大棗3錢。

(3)症狀：經間期出血，血色深紅，質稠，平時帶下量多色黃，小腹時痛，心煩口渴，口苦咽乾，舌紅，苔黃膩，脈滑數。

➡️**辨證要點：經間期出血，血色深紅，質稠，平時帶下量多色黃，小腹時痛。──濕熱**

方藥

🌿【清肝止淋湯】加減

組成 白芍3錢、生地黃3錢、酒當歸3錢、蒼朮3錢、牡丹皮3錢、黃柏3錢、川牛膝3錢、制香附3錢、黑豆3錢、生熟薏苡仁各3錢、紅雞冠花5錢。

(4)症狀：經間期出血，血色紫黯，夾有血塊，小腹疼痛拒按，情志抑鬱，舌紫黯或有瘀點，脈澀有力。

➡**辨證要點：經間期出血，血色紫黯，小腹疼痛拒按。——血瘀**

方藥

🌿 **【逐瘀止血湯】加減**

組成 大黃3錢、生地黃3錢、當歸3錢、赤芍3錢、牡丹皮3錢、枳殼3錢、龜板5錢、小薊5錢、炒蒲黃2錢、炒五靈脂3錢、三七粉2錢（沖）。

1-8.經行頭痛

每值經期或經行前後，出現以頭痛為主的病症，稱為「經行頭痛」。本病屬西醫學「經前期緊張症候群」範疇。

➡**辨病要點：經期或經行前後，出現頭痛。**

辨治

以頭痛伴隨月經週期性發作為辨證要點，治療以調理氣血為大法，實證者行氣活血以止痛，虛證者補氣養血以止痛。

(1)症狀：經期或經後頭痛，心悸氣短，神疲體倦，月經量少，色淡質稀，面色蒼白，舌淡，苔薄，脈細弱。

➠**辨證要點：經期或經後頭痛，心悸氣短，神疲體倦，面色蒼白。──氣血虛弱**

　方藥

✿ 【八珍湯】加減

組成 黨參 3 錢、白朮 3 錢、茯苓 5 錢、炙甘草 3 錢、熟地黃 3 錢、白芍 3 錢、當歸 3 錢、川芎 3 錢、蔓荊子 3 錢、雞血藤 1 兩、白芷 3 錢、防風 3 錢、細辛 1 錢。

(2)症狀：經期或經後頭痛，或巔頂痛，頭暈目眩，口苦咽乾，煩躁易怒，腰痠腿軟，手足心熱，經量少，色鮮紅，舌紅，苔少，脈細數。

➠**辨證要點：經期或經後頭痛，腰痠腿軟，手足心熱。──陰虛陽亢**

　方藥

✿ 【鉤藤散】合【杞菊地黃丸】加減

組成 鉤藤 5 錢（後下）、天麻 3 錢、制何首烏 5 錢、麥冬 5 錢、茯神 5 錢、甘菊花 2 錢（後下）、鬱金 5 錢、石膏 8 錢、生地黃 5 錢、白芍 5 錢、石決明 8 錢、懷牛膝 5 錢、澤蘭 5 錢、珍珠母 1 兩、山茱萸 3 錢、山藥 3 錢、澤瀉 3 錢、丹皮 3 錢、枸杞子 3 錢。

(3)症狀：經前或經期頭痛，小腹疼痛拒按，胸悶不舒，經色紫黯有塊，舌紫黯，邊尖有瘀點，脈沉弦或澀而有力。

➠**辨證要點：經前或經期頭痛，小腹疼痛拒按，經色紫黯有塊，舌紫黯。──瘀血阻滯**

方藥

🍃【頭痛新 1 號】

組成 桃仁 3 錢、紅花 3 錢、生地黃 3 錢、白芍 6 錢、當歸 3 錢、川芎 6 錢、麻黃 3 錢、熟附片 3 錢、細辛 3 錢、防風 5 錢、白芷 5 錢、羌活 5 錢、獨活 5 錢、雞血藤 1 兩、醋制延胡索 3 錢、澤瀉 3 錢、生龍牡各 1 兩。

(4)症狀：經前或經期頭痛，頭暈目眩，形體肥胖，胸悶泛惡，平日帶多稠黏，月經量少色淡，面色㿠白，舌淡胖，苔白膩，脈滑。

➡辨證要點：**經前或經期頭痛，頭暈目眩，形體肥胖，胸悶泛惡。——痰濕中阻**

方藥

🍃【半夏白朮天麻湯】加減

組成 法半夏 3 錢、白朮 3 錢、天麻 3 錢、茯苓 3 錢、橘紅 2 錢、甘草 3 錢、生薑 7 錢、大棗 3 錢、蔓荊子 3 錢、葛根 8 錢、丹參 3 錢、石菖蒲 5 錢。

1-9.經行泄瀉

每值經前或經期大便泄瀉，經淨自止者，稱為「經行泄瀉」，亦稱「經來泄瀉」。本病屬西醫學「經前期緊張症候群」範疇。

➡辨病要點：**經前或經期大便泄瀉，經淨自止。**

辨治

　　本病以每逢月經來潮即發生泄瀉為辨證要點。本病屬虛證者多，瀉而兼脘腹脹滿者屬脾虛，兼腰痠肢冷者屬腎虛，亦有肝強侮脾，出現虛實夾雜證候者。治療以溫腎健脾為大法。

(1)症狀：經前或經期大便泄瀉，脘腹脹滿，神疲肢倦，經行量多，色淡質稀，平時帶下量多，色白質黏，無臭氣，或面浮肢腫，舌淡胖，苔白膩，脈濡緩。

　➡**辨證要點：經前或經期大便泄瀉，脘腹脹滿，神疲肢倦。**
　　——脾氣虛

> ### 方藥
>
> 🌿**【參苓白朮散】加減**
>
> 組成　黨參 3 錢、炒白朮 3 錢、茯苓 5 錢、炙甘草 3 錢、砂仁 3 錢、陳皮 2 錢、桔梗 3 錢、扁豆 3 錢、山藥 5 錢、蓮子肉 3 錢、煨訶子 3 錢、熟薏苡仁 3 錢、乾薑 3 錢。

(2)症狀：經行之際腹痛即瀉，瀉後痛止，或胸脅脹痛，煩躁易怒。舌淡胖，苔白膩，脈弦。

　➡**辨證要點：經行之際腹痛即瀉，瀉後痛止。——肝旺乘脾**

> ### 方藥
>
> 🌿**【痛瀉要方】加減**
>
> 組成　炒白朮 3 錢、炒白芍 6 錢、陳皮 3 錢、炒防風 8 錢、炒當歸 3 錢、炮薑 3 錢、大棗 3 錢、炙甘草 3 錢。

(3)症狀：經前或經期大便泄瀉，晨起尤甚，腰痠腿軟，畏寒肢

冷，頭暈耳鳴，月經量少，色淡，平時帶下量多，質稀，面色晦黯，舌淡，苔白滑，脈沉遲無力。

➠**辨證要點：經前或經期大便泄瀉，晨起尤甚，腰痠腿軟，畏寒肢冷。——腎陽虛**

方藥

✍ **【健固湯】合【四神丸】加減**

組成 黨參 3 錢、炒白朮 6 錢、茯苓 3 錢、熟薏苡仁 3 錢、巴戟天 3 錢、補骨脂 3 錢、吳茱萸 3 錢、肉豆蔻 3 錢、五味子 3 錢、伏龍肝 5 錢、炮薑 3 錢、大棗 3 錢。

1-10.經行乳房脹痛

每值經前或經期乳房作脹，甚至脹滿疼痛，或乳頭癢痛者，稱「經行乳房痛」。本病屬西醫學「經前期緊張症候群」範疇，多見於青壯年婦女。

➠**辨病要點：經前或經期乳房脹痛。**

辨治

本病以乳房脹痛隨月經週期性發作為辨證要點，治療以行氣豁痰、疏通乳絡為大法。

⑴症狀：經前乳房脹痛或乳頭癢痛，痛甚不可觸衣，疼痛拒按，經行小腹脹痛，胸脅脹滿，煩躁易怒，經行不暢，色黯紅，舌紅，苔薄，脈弦。

➠辨證要點：**經前乳房脹痛拒按，經行小腹脹痛，胸脅脹滿。**
　　——肝鬱氣滯

方藥

🍃【逍遙散】加減

組成 柴胡 3 錢、當歸 3 錢、白芍 3 錢、白朮 3 錢、茯苓 5 錢、甘草 3 錢、生薑 3 錢、薄荷 1 錢（後下）、枳殼 3 錢、川芎 3 錢、醋香附 5 錢、陳皮 2 錢、王不留行 5 錢。

(2)症狀：經前乳房脹痛，乳中結塊，疼痛拒按，月經先期，量多，色紅，質稠，有血塊，或經行發熱。

➠辨證要點：**經前乳房脹痛，疼痛拒按，心煩，月經先期，量多，色紅。——肝鬱化熱挾瘀**

方藥

🍃【丹梔逍遙散】加減

組成 牡丹皮 3 錢、炒山梔子 3 錢、當歸 3 錢、白芍 3 錢、柴胡 3 錢、茯苓 3 錢、炙甘草 3 錢、薄荷 1 錢（後下）、鬱金 3 錢、金銀花 3 錢、連翹 3 錢。

(3)症狀：經前或經期乳房脹痛或乳頭癢痛，痛甚不可觸衣，胸悶痰多，食少納呆，平素帶下量多，色白稠黏，月經量少，色淡，舌淡胖，苔白膩，脈緩滑。

➠辨證要點：**經前或經期乳房脹痛，胸悶痰多，食少納呆。**
　　——胃虛痰滯

方藥

🍃 **【四物二陳湯】加減**

組成 當歸3錢、赤芍3錢、川芎3錢、生地黃3錢、陳皮3錢、法半夏7錢、茯苓5錢、紅花3錢、醋香附5錢、牡丹皮3錢、炒內金3錢、生牡蠣8錢、絲瓜絡5錢。

2. 閉經

　　女子年逾18週歲，月經尚未來潮，或月經來潮後又中斷6個月以上者，稱為「閉經」，前者稱原發性閉經，後者稱繼發性閉經，古稱「女子不月」、「月事不來」、「經水不通」、「經閉」等。妊娠期、哺乳期或更年期的月經停閉屬生理現象，不作閉經論，亦有少女初潮2年內偶爾出現月經停閉現象，可不予治療。

➥**辨病要點：女子年逾18週歲，月經尚未來潮，或月經來潮後又中斷6個月以上。**

辨治

　　辨證重在辨明虛實或虛實夾雜的不同情況。虛證者治以補腎滋腎，或補脾益氣，或補血益陰，以滋養經血之源；實證者治以行氣活血，或溫經通脈，或祛邪行滯，以疏通沖任經脈。本病虛證多實證少，切忌妄行攻破之法，犯虛虛實實之戒。

(1)腎虛型：

　①症狀：月經初潮來遲，或月經後期量少，漸至閉經，頭暈耳

鳴，腰痠腿軟，小便頻數，性慾淡漠，舌淡紅，苔薄白，脈
沉細。

➠**辨證要點：閉經，腰痠腿軟，小便頻數。──腎氣虛**

方藥

🍃**【神女方】加減**

組成　菟絲子 3 錢、枸杞子 5 錢、五味子 3 錢、熟地黃
3 錢、當歸 3 錢、制何首烏 5 錢、阿膠（烊）3 錢、鹿角
膠（烊）3 錢、龜版膠（烊）3 錢、山茱萸 3 錢、炮豬
蹄甲 5 錢、仙茅 3 錢、巴戟天 5 錢、淫羊藿 5 錢、王不
留行 5 錢、懷牛膝 5 錢。

②症狀：月經初潮來遲，或月經後期量少，漸至閉經，頭暈耳
　　鳴，腰膝痠軟，或足跟痛，手足心熱，甚則潮熱盜汗，心煩
　　少寐，顴紅唇赤，舌紅，苔少或無苔，脈細數。

➠**辨證要點：閉經，頭暈耳鳴，腰膝痠軟，手足心熱，心煩
　　盜汗。──腎陰虛**

方藥

🍃**【神女方】加減**

組成　菟絲子 3 錢、枸杞子 5 錢、五味子 3 錢、熟地黃
3 錢、當歸 3 錢、制何首烏 5 錢、阿膠（烊）3 錢、柏子
仁 3 錢、龜版膠（烊）3 錢、山茱萸 3 錢、炮豬蹄甲 5
錢、麥冬 3 錢、巴戟天 5 錢、地骨皮 5 錢、王不留行 5
錢、懷牛膝 5 錢。

③症狀：月經初潮來遲，或月經後期量少，漸至閉經，頭暈耳鳴，腰痛如折，畏寒肢冷，小便清長，夜尿多，大便溏薄，面色晦黯，或目眶黯黑，舌淡，苔白，脈沉弱。

➡️**辨證要點：閉經，頭暈耳鳴，畏寒肢冷，小便清長，夜尿多。──腎陽虛**

方藥

🌿 **【神女方】加減**

組成 菟絲子3錢、枸杞子5錢、五味子3錢、熟地黃3錢、當歸3錢、制何首烏5錢、阿膠（烊）3錢、鹿角膠（烊）3錢、山茱萸3錢、炮豬蹄甲5錢、仙茅3錢、巴戟天5錢、淫羊藿5錢、王不留行5錢、懷牛膝5錢、肉桂（焗）1錢、炮附子5錢。

---

(2)脾虛型：

◎症狀：月經停閉數月，肢倦神疲，食慾不振，脘腹脹悶，大便溏薄，面色淡黃，舌淡胖有齒痕，苔白膩，脈緩弱。

➡️**辨證要點：閉經，食慾不振，大便溏薄，面黃。──脾虛**

方藥

🌿 **【人參養榮湯】加減**

組成 黨參3錢、白朮3錢、黃耆3錢、炙甘草2錢、陳皮2錢、肉桂（焗）1錢、當歸3錢、熟地黃3錢、五味子1錢、茯苓3錢、遠志1錢、白芍3錢、大棗3錢、生薑3錢、桂圓3錢。

(3)血虛型：

◎症狀：月經停閉數月，頭暈目花，心悸怔忡，少寐多夢，皮膚不潤，面色萎黃，舌淡，苔少，脈細。

➡**辨證要點：閉經，頭暈目花，心悸怔忡，面色萎黃。──血虛**

方藥

🍃**【小營煎】加減**

組成 當歸 3 錢、熟地黃 3 錢、白芍 3 錢、山藥 3 錢、枸杞子 3 錢、炙甘草 3 錢、雞內金 3 錢、雞血藤 3 錢、卷柏 3 錢、桃仁 3 錢、熟酸棗仁 8 錢。

(4)氣滯血瘀型：

◎症狀：月經停閉數月，小腹脹痛拒按；精神抑鬱，煩躁易怒，胸脅脹滿，噯氣嘆息，舌紫黯或有瘀點，脈沉弦或澀而有力。

➡**辨證要點：閉經，小腹脹痛拒按，胸脅苦滿。──氣滯血瘀**

方藥

🍃**【膈下逐瘀湯】加減**

組成 當歸 3 錢、赤芍 3 錢、桃仁 3 錢、川芎 3 錢、枳殼 3 錢、紅花 3 錢、延胡索 3 錢、五靈脂 3 錢、牡丹皮 3 錢、烏藥 3 錢、香附 3 錢、甘草 3 錢、水蛭 3 錢、大黃 3 錢、川牛膝 3 錢、蘇木 2 錢、卷柏 3 錢、三七 3 錢。

(5)寒凝血瘀型：

◎症狀：月經停閉數月，小腹冷痛拒按，得熱則痛緩，形寒肢冷，面色青白，舌紫黯，苔白，脈沉緊。

➡辨證要點：閉經，小腹冷痛拒按，形寒肢冷。——寒凝血瘀

方藥

🌿【溫經湯】加減

組成 吳茱萸 3 錢、黨參 3 錢、桂枝 3 錢、川芎 3 錢、生薑 3 錢、制半夏 3 錢、炙甘草 3 錢、當歸 3 錢、赤芍 3 錢、阿膠（烊）3 錢、牡丹皮 3 錢、麥冬 3 錢、仙靈脾 5 錢、小茴香 1.5 錢。

(6)痰濕阻滯型：

◎症狀：月經停閉數月，帶下量多，色白質稠，形體肥胖，或面浮肢腫，神疲肢倦，頭暈目眩，心悸氣短，胸脘滿悶，舌淡胖，苔白膩，脈滑。

➡辨證要點：閉經，形體肥胖，帶下量多，浮腫。——痰濕阻滯

方藥

🌿【化痰過期方】

組成 蒼朮 3 錢、厚朴 3 錢、陳皮 3 錢、法半夏 5 錢、茯苓 5 錢、膽南星 3 錢、枳殼 3 錢、神麴 3 錢、川芎 3 錢、川牛膝 5 錢、卷柏 3 錢、制香附 5 錢、吳茱萸 3 錢、肉桂（焗）1 錢、木通 3 錢。

3. 痛經

凡在經期或經行前後，出現週期性小腹疼痛，或痛引腰骶，甚至劇痛暈厥者，稱為「痛經」，亦稱「經行腹痛」。

➠**辨病要點：經期或經行前後，出現週期性小腹疼痛。**

辨治

本病以伴隨月經來潮而週期性小腹疼痛作為辨證要點，根據其疼痛發生的時間、部位、性質、喜按或拒按等不同情況，明辨其虛實寒熱，在氣在血。一般痛在經前、經期，多屬實；痛在經後、經期，多屬虛。痛脹俱甚、拒按，多屬實；隱隱作痛、喜揉喜按，多屬虛。得熱痛減，多為寒；得熱痛甚，多為熱。痛甚於脹，多為血瘀；脹甚於痛，多為氣滯。痛在兩側少腹，病多在肝；痛連腰際；病多在腎。其治療大法以通調氣血為主。

⑴症狀：經期或經後小腹隱隱作痛，喜按，月經量少，色淡質稀，頭暈耳鳴，腰痠腿軟，小便清長，面色晦黯，舌淡，苔薄，脈沉細。

➠**辨證要點：小腹隱隱作痛，喜按，量少，色淡質稀，腰痠腿軟，小便清長。──腎氣虧損**

方藥

✿ **【調肝湯】加減**

組成 當歸3錢、白芍3錢、山茱萸3錢、巴戟天3錢、炙甘草3錢、山藥3錢、阿膠（烊）3錢、吳茱萸3錢、小茴香1.5錢、杜仲3錢、狗脊5錢。

(2)症狀：經期或經後小腹隱痛喜按，月經量少，色淡質稀，神疲
乏力，頭暈心悸，失眠多夢，面色蒼白，舌淡，苔薄，脈細弱。

➡**辨證要點：小腹隱痛喜按，月經量少，色淡質稀，頭暈心
悸。——氣血虛弱**

方藥

🌿【黃蓍建中湯】加減

組成 黃蓍5錢、白芍6錢、桂枝3錢、炙甘草3錢、
生薑3錢、大棗3錢、飴糖（烊）6錢、當歸3錢、黨
參3錢。

(3)症狀：經前或經期小腹脹痛拒按，胸脅、乳房脹痛，經行不
暢，經色紫黯有塊，塊下痛減，舌紫黯，或有瘀點，脈弦或弦
澀有力。

➡**辨證要點：小腹脹痛拒按，胸脅脹痛，經色紫黯有塊，舌紫
黯或有瘀點。——氣滯血瘀**

方藥

🌿【膈下逐瘀湯】加減

組成 當歸3錢、赤芍3錢、桃仁3錢、川芎3錢、枳
殼3錢、紅花2錢、醋延胡索5錢、五靈脂3錢、牡丹
皮3錢、烏藥3錢、醋香附5錢、甘草3錢、小茴香2錢。

(4)症狀：經前或經期小腹冷痛拒按，得熱則痛減，經血量少，色
黯有塊，畏寒肢冷，面色青白，舌黯，苔白，脈沉緊。

➡**辨證要點：小腹冷痛拒按，得熱痛減，經色黯有塊，畏寒肢
冷。——寒凝血瘀**

方藥

🌿【溫經湯】加減

組成 吳茱萸 3 錢、黨參 3 錢、桂枝 3 錢、川芎 3 錢、生薑 3 錢、制半夏 3 錢、炙甘草 3 錢、當歸 3 錢、赤芍 3 錢、阿膠（烊）3 錢、牡丹皮 3 錢、麥冬 3 錢、乾薑 7 錢、醋延胡索 5 錢、小茴香 1.5 錢。

(5)症狀：經前或經期小腹灼痛拒按，痛連腰骶，或平時小腹痛，至經前疼痛加劇，經量多或經期長，經色紫紅，質稠或有血塊，平素帶下量多，黃稠臭穢，或伴低熱，小便黃赤，舌紅，苔黃膩，脈滑數或濡數。

➡️ **辨證要點：小腹灼痛拒按，痛連腰骶，經色紫紅，質稠，溲赤。——濕熱蘊結**

方藥

🌿【清熱調血湯】加減

組成 牡丹皮 3 錢、黃連 3 錢、生地黃 3 錢、當歸 3 錢、白芍 3 錢、川芎 3 錢、紅花 2 錢、桃仁 3 錢、莪朮 3 錢、醋香附 35 錢、醋延胡索 5 錢、紅藤 5 錢、敗醬草 3 錢、生薏苡仁 5 錢、椿根皮 5 錢。

4. 崩漏

婦女不在行經期間陰道突然大量出血，或淋漓下血不斷者，稱為「崩漏」，前者稱為「崩中」，後者稱為「漏下」。若經期

延長達 2 週以上者，應屬崩漏範疇，稱為「經崩」或「經漏」。一般突然出血，來勢急，血量多的叫崩；淋漓下血，來勢緩，血量少的叫漏。崩與漏的出血情況雖不相同，但其發病機理是一致的，而且在疾病發展過程中常相互轉化，如血崩日久，氣血耗傷，可變成漏，久漏不止，病勢日進，也能成崩，所以臨床上常將崩漏並稱。本病屬常見病，常因崩與漏交替，因果相干，致使病變纏綿難癒，成為婦科的疑難重症。

➡**辨病要點：婦女不在行經期間陰道突然大量出血，或淋漓不斷。**

辨治

(1)血熱型：

　①症狀：陰戶突然下紅或淋漓不斷，血色紫紅或深紅，血質黏稠，小腹刺痛拒按。

　　➡**辨證要點：血色紫紅或深紅，血質黏稠。——實熱型**

　❶症狀：心煩少寐，舌尖紅赤或口舌糜爛，便乾溲赤，脈數。

　　➡**辨證要點：心煩少寐，舌尖紅赤，溲赤。——心火亢盛**

　　方藥

　　STEP 1 ▶ 應用手法：塞流

　　🌿【大黃黃連瀉心湯】加減

　　組成 黃連 2 錢、黃芩 3 錢、大黃 3 錢、槐花 5 錢、地榆炭 1 兩。

　　STEP 2 ▶ 應用手法：澄源

　　🌿【芩連四物湯】加減

組成 川芎 3 錢、當歸 3 錢、白芍 3 錢、生地黃 3 錢、黃連 2 錢、黃芩 3 錢。

STEP 3　應用手法：復舊

【益陰煎】加減

組成 生地黃 3 錢、知母 3 錢、黃柏 3 錢、醋炙龜板 5 錢、縮砂仁 3 錢、炙甘草 3 錢、阿膠（烊）3 錢、旱蓮草 3 錢、女貞子 5 錢、柏子仁 3 錢。

❷症狀：頭部及兩側太陽穴痛，目赤，兩側少腹疼痛拒按，伴有脹滿，陰癢，舌邊紅赤，脈弦數。

➡辨證要點：頭兩側痛，目赤，兩側少腹疼痛拒按。——肝經鬱熱

方藥

STEP 1　應用手法：塞流

【加味逍遙散】加減

組成 當歸 3 錢、茯苓 3 錢、薄荷 1 錢（後下）、赤芍 3 錢、柴胡 3 錢、甘草 3 錢、白朮 3 錢、牡丹皮 3 錢、山梔子 3 錢、地榆炭 1 兩、蒲黃炭 5 錢。

STEP 2　應用手法：澄源

【龍膽瀉肝湯】加減

組成 龍膽草 3 錢、黃芩 3 錢、山梔子 3 錢、柴胡 3 錢、木通 3 錢、車前子 3 錢、澤瀉 3 錢、當歸 3 錢、生地黃 3 錢、赤芍 3 錢、白茅根 5 錢、小薊 3 錢。

STEP 3 ▶ 應用手法：復舊

✿【補肝湯】加減

組成 當歸 3 錢、川芎 3 錢、白芍 3 錢、熟地黃 3 錢、炒酸棗仁 8 錢、炙甘草 3 錢、木瓜 3 錢、阿膠（烊）3 錢。

❸症狀：口渴喜冷飲，胃中嘈雜，噁心嘔吐或腹滿，大便燥結，苔黃燥，脈滑數。

➡辨證要點：口渴喜冷飲，嘈雜，大便燥結。──陽明熱盛

方藥

STEP 1 ▶ 應用手法：塞流

✿【芩連四物湯】加減

組成 川芎 3 錢、當歸 3 錢、白芍 3 錢、生地黃 3 錢、黃連 2 錢、黃芩 3 錢、老鸛草 1 兩、胡麻仁 3 錢。

STEP 2 ▶ 應用手法：澄源

✿【玉女煎】加減

組成 石膏 8 錢、熟地黃 3 錢、生地黃 3 錢、麥冬 3 錢、知母 3 錢、懷牛膝 3 錢、大黃 2 錢。

STEP 3 ▶ 應用手法：復舊

✿【四君子湯】加減

組成 黨參 3 錢、甘草 3 錢、茯苓 5 錢、白朮 3 錢、石斛 3 錢、天花粉 3 錢、山藥 5 錢。

②症狀：頭暈耳鳴，血色鮮紅，下血量多，腰及少腹疼痛加重，陰虛之症越嚴重，小腹綿綿作痛。

➠辨證要點：**頭暈耳鳴，血色鮮紅，量多。──虛熱型**

❶症狀：目視琉琉，易驚善恐，兩脅脹痛，兩側少腹綿綿作痛，經水淋漓不斷、色紅，血流多時痛加重，耳鳴如蟬，脈弦細。

　　➠辨證要點：**易驚，脅脹，少腹綿綿作痛，經水淋漓不斷、色紅。──肝陰虛**

方藥

STEP 1　應用手法：**塞流**

【四物湯】加減

組成　川芎 3 錢、當歸 3 錢、白芍 3 錢、生地黃 3 錢、海螵蛸 5 錢、椿根皮 3 錢、熟牡蠣 5 錢、胡麻仁 3 錢、仙鶴草 1 兩、崗捻根 1 兩、山捻根 1 兩。

STEP 2　應用手法：**澄源**

【柴芩四物湯】加減

組成　當歸 3 錢、白芍 3 錢、生地黃 3 錢、柴胡 3 錢、黃芩 3 錢、牡丹皮 3 錢、胡麻仁 3 錢。

STEP 3　應用手法：**復舊**

【一貫煎】加減

組成　生地黃 3 錢、枸杞 3 錢、北沙參 3 錢、麥冬 3 錢、當歸 3 錢、川楝子 3 錢、白芍 8 錢、炙甘草 2 錢、生牡蠣 8 錢。

❷症狀：頭暈耳鳴健忘，腰膝痠軟，大便乾燥，小便短少，舌紅少苔，脈兩尺沉細。

➡️**辨證要點：頭暈耳鳴，腰膝痠軟。——腎陰虛**

方藥

`STEP 1` 應用手法：塞流

🌿**【一貫煎】加減**

組成 生地黃3錢、枸杞3錢、北沙參3錢、麥冬3錢、炒當歸3錢、川楝子3錢、白芍8錢、炙甘草2錢、海螵蛸5錢、桑螵蛸2錢、訶子3錢、崗捻根1兩、山捻根1兩。

`STEP 2` 應用手法：澄源

🌿**【左歸丸】加減**

組成 熟地黃5錢、山藥3錢、山茱萸3錢、枸杞子3錢、菟絲子5錢、鹿角膠（烊）3錢、龜板（烊）3錢、懷牛膝3錢、胡麻仁3錢。

`STEP 3` 應用手法：復舊

🌿**【六味地黃丸】加減**

組成 熟地黃3錢、山茱萸3錢、山藥3錢、茯苓3錢、澤瀉3錢、牡丹皮3錢、女貞子5錢。

❸症狀：五心煩熱，兩頰潮紅，午後潮熱，口渴不欲飲，小便短赤，舌赤無苔，脈沉弦細數。

➡️**辨證要點：五心煩熱，潮熱。——肝腎陰虛**

方藥

`STEP 1` 應用手法：塞流

🌿【一貫煎】加減

組成 生地黃 3 錢、枸杞 3 錢、北沙參 3 錢、麥冬 3 錢、炒當歸 3 錢、川楝子 3 錢、白芍 8 錢、炙甘草 2 錢、海螵蛸 3 錢、椿根皮 3 錢、訶子 3 錢、崗捻根 1 兩、山捻根 1 兩。

STEP 2 　應用手法：澄源

🌿【一貫煎】加減

組成 生地黃 3 錢、枸杞 3 錢、北沙參 3 錢、麥冬 3 錢、炒當歸 3 錢、川楝子 3 錢、白芍 8 錢、炙甘草 2 錢、女貞子 5 錢、胡麻仁 3 錢、肉桂（焗）1 錢。

STEP 3 　應用手法：復舊

🌿【一貫煎】加減

組成 生地黃 3 錢、枸杞 3 錢、北沙參 3 錢、麥冬 3 錢、炒當歸 3 錢、川楝子 3 錢、白芍 8 錢、炙甘草 2 錢、熟龍牡各 1 兩、胡麻仁 3 錢。

③症狀：陰道驟然大量下血或淋漓不斷，色淡質清稀，小腹冷痛，喜溫喜按。

⟹辨證要點：**陰道出血，色淡質稀，小腹冷痛，喜溫喜按。**
　——**氣虛**

❶症狀：頭暈，精神倦怠，氣短懶言，四肢不溫，周身乏力，舌苔白潤，舌體胖大有齒痕，脈沉緩無力。

⟹辨證要點：**頭暈，精神倦怠，氣短。**——**脾氣虛**

方藥

STEP 1 應用手法：塞流

🌿【補中益氣湯】加減

組成 黃耆5錢、甘草3錢、黨參3錢、當歸2錢、陳皮2錢、升麻1錢、柴胡1錢、白朮3錢、訶子3錢、海螵蛸4錢、椿根皮3錢、崗捻根1兩、山捻根1兩。

STEP 2 應用手法：澄源

🌿【聖愈湯】加減

組成 熟地黃3錢、生地黃3錢、川芎3錢、黨參5錢、當歸3錢、黃耆5錢、女貞子5錢、旱蓮草5錢。

STEP 3 應用手法：復舊

🌿【歸脾湯】加減

組成 天麻3錢、黨參3錢、黃耆3錢、炙甘草3錢、茯苓5錢、白朮3錢、當歸3錢、龍眼肉3錢、熟酸棗仁5錢、木香3錢、生薑3錢、大棗3錢。

❷症狀：頭暈耳鳴，腰痠，五更泄瀉，小便清長，夜尿多，脈沉緩無力。

➡️**辨證要點：頭暈耳鳴，腰痠，夜尿多。——腎氣虛**

方藥

STEP 1 應用手法：塞流

🌿【四神丸】加減

組成 補骨脂3錢、吳茱萸3錢、肉豆蔻3錢、五味子

2 錢、生薑 3 錢、大棗 3 錢、槐花 5 錢、阿膠（烊）3
錢、艾炭 3 錢、川斷 3 錢、杜仲 3 錢、鹿含草 1 兩、桑
螵蛸 2 錢、崗捻根 1 兩、山捻根 1 兩。

STEP 2　　應用手法：澄源

【金匱腎氣丸】加減

組成　熟地黃 5 錢、山藥 3 錢、山茱萸 3 錢、澤瀉 3 錢、
茯苓 3 錢、牡丹皮 3 錢、桂枝 3 錢、制附子 3 錢、鹿含
草 1 兩、菟絲子 5 錢。

STEP 3　　應用手法：復舊

【右歸丸】加減

組成　熟地黃 3 錢、山藥 3 錢、山萸肉 3 錢、當歸 3 錢、
杜仲 5 錢、肉桂 1 錢（後下）、鹿角膠（烊）3 錢、菟
絲子 8 錢、枸杞子 5 錢、鹿含草 1 兩、桑螵蛸 2 錢。

④症狀：經質有塊，塊去痛減，少腹或小腹刺疼滿脹。

➠**辨證要點：經質有塊，小腹刺疼。——血瘀**

❶症狀：胃脘痛喜溫，噁心嘔吐，少腹、小腹冷疼拒按，喜
溫，大便溏薄，小便清長，苔薄，脈沉緊或沉遲。

➠**辨證要點：小腹冷疼拒按，喜溫。——寒凝**

方藥

STEP 1　　應用手法：塞流

【少腹逐瘀湯】加減

組成　當歸 3 錢、川芎 3 錢、赤芍 3 錢、蒲黃 2 錢、五
靈脂 3 錢、沒藥 3 錢、醋延胡索 3 錢、小茴香 1.5 錢、

桂枝 3 錢、乾薑 3 錢、赤芍 3 錢、醋香附 3 錢、吳茱萸 3 錢。

STEP 2　應用手法：澄源

🌿【溫經湯】加減

組成　吳茱萸 3 錢、黨參 3 錢、桂枝 3 錢、川芎 3 錢、生薑 3 錢、制半夏 3 錢、甘草 3 錢、當歸 3 錢、赤芍 3 錢、阿膠（烊）3 錢、牡丹皮 3 錢、麥冬 3 錢、炮薑 3 錢。

STEP 3　應用手法：復舊

🌿【艾附暖宮丸】加減

組成　酒當歸 3 錢、川芎 3 錢、白芍 3 錢、熟地黃 3 錢、艾葉 3 錢、醋香附 3 錢、炮薑 3 錢。

❷症狀：色淡紅而質清，精神疲倦，氣短懶言，舌質淡，苔薄白而潤，脈虛大或細弱。

➡️**辨證要點：色淡紅而質清，氣短懶言。──氣虛血瘀**

🏷️ **方藥**

STEP 1　應用手法：塞流

🌿【參蓍魚古湯】

組成　米炒黨參 5 錢、黃蓍 5 錢、海螵蛸 5 錢、山捻根 1 兩、崗捻根 1 兩、炒當歸 3 錢、炒川芎 3 錢、白芍 3 錢、熟地黃 3 錢。

STEP 2　應用手法：澄源

🌿【聖愈湯】加減

組成　熟地黃 3 錢、生地黃 3 錢、川芎 3 錢、黨參 5 錢、當歸 3 錢、黃蓍 5 錢、阿膠（烊）3 錢、桑椹 5 錢、黑芝麻 5 錢。

STEP 3　應用手法：復舊

【人參養榮湯】加減

組成　太子參 3 錢、白朮 3 錢、黃蓍 3 錢、甘草 1 錢、陳皮 1 錢、肉桂 1 錢、當歸 3 錢、熟地黃 3 錢、五味子 1 錢、茯苓 3 錢、遠志 1 錢、白芍 3 錢、大棗 2 錢、生薑 2 錢、桂圓 3 錢。

❸症狀：小腹脹勝於痛，胸脹滿悶，兩脅脹痛，善太息噯氣。

➡**辨證要點：小腹脹，兩脅脹痛。——氣滯**

方藥

STEP 1　應用手法：塞流

【逐瘀止崩湯】加減

組成　炒當歸 3 錢、炒川芎 3 錢、三七粉 3 錢（沖）、沒藥 3 錢、五靈脂 3 錢、牡丹皮炭 3 錢、炒丹參 8 錢、炒艾葉 3 錢、阿膠（烊）3 錢、烏賊骨 5 錢、熟龍牡各 1 兩、山捻根 1 兩、崗捻根 1 兩。

STEP 2　應用手法：澄源

【逍遙散】加減

組成　柴胡 3 錢、炒當歸 3 錢、炒白芍 6 錢、炒白朮 3 錢、茯苓 5 錢、炙甘草 3 錢、生薑 3 錢、薄荷 1 錢（後下）、木香 2 錢、砂仁 3 錢、陳皮 2 錢。

STEP 3　應用手法：復舊

🍃【香砂六君子湯】加減

組成 黨參 3 錢、白朮 3 錢、茯苓 3 錢、甘草 3 錢、法半夏 3 錢、陳皮 2 錢、木香 2 錢、砂仁 3 錢、炮薑 5 錢、生薑 3 錢、大棗 3 錢。

5. 帶下

　　帶下的量明顯增多，色、質、氣味發生異常，或伴全身、局部症狀者，稱為「帶下病」，又稱「下白物」、「流穢物」。相當於西醫學「陰道炎」、「子宮頸炎」、「盆腔炎」、「婦科腫瘤」等疾病引起的帶下增多。

　　狹義帶下又有生理、病理之別。正常女子自青春期開始，腎氣充盛，脾氣健運，任脈通調，帶脈健固，陰道內即有少量白色或無色透明無臭的黏性液體，特別是在經期前後、月經中期及妊娠期量增多，以潤澤陰戶，防禦外邪，此為生理性帶下。若帶下量明顯增多，或色、質、氣味異常，即為帶下病。

➡辨病要點：帶下增多，色、質、氣味發生異常。

辨治

　　帶下病辨證主要根據帶下量、色、質、氣味，其次根據伴隨症狀及舌脈辨其寒熱虛實，如帶下量多，色白或淡黃，質清稀，多屬脾陽虛；色白質清稀如水，有冷感者屬腎陽虛；量不甚多，色黃或赤白相兼，質稠或有臭氣為陰虛挾濕；帶下量多，色黃，

質黏稠，有臭氣，或如泡沫狀，或色自如豆渣狀，為濕熱下注；帶下量多，色黃綠如膿，或渾濁如米泔，質稠，惡臭難聞，屬濕毒重證。臨證時，尚需結合全身症狀及病史等綜合分析，方能作出正確的辨證。

(1)症狀：帶下量多，色白或淡黃，質稀薄，無臭氣，綿綿不斷，神疲倦怠，四肢不溫，納少便溏，兩足跗腫，面色㿠白，舌質淡，苔白膩，脈緩弱。

> ➡️**辨證要點：帶下量多，色白質稀，綿綿不斷，神疲倦怠，四肢不溫，納少便溏。——脾陽虛**

方藥

【完帶湯】加減

組成　炒白朮 3 錢、山藥 8 錢、黨參 3 錢、炒白芍 3 錢、蒼朮 3 錢、陳皮 3 錢、黑荊芥穗 3 錢、炮薑 3 錢、柴胡 3 錢、車前子 3 錢、芡實 5 錢、熟龍牡各 8 錢、桑螵蛸 2 錢、烏賊骨 5 錢、炙甘草 3 錢。

(2)症狀：帶下量多，色白清冷，稀薄如水，淋漓不斷，頭暈耳鳴，腰痛如折，畏寒肢冷，小腹冷感，小便頻數，夜間尤甚，大便溏薄，面色晦黯，舌淡潤，苔薄白，脈沉細而遲。

> ➡️**辨證要點：帶下量多，色白清冷稀薄，畏寒肢冷，小腹冷感。——腎陽虛**

方藥

【內補丸】加減

組成　海螵蛸 5 錢、桑螵蛸 2 錢、煨訶子 3 錢、芡實 3

錢、覆盆子 5 錢、五倍子 3 錢、菟絲子 3 錢、潼蒺藜 3
錢、黃耆 3 錢、白蒺藜 5 錢、肉桂（焗）2 錢、肉蓯蓉
5 錢、制附子 5 錢。

(3)症狀：帶下量不甚多，色黃或赤白相兼，質稠或有臭氣，陰部
乾澀不適，或有灼熱感，腰膝痠軟，頭暈耳鳴，顴赤唇紅，五
心煩熱，失眠多夢，舌紅，苔少或黃膩，脈細數。

➡**辨證要點：帶下量不甚多，色黃質稠，有臭氣，陰部乾澀不
適，五心煩熱。——陰虛挾濕**

方藥

🍃【帶下方第 2 變方】

組成 海螵蛸 5 錢、桑螵蛸 2 錢、煨訶子 3 錢、芡實 3
錢、覆盆子 5 錢、五倍子 3 錢、敗龜板 5 錢、金櫻子 5
錢、熟龍牡各 1 兩、赤石脂 5 錢、椿根皮 5 錢、白雞冠
花 5 錢。

(4)症狀：帶下量多，色黃，黏稠，有臭氣，或伴陰部瘙癢，胸悶
心煩，口苦咽乾，納食較差，小腹或少腹作痛，小便短赤，舌
紅，苔黃膩，脈濡數。

➡**辨證要點：帶下量多，色黃，黏稠，有臭氣。——濕熱下注**

方藥

🍃【龍膽瀉肝湯】加減

組成 龍膽草 3 錢、黃芩 3 錢、山梔子 3 錢、柴胡 3 錢、
木通 3 錢、車前子 3 錢、澤瀉 3 錢、當歸 3 錢、生地黃

3 錢、川牛膝 3 錢、赤芍 3 錢、黃柏 3 錢、苦參 3 錢、
黃連 2 錢、土茯苓 5 錢。

(5)症狀：帶下量多，黃綠如膿，或赤白相兼，或五色雜下，狀如
米泔，臭穢難聞，小腹疼痛，腰骶痠痛，口苦咽乾，小便短
赤，舌紅，苔黃膩，脈滑數。

➡️**辨證要點：帶下量多，黃綠如膿，狀如米泔，臭穢難聞，小
腹疼痛。──濕毒蘊結**

方藥

🌿 **【斯立康方】加減**

組成 苦參 5 錢、穿心蓮 5 錢、紫花地丁 5 錢、敗醬草
5 錢、重樓 5 錢、蒲公英 5 錢、金銀花 5 錢、生地黃 4
錢、牡丹皮 3 錢、紫草 5 錢、莪朮 3 錢、金錢草 5 錢、
白花蛇舌草 5 錢、石菖蒲 2 錢。

6. 不孕

　　女子婚後夫婦同居 2 年以上，配偶生殖功能正常，未避孕而
未受孕者，或曾孕育過，未避孕又 2 年以上未再受孕者，稱為
「不孕症」，前者稱為「原發性不孕症」，後者稱為「繼發性不
孕症」。古稱前者為「全不產」，後者為「斷緒」。中醫學對女
性先天生理缺陷和畸形的不孕總結了五種不宜──「五不女」，
即螺（又作騾）、紋、鼓、角、脈五種，其中除脈之外，均非藥
物治療所能奏效的，故不屬本節論述範疇。

➡️**辨病要點：女子有正常性生活 1 年以上，配偶生殖功能正常，未避孕而未受孕者。**

辨治

不孕症的辨證，主要依據月經的變化、帶下病的輕重程度，其次依據全身症狀及舌脈，進行綜合分析，明確臟腑、氣血、寒熱、虛實，以指導治療。治療重點是溫養腎氣，調理氣血，使經調病除，則胎孕可成。此外，還須情志舒暢，房事有節，擇時候而合陰陽，以利於成孕。

(1)症狀：婚久不孕，月經不調，經量或多或少，平時白帶量多，伴頭暈耳鳴，腰痠腿軟，精神疲倦，腰痛如折，腹冷肢寒，性慾淡漠，小便清長頻數或失禁，面色晦黯，舌淡，苔薄，脈沉細而遲或沉遲無力，兩尺尤甚。

➡️**辨證要點：婚久不孕，白帶量多，腰痠腿軟，腹冷肢寒，性慾淡漠。——陽氣虧虛**

方藥

🌿 **【天癸湯】加減**

組成 菟絲子 5 錢、熟地黃 5 錢、何首烏 5 錢、阿膠（烊）3 錢、山茱萸 3 錢、枸杞子 5 錢、麥冬 3 錢、仙茅 3 錢、巴戟天 3 錢、淫羊藿 5 錢、肉桂 2 錢、炒杜仲 3 錢、王不留行 3 錢、五味子 3 錢、當歸 3 錢、吳茱萸 3 錢、乾薑 5 錢、鹿茸 3 錢、蛇床子 3 錢。

(2)症狀：婚久不孕，月經錯後，量少色淡，頭暈耳鳴，腰痠腿

軟，眼花心悸，皮膚不潤，面色萎黃，舌淡，苔少，脈沉細。

➠**辨證要點：婚久不孕，月經量少色淡，頭暈耳鳴，腰痠腿**
軟。——腎陰虛

方藥

🌿【四膠種玉湯】

組成 阿膠（烊）3 錢、鹿角膠（烊）3 錢、龜板膠（烊）
3 錢、白花膠 3 錢、山茱萸 3 錢、當歸 3 錢、白芍 3 錢、
生地黃 3 錢、覆盆子 3 錢、桑椹 5 錢、五味子 3 錢、車
前子 3 錢。

(3)症狀：多年不孕，月經愆期，量多少不定，經前乳房脹痛，胸
脅不舒，小腹脹痛，精神抑鬱，或煩躁易怒，舌紅，苔薄，脈弦。

➠**辨證要點：不孕，月經愆期，量多少不定，胸脅不舒。——**
肝鬱

方藥

🌿【百靈調肝湯】

組成 當歸 3 錢、赤芍 3 錢、懷牛膝 3 錢、通草 2 錢、
川棟子 3 錢、瓜蔞 3 錢、皂角刺 3 錢、枳實 3 錢、青皮
2 錢、甘草 3 錢、王不留行 3 錢、玫瑰花 1.5 錢、醋香附
5 錢。

(4)症狀：婚久不孕，形體肥胖，經行延後，甚或閉經，帶下量
多，色白質黏無臭，頭暈心悸，胸悶泛惡，面色㿠白，苔白
膩，脈滑。

➠**辨證要點：婚久不孕，形體肥胖，帶下量多色白質黏無臭，胸悶泛惡。——痰濕**

方藥

🍃**【化痰啟宮方】**

組成 蒼朮5錢、厚朴5錢、陳皮2錢、法半夏3錢、茯苓5錢、枳殼3錢、神麴3錢、川芎3錢、川牛膝3錢、制香附5錢、吳茱萸3錢、肉桂1錢、仙靈脾5錢、巴戟天5錢。

(5)症狀：多年不孕，月經後期，量少或多，色紫黑，有血塊，經行不暢，甚或漏下不止，少腹疼痛拒按，經前痛劇，舌紫黯，或舌邊有瘀點，脈弦澀。

➠**辨證要點：多年不孕，月經色紫黑，少腹疼痛拒按，舌紫黯，或舌邊有瘀點。——血瘀**

方藥

🍃**【化瘀種玉方】**

組成 小茴香3錢、乾薑6錢、延胡索3錢、當歸3錢、川芎3錢、肉桂2錢、赤芍3錢、熟地黃3錢、制香附5錢、白芍3錢、茯苓3錢、陳皮2錢、吳茱萸3錢、牡丹皮3錢、醋延胡索3錢。

7. 妊娠惡阻

妊娠早期，出現嚴重的噁心嘔吐，頭暈厭食，甚則食入即吐者，稱為「妊娠惡阻」，又稱「妊娠嘔吐」、「子病」、「病兒」、「阻病」等。本病相當於西醫的「妊娠劇吐」。惡阻是妊娠早期常見的病證之一，多數患者可迅速康復，預後大多良好。

➡**辨病要點：妊娠早期，出現嚴重的噁心嘔吐厭食。**

辨治

辨證著重了解嘔吐物的性狀（色、質、氣味），結合全身證候、舌脈進行綜合分析，以辨寒、熱、虛、實。治療大法以調氣和中、降逆止嘔為主，並應注意飲食和情志的調節，用藥宜忌升散之品。

(1)症狀：妊娠早期，噁心嘔吐，吐出食物，甚則食入即吐，脘腹脹悶，不思飲食，頭暈體倦，怠惰思睡，舌淡，苔白，脈緩滑無力。

➡**辨證要點：妊娠早期，噁心嘔吐，脘腹脹悶，不思飲食。**
──胃虛

方藥

✦【香砂六君子湯】合【乾薑人參半夏丸】加減

組成 黨參 3 錢、白朮 3 錢、茯苓 3 錢、甘草 3 錢、法半夏 3 錢、陳皮 2 錢、木香 2 錢、砂仁 3 錢、乾薑 5 錢、白豆蔻 2 錢、生薑 3 錢、大棗 3 錢。

(2)症狀：妊娠早期，嘔吐酸水或苦水，胸脅滿悶，噯氣嘆息，頭暈目眩，口苦咽乾，渴喜冷飲，便秘溲赤，舌紅，苔黃燥，脈弦滑數。

➡**辨證要點：妊娠早期，嘔吐酸水或苦水，胸脅滿悶，口苦咽乾。——肝熱**

方藥

✎ **【小柴胡湯】合【左金丸】加減**

組成 柴胡 3 錢、清半夏 3 錢、竹茹 5 錢、黨參 3 錢、炙甘草 3 錢、大棗 3 錢、黃連 2 錢、吳茱萸 1 錢、生薑 3 錢、枇杷葉 5 錢。

(3)症狀：妊娠早期，嘔吐痰涎，胸膈滿悶，不思飲食，口中淡膩，頭暈目眩，心悸氣短，舌淡胖，苔白膩，脈滑。

➡**辨證要點：妊娠早期，嘔吐痰涎，不思飲食。——痰滯**

方藥

✎ **【黃連溫膽湯】加減**

組成 清半夏 3 錢、陳皮 2 錢、竹茹 5 錢、枳實 3 錢、茯苓 8 錢、炙甘草 3 錢、大棗 3 錢、黃連 2 錢、生薑 3 錢、枇杷葉 5 錢。

8. 妊娠腹痛

妊娠期間，出現以小腹疼痛為主的病症，稱為「妊娠腹痛」，亦稱「胞阻」。妊娠腹痛是孕期常見病，若不伴有下血症狀，一

般預後良好。若痛久不止，病勢日進，也可損傷胎元，甚則發展為墮胎、小產。

➡️**辨病要點：妊娠期間，小腹疼痛。**

辨治

辨證主要根據腹痛的性質和程度，結合兼症及舌脈特點辨其虛實。本病治法以調理氣血為主，使胞脈氣血暢通，則其痛自止。

(1)症狀：妊娠小腹綿綿作痛，頭暈心悸，失眠多夢，面色萎黃，舌淡，苔薄白，脈細滑。

➡️**辨證要點：妊娠小腹綿綿作痛，頭暈心悸。——血虛**

🌿**【當歸芍藥散】加減**

組成 　炒當歸 3 錢、炒白芍 6 錢、川芎 3 錢、白朮 3 錢、茯苓 3 錢、澤瀉 3 錢、黨參 3 錢、炙甘草 3 錢、生薑 3 錢、大棗 3 錢。

(2)症狀：妊娠小腹冷痛，喜溫喜按，形寒肢冷，倦怠無力，面色㿠白，舌淡，苔白，脈細滑。

➡️**辨證要點：妊娠小腹冷痛，喜溫喜按。——虛寒**

🌿**【膠艾湯】加減**

組成 　阿膠（烊）3 錢、艾葉 3 錢、炒當歸 3 錢、川芎 3 錢、炒白芍 3 錢、熟地黃 3 錢、乾薑 3 錢、炙甘草 3 錢。

(3)症狀：妊娠小腹脹痛，情志抑鬱，或煩躁易怒，伴胸脅脹滿，舌紅，苔薄，脈弦滑。

➡️ **辨證要點：妊娠小腹脹痛，胸脅脹滿。——氣鬱**

【逍遙散】加減

組成 柴胡 3 錢、炒當歸 3 錢、炒白芍 6 錢、炒白朮 3 錢、茯苓 5 錢、炙甘草 3 錢、生薑 3 錢、薄荷 1 錢（後下）、蘇梗 5 錢、陳皮 2 錢。

9. 妊娠腫脹

妊娠中晚期，肢體面目發生腫脹者，稱為「妊娠腫脹」，亦稱「子腫」。如在妊娠 7～8 個月後，只是腳部輕度浮腫，無其它不適者，為妊娠晚期常見現象，可不必治療，產後自消。類似於西醫學的「妊娠高血壓症候群輕症」、「妊娠水腫」。若不伴有高血壓、蛋白尿者，預後良好。嚴重者可致「子暈」、「子癇」。

➡️ **辨病要點：妊娠中晚期，肢體面目發生腫脹。**

辨治

辨證首先要注意腫脹的特點和程度。一般水盛腫脹者，皮薄光亮，壓痕明顯；濕鬱腫脹者，皮膚粗厚，壓痕不顯。治療大法以利水化濕為主。按照治病不忘安胎的原則，隨證加入養血安胎之品，慎用溫燥、寒涼、滑利之藥，以免傷胎。

(1)症狀：妊娠數月，面浮肢腫，甚則遍身俱腫，皮薄光亮，按之凹陷，脘腹脹滿，氣短懶言，口中淡膩，食慾不振，小便短少，大便溏薄，舌體胖嫩，邊有齒痕，苔薄白或薄膩，脈緩滑無力。

➡**辨證要點：妊娠數月，面浮肢腫，皮薄光亮，按之凹陷，食慾不振。——脾虛**

方藥

✿ 【禹王湯變化方 6】

組成　茯苓 8 錢、炒白朮 5 錢、黨參 5 錢、木瓜 5 錢、紫蘇葉 2 錢、檳榔片 3 錢、大腹皮 5 錢、陳皮 2 錢、枳殼 3 錢、生薑 5 錢、木香 2 錢、砂仁 3 錢。

(2)症狀：妊娠數月，面浮肢腫，下肢尤甚，按之沒指，頭暈耳鳴，腰痠無力，下肢逆冷，心悸氣短，小便不利，面色晦黯，舌淡，苔白滑，脈沉遲。

➡**辨證要點：妊娠數月，面浮肢腫，下肢尤甚，腰痠無力。——腎虛**

方藥

✿ 【禹王湯變化方 7】

組成　茯苓 8 錢、炒白朮 5 錢、木瓜 5 錢、紫蘇葉 2 錢、檳榔片 3 錢、大腹皮 5 錢、陳皮 2 錢、枳殼 3 錢、生薑 5 錢、木香 2 錢、砂仁 3 錢、菟絲子 5 錢、桂枝 3 錢、豬苓 5 錢、澤瀉 5 錢、桑寄生 5 錢。

(3)症狀：妊娠數月，肢體腫脹，始腫兩足，漸及於腿，皮色不變，壓痕不顯，頭暈脹痛，胸脅脹滿，飲食減少，苔薄膩，脈弦滑。

➡️**辨證要點：妊娠數月，肢體腫脹，由足及腿，壓痕不顯，胸脅脹滿。──氣滯**

方藥

🌿【**禹王湯變化方5**】

組成 茯苓8錢、炒白朮5錢、木瓜5錢、紫蘇葉2錢、大腹皮5錢、陳皮2錢、枳殼3錢、生薑5錢、木香2錢、砂仁3錢、香附4錢。

10.胎動不安

　　妊娠期出現腰痠腹痛，胎動下墜，或陰道少量流血者，稱為「胎動不安」，又稱「胎氣不安」。本病類似於西醫學的「先兆流產」、「先兆早產」。胎動不安是臨床常見的妊娠病之一，經過安胎治療，腰痠、腹痛消失，出血迅速停止，多能繼續妊娠。若因胎元有缺陷而致胎動不安者，胚胎不能成形，故不宜進行保胎治療。若胎動不安病情發展以致流產者，稱為「墮胎」或「小產」。若妊娠在12週以內，胎兒未成形而自然殞墮者，稱為「墮胎」；若妊娠12～28週內，胎兒已成形而自然殞墮者，稱為「小產」。

➡️**辨病要點：妊娠期出現腰痠腹痛，或陰道少量流血。**

辨治

(1)症狀：妊娠期腰痠腹痛，胎動下墜，或伴陰道少量流血，色黯淡，頭暈耳鳴，兩膝痠軟，小便頻數，或曾屢有墮胎，舌淡，苔白，脈沉細而滑。

➡️**辨證要點：妊娠期腰痠腹痛，陰道少量流血，兩膝痠軟。**
——腎虛

方藥

🍃【保胎1方】

組成　苧麻根5錢、阿膠（烊）3錢、杜仲炭5錢、炒當歸3錢、白芍3錢、羌活2錢、菟絲子5錢、熟地黃5錢、炒川斷3錢、桑寄生5錢、黃蓍5錢、黃芩3錢、炒白朮5錢、狗脊5錢。

(2)症狀：妊娠期，腰痠腹痛，小腹空墜，或陰道少量流血，色淡質稀，精神倦怠，氣短懶言，頭暈眼花，心悸失眠，面色萎黃或㿠白，舌淡，苔薄，脈緩細滑。

➡️**辨證要點：妊娠期，腰痠腹痛，陰道少量流血，氣短心悸，**
貧血面容。——氣血虛虛

方藥

🍃【保胎2方】

組成　苧麻根5錢、阿膠（烊）3錢、杜仲炭5錢、炒當歸3錢、白芍3錢、艾葉炭3錢、菟絲子5錢、熟地黃5錢、炒川斷3錢、黃蓍5錢、炒白朮5錢、烏賊骨5錢、陳皮2錢、炙甘草3錢。

(3)症狀：妊娠期，腰痠腹痛，胎動下墜，或陰道少量流血，血色深紅或鮮紅，心煩少寐，渴喜冷飲，便秘溲赤，舌紅，苔黃，脈滑數。

➠**辨證要點：妊娠期，腰痠腹痛，或陰道少量流血，血色深紅或鮮紅，心煩溲赤。——血熱**

方藥

🌿【保胎 3 方】

組成 苧麻根 5 錢、阿膠（烊）3 錢、杜仲炭 5 錢、旱蓮草 3 錢、白芍 3 錢、地榆炭 3 錢、菟絲子 5 錢、熟地黃 5 錢、炒川斷 3 錢、桑寄生 5 錢、小薊 5 錢、黃芩 3 錢、炒白朮 5 錢。

(4)症狀：妊娠期，跌撲閃挫，或勞力過度，繼發腰腹疼痛，胎動下墜，或伴陰道流血，精神倦怠，脈滑無力。

➠**辨證要點：妊娠期，跌撲閃挫繼發腰腹疼痛，陰道流血。——外傷**

方藥

🌿【保胎 4 方】

組成 苧麻根 5 錢、阿膠（烊）3 錢、杜仲炭 5 錢、白芍 3 錢、砂仁 2 錢、菟絲子 5 錢、熟地黃 3 錢、炒川斷 3 錢、桑寄生 5 錢、黃蓍 5 錢、仙鶴草 5 錢、炒白朮 5 錢、狗脊 5 錢。

(5)症狀：孕後陰道不時少量下血，色紅或黯紅，胸腹脹滿，少腹

拘急，甚則腰痠，胎動下墜，皮膚粗糙，口乾不欲飲，舌黯紅或邊尖有瘀斑，苔白，脈沉弦或沉澀。

➡**辨證要點：婦人宿有癥疾，孕後陰道不時少量下血，少腹拘急，腰痠，胎動下墜。——癥瘕傷胎**

方藥

🌿【保胎 5 方】

組成　苧麻根 5 錢、阿膠（烊）3 錢、杜仲炭 5 錢、炒桃仁 3 錢、赤芍 3 錢、炒牡丹皮 3 錢、菟絲子 5 錢、熟地黃 5 錢、炒川斷 3 錢、桂枝 2 錢、黃耆 3 錢、茯苓 6 錢、炒白朮 5 錢、荔枝核 8 錢。

11. 滑胎

凡墮胎、小產連續發生 3 次以上者，稱為「滑胎」，亦稱「數墮胎」。本病類似於西醫學的「習慣性流產」。

➡**辨病要點：容易墮胎或小產。**

辨治

(1)症狀：屢孕屢墮，甚或如期而墮，頭暈耳鳴，腰痠膝軟，精神萎靡，夜尿頻多，目眶黯黑，或面色晦黯，舌淡，苔白，脈沉弱。

➡**辨證要點：屢孕屢墮，腰痠膝軟，目眶黯黑。——腎氣虧損**

方藥

🌿【固胎 1 方】

組成 苧麻根 5 錢、杜仲炭 5 錢、菟絲子 5 錢、熟地黃 5 錢、炒續斷 5 錢、炒當歸 3 錢、枸杞子 5 錢、黨參 3 錢、炒白朮 5 錢、桑寄生 5 錢、砂仁 2 錢。

(2)症狀：屢孕屢墮，頭暈眼花，神倦乏力，心悸氣短，面色蒼白，舌淡，苔薄，脈細弱。

➡辨證要點：屢孕屢墮，頭暈眼花，心悸氣短。──氣血兩虛

方藥

【固胎 2 方】

組成 苧麻根 5 錢、阿膠（烊）3 錢、菟絲子 5 錢、熟地黃 5 錢、炒續斷 5 錢、炒當歸 3 錢、白芍 3 錢、黨參 3 錢、黃蓍 3 錢、炒白朮 5 錢、桑寄生 5 錢、砂仁 2 錢、炙甘草 3 錢、珍珠米 1 小撮為引。

12.產後缺乳

哺乳期間，產婦乳汁甚少或全無，稱為「缺乳」，亦稱「乳汁不行」或「乳汁不足」。

➡辨病要點：哺乳期乳汁不足。

辨治

缺乳有虛實兩端。一般乳房柔軟、乳汁清稀者，多為虛證；乳房脹硬而痛，乳汁濃稠者，多為實證。虛者補氣養血，實者疏肝解鬱，均宜佐以通乳之品。

(1)症狀：產後乳少，甚或全無，乳汁清稀，乳房柔軟，無脹滿感，神倦食少，面色無華，舌淡，苔少，脈細弱。

➠**辨證要點：產後乳少，乳汁清稀，乳房無脹滿感，神倦食少。——氣血虛弱**

方藥

🌿【八珍湯】加減

組成 黨參5錢、白朮3錢、茯苓3錢、當歸3錢、川芎3錢、白芍3錢、熟地黃3錢、炮豬蹄甲1兩、砂燙魚肚2錢（研末沖服）、甘草3錢、生薑3錢、紅棗3枚。

(2)症狀：產後乳汁澀少，濃稠，或乳汁不下，乳房脹硬疼痛，情志抑鬱，胸脅脹悶，食慾不振，或身有微熱，舌質正常，苔薄黃，脈弦細或弦數。

➠**辨證要點：產後乳汁澀少，濃稠，乳房脹硬疼痛，胸脅脹悶。——肝氣鬱滯**

方藥

🌿【逍遙散】加減

組成 柴胡3錢、當歸3錢、白芍3錢、白朮3錢、茯苓5錢、甘草3錢、生薑3錢、紅棗3枚、薄荷1錢（後下）、炮豬蹄甲1兩、砂燙魚肚2錢（研末沖服）、王不留行5錢。

13. 回乳

產後不需哺乳，或因產婦有疾，不宜授乳，或嬰兒已屆斷奶之時者，可予回乳。

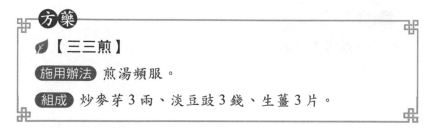

方藥

🌿【三三煎】

施用辦法　煎湯頻服。

組成　炒麥芽 3 兩、淡豆豉 3 錢、生薑 3 片。

14. 性冷感

女性性冷感，又稱「性冷淡」或「性慾抑制」，是指長期對房事沒有興趣，行房事時身心不能適當地有所反應、表現焦慮、不適疼痛，又或在性交過程中無法達到高潮、喪失性慾者。

➡️**辨病要點：女性長期對房事沒有興趣。**

辨治

(1)症狀：心慌心悸，神疲乏力，短氣自汗，性生活後症狀加劇，無精力喚起性興奮，或心雖思，而力不能支，面色少華，舌質淡紅，苔薄白，脈弱。

➡️**辨證要點：心悸，神疲乏力，性生活後症狀加劇。——氣虛**

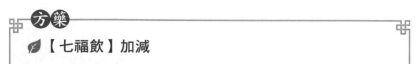

方藥

🌿【七福飲】加減

> 組成 黨參 5 錢、白朮 3 錢、炙甘草 5 錢、熟地黃 3 錢、當歸 3 錢、炒酸棗仁 3 錢、遠志 2 錢、菟絲子 8 錢、仙靈脾 5 錢、仙茅 3 錢、桂圓 5 錢、肉桂 3 錢（後下）。

(2)症狀：精神抑鬱，心情沉悶，鬱鬱寡歡，不思性慾，偶或為之，毫無興趣，乳脅脹痛，經行後期，夾血塊，腹脹痛，脈細弦。

➡辨證要點：**精神抑鬱，不思性慾，胸脅苦滿。——肝鬱**

方藥

🍃 **【柴胡三香散】**

> 組成 柴胡 3 錢、白芍 3 錢、香附 3 錢、枳殼 3 錢、川芎 3 錢、甘草 3 錢、丁香 0.5 錢、木香 3 錢、小茴香 1.5 錢、蛇床子 3 錢、川楝子 3 錢、青皮 3 錢。

(3)症狀：腰痠冷痛，性慾淡漠，頭暈目眩，帶下清稀，月經後期、色淡，小腹冷痛，舌質淡紅，苔白，脈遲而弱。

➡辨證要點：**腰痠冷痛，性慾淡漠，小腹冷痛。——腎陽虧虛**

方藥

🍃 **【右歸丸】加減**

> 組成 熟地黃 3 錢、山藥 3 錢、山萸肉 3 錢、當歸 3 錢、杜仲 5 錢、肉桂 1 錢（後下）、鹿角膠（烊）3 錢、菟絲子 8 錢、何首烏 3 錢、阿膠（烊）3 錢、枸杞子 5 錢、麥冬 3 錢、仙茅 3 錢、巴戟天 3 錢、淫羊藿 5 錢、王不留行 3 錢、蛇床子 3 錢。

15.經斷前後諸證

　　婦女在絕經前後出現烘熱面赤，進而汗出，精神倦怠，煩躁易怒，頭暈目眩，耳鳴心悸，失眠健忘，腰背痠痛，手足心熱，或伴有月經紊亂等與絕經有關的症狀，稱「經斷前後諸證」，又稱「經絕前後諸證」。這些證候常參差出現，發作次數和時間無規律性，病程長短不一，短者數月，長者可遷延數年以至十數年不等。本病相當於西醫學「更年期症候群」，雙側卵巢切除或放射治療後雙側卵巢功能衰竭者，也可出現更年期症候群的表現。

➡️**辨病要點：經前後出現烘熱面赤，汗出，煩躁易怒，心悸，失眠，月經紊亂。**

辨治

⑴症狀：經斷前後，頭暈耳鳴，腰痠腿軟，烘熱汗出，五心煩熱，失眠多夢，口燥咽乾，或皮膚瘙癢，月經週期紊亂，量少或多，經色鮮紅，舌紅苔少，脈細數。

　➡️**辨證要點：頭暈耳鳴，腰痠腿軟，烘熱汗出，失眠，咽乾。**
　　——肝腎不足，陰陽失調

方藥

🌿**【新七七湯】**

組成　銀柴胡 5 錢、地骨皮 5 錢、生龍牡各 1 兩、白芍 15 錢、防風 3 錢、生曬參 3 錢、浮小麥 8 錢、麥冬 5 錢、五味子 3 錢、甘草 3 錢、熟酸棗仁 5 錢、麻黃根 3 錢、鎖陽 25 克。

⑵症狀：經斷前後，頭暈目眩，口苦咽乾，心胸煩悶，口渴飲冷，便秘溲赤，舌紅，苔黃，脈弦數。

➡**辨證要點：口苦咽乾，胸脅苦滿，便秘溲赤。——肝鬱化熱**

方藥

🌿【御神子煮散】加減

組成 當歸 5 錢、川芎 3 錢、白芍 3 錢、生地黃 3 錢、白朮 3 錢、麥冬 5 錢、牡丹皮 3 錢、茯苓 5 錢、五味子 2 錢、鉤藤 5 錢、淮小麥 1 兩、制何首烏 5 錢、香附子 3 錢、桂皮 1 錢、黃連 1 錢、大黃 2 錢、木香 1 錢、丁香 2 分、生龍骨 1 兩、柴胡 3 錢、甘草 2 錢。

16.乳核

　　乳核是以乳中結核，狀如雞卵，表面光滑，邊界清楚，推之能移，不痛，與月經週期無關為主要表現的腫瘤性疾病。本病相當於西醫的「乳腺纖維腺瘤」。

診斷

　　多見於 20～30 歲的青年婦女。乳房內出現腫塊，常為單發性，或多個在單側或雙側乳房內出現，乳房各個象限均可發生，而以外上象限較多見。腫塊形似丸卵，大小不等，小如黃豆，大如禽蛋，皮色不變，質地堅實，表面光滑，活動度好，邊界清楚，與皮膚無黏連，腫塊一般無疼痛，少數可有輕微刺痛或脹痛，但與月經無關。腫塊一般生長緩慢，可能數年不變，不會潰破。

➠辨病要點：乳中結核，狀如雞卵，表面光滑，邊界清楚，推之能移，不痛。

辨治

⑴症狀：乳房腫塊形似丸卵，質地堅實，皮色不變，表面光滑，推之活動，壓之不痛；可伴有乳房不適，煩悶急躁，或月經不調；舌淡紅，苔薄白，脈弦。

➠辨證要點：乳房腫塊形似丸卵，光滑堅實，可動，不痛。腹診見胸脅苦滿。——肝鬱痰凝

方藥

🌿【疏肝散核湯】合【小金丹】

組成　柴胡 3 錢、鬱金 5 錢、白芍 3 錢、茯苓 5 錢、白朮 3 錢、全瓜蔞 3 錢、浙貝母 3 錢、海藻 6 錢、昆布 5 錢、鹿角片 8 錢、內金 5 錢、橘核 5 錢、荔枝核 1 兩、金鈴子 3 錢、貓爪草 3 錢。

註：【小金丹】為中成藥，用上藥送服或另外單獨吞服。

⑵症狀：乳房腫塊形似丸卵，表面光滑，脹痛；易眩暈，倦怠乏力，精神萎靡不振，面色蒼白以及胸悶，氣短。舌淡，苔薄白，脈弱。

➠辨證要點：乳房腫塊，光滑堅實，脹痛。倦怠，面色無華。——血虛氣滯

方藥

🌿【養血理氣湯】加減

組成　當歸 3 錢、川芎 3 錢、酒白芍 8 錢、熟地黃 3 錢、阿膠 3 錢、旱蓮草 3 錢、青皮 2 錢、烏藥 3 錢、鹿角霜 8 錢、鉤藤 5 錢、王不留行 5 錢、三棱 3 錢、莪朮 5 錢、小茴香 2 錢、吳茱萸 2 錢、乾薑 2 錢、川楝子 2 錢、橘核 5 錢、荔枝核 1 兩。

17.乳癖

乳癖是以乳房有形狀大小不一的腫塊、疼痛、與月經週期相關為主要表現的乳腺組織的良性增生性疾病。《瘍科心得集·辨乳癖乳痰乳岩論》云：「有乳中結核，形如丸卵，不疼痛，不發寒熱，皮色不變，其核隨喜怒消長，此名乳癖。」好發於 25～45 歲婦女，約佔全部乳腺疾病的 75%，是臨床上最常見的乳房疾病。本病相當於西醫的「乳腺囊性增生症」。

診斷

多見於青中年婦女，常伴有月經失調、流產史。常同時或相繼在兩側乳房內發生多今大小不一的腫塊，其形態不規則，或圓或扁，質韌，分散於整個乳房，或局限在乳房的一處。

腫塊與周圍組織分界不清，與皮膚和肌筋膜無黏連，推之移動，腋下淋巴結不腫大。常感乳房脹痛，在月經 3～4 天更甚，經後痛減或消失。有時乳頭溢出黃綠色、棕色或血性液體。本病病程較長，常達數年，腫塊的生長和發展多為間歇性，常在經前加劇，也可出現一段較長時間的緩解。

➠辨病要點：乳房有形狀大小不一的腫塊，疼痛，與月經週期相關。

辨治

⑴症狀：常見於青年婦女，多發生單側乳房。一般為單個發生，多在乳房外上方。也有多個腫塊發生在單側或雙側乳房者。腫塊形似桃核，偶有巨大腫塊如兒頭者，腫塊皮色不變、質地堅實、表面光滑、邊界清楚，不與皮膚及深部組織黏連，容易被推動，雖經年累月，亦不潰破。腫塊增長緩慢，部分病人在妊娠期腫塊迅速增大，則可能惡變。乳房脹痛或刺痛，乳房腫塊隨喜怒消長；伴胸悶脅脹，善鬱易怒，失眠多夢；舌質淡紅，苔薄白，脈弦和細澀。

➠辨證要點：乳房脹痛或刺痛，腫塊隨喜怒消長，腹診見胸脅苦滿。──肝鬱痰凝

方藥

🌿【疏肝散癖湯】合【小金丹】

組成 柴胡3錢、當歸3錢、白芍3錢、茯苓5錢、白朮3錢、全瓜蔞3錢、浙貝母3錢、法半夏6錢、制南星3錢、生牡蠣8錢、皂角刺3錢、橘核5錢、荔枝核1兩、金鈴子3錢、貓爪草3錢。

註：【小金丹】為中成藥，用上藥送服或另外單獨吞服。

⑵症狀：多見於中年婦女。乳房腫塊或脹痛，經前加重，經後緩減；伴腰痠乏力，神疲倦怠，頭暈，月經先後失調，量少色淡，甚或經閉；舌淡，苔白，脈沉細。

➡辨證要點：乳房腫塊或脹痛，經前加重，經後緩減；腰痠乏力，經量少色淡。——沖任失調

方藥

✔【調沖散結湯】

組成 仙靈脾 5 錢、仙茅 3 錢、當歸 3 錢、白芍 3 錢、赤芍 3 錢、知母 3 錢、鹿角片 5 錢、生牡蠣 1 兩、荔枝核 8 錢、八月扎 5 錢。

18.乳癰

乳癰是發生於乳房部的急性化膿性疾病。其臨床特點為乳房部結塊、腫脹疼痛，伴有全身發熱，潰後膿出稠厚。常發生於哺乳期婦女，尤多見於尚未滿月的初產婦。根據發病時期的不同，又有幾種名稱——發生於哺乳期者，稱「外吹乳癰」；發生於懷孕期者，名「內吹乳癰」；在非哺乳期和非懷孕期發生者，名「非哺乳期乳癰」。本病相當於西醫的「急性乳腺炎」。

診斷

◎多發於產後尚未滿月的哺乳婦女，尤以乳頭破碎或乳汁鬱滯者多見。

①鬱乳期：病人感覺患側乳房腫脹疼痛，並出現硬塊（或無硬塊），多在乳房外下象限，乳汁排出不暢；同時伴有發熱、寒戰、頭痛骨楚、食慾不振等全身症狀。經治療後，若 2～3 日內寒熱消退、腫消痛減，病將痊癒。

②成膿期：上述症狀加重，硬塊逐漸增大，繼而皮膚發紅灼熱，疼痛呈搏動性，有壓痛，患側腋窩淋巴結腫大，並有高熱不退，此為化膿的徵象。若硬塊中央漸軟，按之有波動感者，表明膿腫已熟。但深部膿腫波動感不明顯，需進行穿刺才能確定。

③潰膿期：自然破潰或切開排膿後，一般腫消痛減，寒熱漸退，逐漸向癒。若膿流不暢，腫熱不消，疼痛不減，身熱不退，可能形成袋膿，或膿液波及其它乳囊（腺葉），形成「傳囊乳癰」，亦可形成敗血症。若有乳汁從瘡口溢出，久治不癒，則可形成乳漏。

鑒別診斷

(1)炎性乳癌：是一種少見的特殊類型的乳腺癌。多發生於年輕婦女，尤其在妊娠或哺乳期。腫瘤特點酷似急性炎症改變，乳腺彌漫性增大，乳腺皮膚紅、腫、熱、痛，並可迅速波及到對側乳房。其皮膚顏色為一種特殊的暗紅或紫紅色，毛孔深陷呈橘皮樣或豬皮樣改變，局部腫脹有輕觸痛，但患側乳房多無明顯腫塊可觸及，患側腋窩常出現轉移性腫大淋巴結，但全身的炎性反應較輕微。針吸細胞學病理檢查可查到癌細胞。

(2)漿細胞性乳腺炎：多發於非哺乳期婦女，哺乳期也可能發生。其腫塊發於乳暈部，多伴乳頭凹陷內縮，乳暈皮膚紅腫，有瘙癢感或燒灼感，後期轉為疼痛，乳頭溢出紅棕色、綠色或黑色液體，乳暈下區可捫及邊緣不清的軟結節，偶為硬結節。

➡️**辨病要點：乳房部結塊、腫脹疼痛，伴全身發熱，潰後膿出稠厚。**

辨治

(1)症狀：乳房部腫脹疼痛，腫塊或有或無，皮色不變或微紅，乳汁排泄不暢；伴惡寒發熱，頭痛骨楚，口渴，便秘；舌淡紅或紅，苔薄黃，脈浮數或弦數。

➡**辨證要點：乳房部腫脹疼痛，或有腫塊，乳汁排泄不暢；伴惡寒發熱，口渴。──氣滯熱蘊**

方藥

🌿**【甲丁湯】**

組成 炮豬蹄甲 3 錢、黃花地丁 5 錢、瓜蔞 5 錢、牛蒡子 5 錢、王不留行 5 錢、路路通 4 錢、生麥芽 5 錢、赤芍 3 錢、浙貝 5 錢、大黃 3 錢。

(2)症狀：腫塊逐漸增大，皮膚掀紅，灼熱，疼痛如雞啄，腫塊中央漸軟，有應指感；可伴壯熱，口渴飲冷，面紅目赤，煩躁不寧，大便秘結，小便短赤；舌紅，苔黃乾，脈數或滑數。

➡**辨證要點：腫塊增大，皮膚掀紅，灼熱，疼痛，可伴壯熱，口渴，煩躁。──熱毒熾盛**

方藥

🌿**【五味消毒飲】合【排膿散及湯】加減**

組成 大黃 3 錢、生甘草 3 錢、赤芍 3 錢、枳實 3 錢、桔梗 3 錢、連翹 5 錢、皂角刺 3 錢、金銀花 3 錢、野菊花 3 錢、蒲公英 6 錢、紫花地丁 5 錢、紫背天葵 3 錢。

(3)症狀：潰破後乳房腫痛減輕，但瘡口膿水不斷，膿汁清稀，癒

合緩慢，或乳汁從瘡口溢出形成乳漏；面色少華，全身乏力，頭暈目眩，或低熱不退，食慾不振；舌淡，苔薄，脈弱無力。

➡️**辨證要點：潰破後乳房腫痛減輕，但瘡口膿水不斷，膿汁清稀，癒合緩慢。——正虛邪戀**

方藥

🍃 **【托里消毒飲】加減**

(組成) 黃蓍 3 錢、川芎 3 錢、當歸 3 錢、赤芍 3 錢、黨參 3 錢、白朮 3 錢、茯苓 5 錢、皂角刺 3 錢、桔梗 3 錢、白芷 3 錢、厚朴 3 錢、金銀花 4 錢、炮豬蹄甲 3 錢、鹿角霜 3 錢。

19.癥瘕

婦女下腹有結塊，或脹，或滿，或痛者，稱為「癥瘕」。癥與瘕，按其病變性質有所不同。「癥」，堅硬成塊，固定不移，推揉不散，痛有定處，病屬血分；「瘕」，痞滿無形，時聚時散，推揉轉動，痛無定處，病屬氣分。但就其臨床所見，每有先因氣聚，日久則血瘀成瘕，因此前人每以癥瘕並稱。

➡️**辨病要點：婦女下腹有結塊。堅硬成塊，固定不移為癥；時聚時散，推揉轉動為瘕。**

辨治

按包塊的性質、大小、部位、病程的長短、兼症和月經情況，辨其在氣在血，屬痰濕還是熱毒。治療大法以活血化瘀，輕

堅散結為主，佐以行氣化痰，兼調寒熱。但又必須根據患者體質
強弱，病之久暫，酌用攻補，或先攻後補，或先補後攻，或攻補
兼施等法，隨證施治，並需遵循「衰其大半而止」的原則，不可
一味地猛攻峻伐，以免損傷元氣。

(1)症狀：小腹有包塊，積塊不堅，推之可移，時聚時散，或上或
　　下，時感疼痛，痛無定處，小腹脹滿，胸悶不舒，精神抑鬱，
　　月經不調，舌紅，苔薄，脈沉弦。

　　➡ 辨證要點：小腹有包塊，積塊不堅，推之可移，痛無定處。
　　　──氣滯型

方藥

🌿【妃子笑1方】

組成　柴胡3錢、赤芍3錢、枳殼3錢、青皮2錢、川
楝子3錢、炮豬蹄甲5錢、炙鱉甲5錢、三棱5錢、莪
朮5錢、王不留行5錢、路路通5錢、卷柏5錢、桔核
5錢、荔枝核8錢、桂枝3錢、茯苓5錢、生薑5錢。

(2)症狀：小腹有包塊，積塊堅硬，固定不移，疼痛拒按，肌膚少
　　澤，口乾不欲飲，月經延後或淋漓不斷，面色晦黯，舌紫黯，
　　苔厚而乾，脈沉澀有力。

　　➡ 辨證要點：小腹有包塊，積塊堅硬，固定不移，疼痛拒按，
　　　舌紫黯。──血瘀型

方藥

🌿【妃子笑2方】

組成　柴胡3錢、赤芍3錢、枳殼3錢、川楝子3錢、

炮豬蹄甲5錢、炙鱉甲5錢、莪朮5錢、王不留行5錢、路路通5錢、卷柏5錢、桔核5錢、荔枝核8錢、桂枝5錢、茯苓8錢、牡丹皮3錢、桃仁5錢、水蛭3錢、山楂核5錢、雞血藤1兩、三七粉1錢（沖）。

(3)症狀：小腹有包塊，按之不堅，或時作痛，帶下量多，色白質黏稠，胸脘痞悶，時欲嘔惡，經行愆期，甚或閉而不行，舌淡胖，苔白膩，脈弦滑。

➡ **辨證要點：小腹有包塊，按之不堅，帶下量多，胸脘痞悶。**

——**痰濕型**

方 藥

🍃 【妃子笑3方】

組成 柴胡3錢、赤芍3錢、枳殼3錢、炮豬蹄甲5錢、莪朮5錢、王不留行5錢、卷柏5錢、桔核5錢、荔枝核8錢、桂枝5錢、茯苓8錢、法半夏6錢、橘皮2錢、檳榔3錢、吳茱萸3錢、生薑7錢。

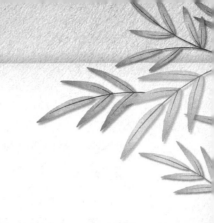

第 *4* 章

兒　科

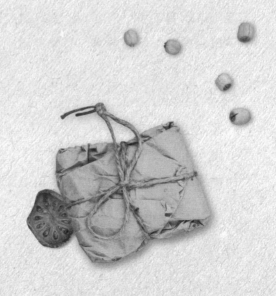

1. 感冒

感冒是兒童時期常見的外感性疾病之一，臨床以發熱惡寒、頭痛鼻塞、流涕咳嗽、噴嚏為特徵。感冒又稱「傷風」。感冒可分為兩種，普通感冒為冒受風邪所致，一般病邪輕淺，以肺系症狀為主，不造成流行；時行感冒為感受時邪病毒所致，病邪較重，具有流行特徵。

本病發病率佔兒科疾病首位，除了 4～5 個月以內兒童較少發病外，可發生於任何年齡的兒童。本病一年四季均可發病，以冬春多見，在季節變換、氣候驟變時發病率高。兒童患感冒，因其生理病理特點，易於出現夾痰、夾滯、夾驚的兼夾證。

診斷

⑴發熱惡寒、鼻塞流涕、噴嚏等症為主，多兼咳嗽，可伴嘔吐、腹瀉，或發生高熱驚厥。

⑵四時均有，多見於冬春，常因氣候驟變而發病。

➡️**辨病要點：發熱惡寒、鼻塞流涕，兼咽痛或咳嗽或下痢。**

辨治

⑴症狀：惡寒發熱，無汗，頭痛，鼻塞流涕，噴嚏，咳嗽，喉癢，舌偏淡，苔薄白，脈浮緊。

➡️**辨證要點：惡寒，頭痛，流清涕。──風寒**

🍃【杏蘇散】加減

組成 紫蘇葉3錢、桔梗2錢、法半夏3錢、枳殼2錢、橘皮1錢、茯苓3錢、甘草2錢、北杏仁3錢、柴胡2錢、生薑2錢、大棗2錢、荊芥1錢（後下）、薄荷1錢（後下）、辛夷1錢（後下）。

(2)症狀：發熱重，惡風，有汗或無汗，頭痛，鼻塞流膿涕，噴嚏，咳嗽，痰黃黏，咽紅或腫，口乾而渴，舌質紅，苔薄白或黃，脈浮數。

➥辨證要點：發熱，咽乾痛，流黃涕。——風熱

方藥

🍃【銀翹散】加減

組成 金銀花3錢、連翹3錢、荊芥1錢（後下）、薄荷1錢（後下）、牛蒡子5錢、桔梗3錢、甘草2錢、射干3錢、屈頭雞3錢、崗梅根5錢、土牛膝3錢。

(3)症狀：發熱無汗，頭痛鼻塞，身重困倦，咳嗽不劇，胸悶泛惡，食慾不振，或有嘔吐泄瀉，舌質紅，苔黃膩，脈數。

➥辨證要點：頭痛鼻塞，身重困倦，胸悶泛惡。——暑邪

方藥

🍃【新加香薷飲】加減

組成 金銀花3錢、連翹3錢、香薷3錢、藿香3錢、佩蘭3錢、厚朴3錢、白豆蔻2錢、扁豆花3錢、水翁花3錢、西瓜翠衣3錢。

(4)症狀：感冒，惡寒發熱，身疼身倦，腹痛，泄瀉水樣，舌苔白膩，脈滑。

➡️ **辨證要點：惡寒發熱，身疼，泄瀉。──濕邪**

方藥

🌿 **【藿香正氣散】加減**

組成 藿香3錢、紫蘇葉3錢、炒防風3錢、白芷3錢、大腹皮3錢、茯苓3錢、炒白朮3錢、法半夏3錢、陳皮2錢、炒厚朴3錢、桔梗3錢、布渣葉3錢、甘草2錢、生薑2錢、大棗2枚。

2. 咳嗽

　　凡因感受外邪或臟腑功能失調，影響肺的正常宣肅功能，造成肺氣上逆作咳、咯吐痰涎的症狀，即稱「咳嗽」。本病相當於西醫的「氣管炎」、「支氣管炎」。咳嗽在臨床上發病率較高，冬春季節及寒溫不調之時尤為多見，多發生於幼兒。咳嗽作為症狀，可見於諸多疾病中，當咳嗽以突出主症出現時，方可稱謂咳嗽，若是其它外感，內傷疾病中出現咳嗽症狀，則不屬於本病。

診斷

(1)咳嗽為主要症狀，多繼發於感冒之後，常因氣候變化而發生。
(2)好發於冬春季節。
(3)肺部聽診兩肺呼吸音粗糙，或可聞乾囉音。

鑒別診斷

◎頓咳：頓咳與咳嗽均以咳嗽為主症，但咳嗽多為聲咳；頓咳為
　陣發性痙攣性咳嗽，咳後有雞鳴樣吼聲，並吐出痰涎，病程遷
　延日久為特徵。

　➠辨病要點：咳嗽，或伴吐痰涎。

辨治

(1)症狀：咳嗽頻作，咽癢聲重，痰白清稀，鼻塞流涕，惡寒少
　汗，或有發熱頭痛，全身痠痛，舌苔薄白，脈浮緊，指紋浮紅。

　➠辨證要點：咳嗽，咽癢，痰白清稀，惡寒。──風寒咳嗽

方藥

🍃【三拗湯】加減

（組成）麻黃2錢、北杏仁3錢、甘草2錢、生薑2錢。

(2)症狀：咳嗽不爽，痰黃黏稠，不易咯出，口渴咽痛，鼻流濁
　涕，伴有發熱頭痛，惡風，微汗出，舌質紅，苔薄黃，脈浮
　數，指紋紅紫。

　➠辨證要點：咳嗽，痰黃黏稠，口渴。──風熱犯肺

方藥

🍃【桑菊飲】合【麻杏石甘湯】

（組成）麻黃2錢、石膏5錢、桑葉2錢、菊花2錢、薄
荷1錢（後下）、連翹2錢、北杏仁2錢、桔梗2錢、
甘草2錢。

(3)症狀：咳嗽痰黃，稠黏難咯，面赤唇紅，口苦作渴，或有發熱、煩躁不寧，尿少色黃，舌紅苔黃膩，脈滑數，指紋色紫。

➠**辨證要點：咳嗽痰黃，稠黏量多，口苦作渴，煩躁。──痰熱咳嗽**

方藥

🍃**【柴陷湯】**

組成 法半夏3錢、瓜蔞仁3錢、柴胡3錢、黃連1錢、黃芩3錢、黨參2錢、甘草3錢、生薑3錢、大棗3錢、魚腥草3錢、海浮石3錢。

(4)症狀：咳嗽重濁，痰多壅盛，色白而稀，胸悶納呆，苔白膩，脈濡。

➠**辨證要點：咳嗽重濁，痰多，白稀。──痰濕咳嗽**

方藥

🍃**【二陳湯】合【三子養親湯】**

組成 陳皮2錢、法半夏3錢、茯苓3錢、蘇子3錢、萊菔子3錢、白芥子3錢、甘草2錢。

(5)症狀：乾咳無痰，或痰少而黏，不易咯出，口渴咽乾，喉癢聲嘶，舌紅少苔，脈細數。

➠**辨證要點：乾咳無痰，口渴咽乾，喉癢。──燥熱咳嗽**

方藥

🍃**【桑杏湯】加減**

組成 桑葉3錢、北杏仁4錢、北沙參6錢、浙貝3錢、桔餅3錢、山梔皮3錢、梨皮5錢、枇杷葉5錢。

(6)症狀：咳而無力，痰白清稀，面色蒼白，氣短懶言，語聲低
微，喜溫畏寒，體虛多汗，舌質淡嫩，脈細少力。

➠**辨證要點：咳而無力，痰白清稀，氣短懶言，體虛多汗。**
——**氣虛咳嗽**

方藥

🌿【**三色止咳湯**】加減

組成　黃耆3錢、白僵蟲3錢、碧桃乾3錢、黨參3錢、
白朮3錢、防風2錢、茯苓3錢、甘草2錢、陳皮2錢、
法半夏3錢、生薑2錢、大棗2錢、蟬衣1錢、五味子
1錢。

3. 麻疹

　　麻疹是由外感麻毒時邪引起的一種急性出疹性時行疾病。以
發熱、咳嗽、流涕、眼淚汪汪、全身布發紅色斑丘疹及早期口腔
兩頰黏膜出現麻疹黏膜斑為特徵。因其疹點如麻粒大，故名「麻
疹」，南方地區稱為「痧」、「痧疹」。西醫學亦稱本病為「麻
疹」。

　　本病一年四季都有發生，但好發於冬、春二季，且常引起流
行。發病年齡以 6 個月至 5 歲為多。發病過程中若治療調護適
當，出疹順利，大多預後良好；反之，調護失宜，邪毒較重，正
不勝邪，可引起逆證險證，危及生命。患病後一般可獲終生免疫。

診斷

⑴初起發熱，流涕，咳嗽，兩目畏光多淚，口腔兩頰黏膜近臼齒處可見麻疹黏膜斑（見註）。

⑵典型皮疹自耳後髮際及頸部開始，自上而下，蔓延全身，最後達於手足心。皮疹為玫瑰色斑丘疹，可散在分布，或不同程度融合。疹退後有糠麩樣脫屑和棕褐色色素沉著。

⑶未接種過麻疹疫苗者，處於麻疹流行季節，近期有麻疹患者接觸史。

➠**辨病要點：發熱，眼淚汪汪，全身布發紅色斑丘疹。**

註：早期症狀：口腔兩頰黏膜紅赤，貼近臼齒處見微小灰白色麻疹黏膜斑，周圍紅暈。

辨治

⑴症狀：發熱，微惡風寒，鼻塞流涕，噴嚏，咳嗽，兩眼紅赤，淚水汪汪，倦怠思睡，小便短赤，大便稀溏。發熱第2～3天，口腔兩頰黏膜紅赤，貼近臼齒處見微小灰白色麻疹黏膜斑，周圍紅暈，由少漸多。舌苔薄白或微黃，脈浮數。

➠**辨證要點：發熱，惡寒，淚水汪汪，見麻疹黏膜斑。──邪犯肺衛（初熱期）**

方藥

✍ **【葛根湯】加減**

組成 葛根5錢、麻黃2錢、大棗2錢、石膏3錢、桂枝2錢、赤芍2錢、甘草2錢、生薑2錢。

(2)症狀：發熱持續，起伏如潮，陣陣微汗，謂之「潮熱」，每潮一次，疹隨外出。疹點先見於耳後髮際，繼而頭面、頸部、胸腹、四肢，最後手心、足底、鼻准部都見疹點即為出齊。疹點初起細小而稀少，漸次加密，疹色先紅後暗紅，稍覺凸起，觸之礙手。伴口渴引飲，目赤眵多，咳嗽加劇，煩躁或嗜睡，舌質紅，舌苔黃，脈數。

➡️**辨證要點：潮熱，每潮一次，疹隨外出。——邪入肺胃（見形期）**

方藥

🍃 **【柴葛解肌湯】加減**

組成　柴胡 3 錢、葛根 5 錢、甘草 3 錢、黃芩 3 錢、白芍 3 錢、桔梗 3 錢、生薑 2 錢、大棗 2 枚、石膏 8 錢、蘆根 5 錢、白茅根 5 錢。

(3)症狀：疹點出齊後，發熱漸退，咳嗽漸減，聲音稍啞，疹點依次漸回，皮膚呈糠麩狀脫屑，並有色素沉著，胃納增加，精神好轉，舌質紅少津，苔薄淨，脈細軟或細數。

➡️**辨證要點：疹點出齊後，疹點漸回，皮膚糠麩狀脫屑，色素沉著。——陰津耗傷（收沒期）**

方藥

🍃 **【麥門冬湯】加減**

組成　麥冬 5 錢、太子參 5 錢、法半夏 3 錢、粳米 3 錢、大棗 2 枚、甘草 2 錢、石斛 5 錢、沙參 3 錢、白茅根 3 錢、桑葉 3 錢。

(4)症狀：高熱煩躁，咳嗽氣促，鼻翼煽動，喉間痰鳴，疹點紫暗或隱沒，甚則面色青灰，口唇紫紺，舌質紅，苔黃膩，脈數。

➡️**辨證要點：高熱，氣促，痰鳴，疹點紫暗或隱沒。——邪毒閉肺**

方藥

🌿**【葛根湯】合【麻杏石甘湯】加減**

組成 葛根 5 錢、麻黃 2 錢、北杏仁 3 錢、大棗 2 錢、石膏 5 錢、桂枝 2 錢、赤芍 2 錢、甘草 2 錢、生薑 2 錢。

(5)症狀：咽喉腫痛，聲音嘶啞，咳聲重濁，聲如犬吠，喉間痰鳴，甚則吸氣困難，胸高脅陷，面唇紫紺，煩躁不安，舌質紅，苔黃膩，脈滑數。

➡️**辨證要點：咽喉腫痛，咳聲重濁，喉間痰鳴，吸氣困難。——邪毒攻喉**

方藥

🌿**【普濟消毒飲】加減**

組成 玄參 3 錢、射干 3 錢、桔梗 3 錢、馬勃 2 錢、牛蒡子 3 錢、金銀花 3 錢、板藍根 3 錢、葶藶子 5 錢、全瓜蔞 3 錢、浙貝母 3 錢、黃芩 3 錢、黃連 2 錢、升麻 2 錢、柴胡 3 錢、甘草 2 錢。

(6)症狀：高熱不退，煩躁譫妄，皮膚疹點密集成片，色澤紫暗，甚則神昏、抽搐，舌質紅絳起刺，苔黃糙，脈數。

➡️**辨證要點：高熱不退，煩躁譫妄，疹點密集，紫暗——邪陷心肝**

> **方藥**

> 🍃【羚角鉤藤湯】合【安宮牛黃丸】加減

> [施用辦法] 藥汁送服【安宮牛黃丸】。

> [組成] 山羊角 5 錢、鉤藤 3 錢（後下）、桑葉 3 錢、菊花 1.5 錢（後下）、茯神 3 錢、竹茹 3 錢、浙貝母 3 錢、生地黃 3 錢、白芍 3 錢、石菖蒲 2 錢、膽南星 3 錢、甘草 2 錢。

4. 小兒癇證

　　癲癇又稱「癇證」，是兒童常見的一種發作性神志異常的疾病。臨床以突然撲倒、昏不知人、口吐涎沫、兩目上視、四肢抽搐、發過即蘇、醒後一如常人為特徵。任何年齡均可能發生，但以 4～5 歲以上年長兒童較為多見，發病率約為 0.3%～0.5%。患病兒童平時可能並無異常，但易反覆發作。呈持續狀態者預後不良，部分患病兒童可能智力落後。

診斷

(1)突然發作的全身肌肉痙攣，意識喪失，兩眼上翻，口吐白沫，喉頭發出叫聲，有時可有舌咬傷及二便失禁。發作持續 1～5 分鐘或更長，發作停止後轉入昏睡，醒後常訴頭痛，全身乏力，精神恍惚。以往有類似發作史。

(2)呈小發作時，出現短暫的意識喪失，語言中斷，活動停止，固定於某一體位，不跌倒，無抽搐。發作持續 2～10 秒，不超過

30秒，很快恢復意識，繼續正常活動，對發作情況不能回憶。

(3)呈精神性發作時，精神失常，激怒狂笑，妄哭，夜遊或呈一時性癡呆狀態。

(4)呈局限性發作時，常見身體局部陣發性痙攣。

(5)有家族史、產傷缺氧史、顱腦外傷史等。

鑒別診斷

◎驚風：驚風常由高熱、電解質紊亂、低血糖等引起，腦電圖檢查無典型的癲癇波形，發作時無吼叫聲，無口吐白沫。但是「驚風三發便成癇」，驚風若反覆發作，日久可發展為癲癇。

➡辨病要點：**突然撲倒，昏不知人，口吐涎沫，兩目上視，四肢抽搐，醒後一如常人。**

辨治

首選方藥

【抗癇方】

組成 柴胡5錢，黃芩3錢、法半夏3錢、黨參5錢、桂枝3錢、白芍3錢、大棗3枚、生薑3片、炙甘草3錢、生地黃3錢、當歸3錢、川芎3錢、鉤藤1兩、石菖蒲6錢、玄參1兩、生龍牡各1兩（先煎30分鐘）。

註：適用於各型原發性癲癇。

(1)症狀：起病前多有受驚恐史，發作前心中驚恐，發作時吐舌驚叫大啼，恍惚失魂，驚惕不安，面色時紅時白，原地轉圈，舌

苔薄白，脈弦滑。

➡辨證要點：**心中驚恐，發作時吐舌驚叫大啼，驚惕不安。**
　——**驚癇**

方藥

✦【鎮驚丸】加減

組成 茯神 3 錢、生酸棗仁 3 錢、珍珠母 3 錢、石菖蒲 3 錢、遠志 3 錢、鉤藤 3 錢、膽南星 3 錢、天竺黃 3 錢、水牛角 3 錢、人中黃 3 錢、麥冬 3 錢、黃連 3 錢、甘草 3 錢、全蠍 3 錢、白僵蠶 3 錢。

(2)症狀：發作時突然跌撲，神志模糊，痰涎壅盛，喉間痰鳴，口吐痰沫，抽搐不甚，或精神恍惚而無抽搐，瞪目直視，呆木無知，舌苔白膩，脈弦滑。

➡辨證要點：**突然跌撲，神志模糊，痰涎壅盛，痰鳴，抽搐不甚。——痰癇**

方藥

✦【滌痰湯】加減

組成 橘紅 3 錢、法半夏 3 錢、膽南星 3 錢、石菖蒲 3 錢、遠志 2 錢、枳實 3 錢、清竹茹 3 錢、天麻 3 錢、鉤藤 5 錢（後下）、全蠍 3 錢、珍珠母 5 錢。

(3)症狀：發作前頭昏眩暈，發作時昏撲倒地，人事不知，四肢抽動明顯，頸項強直扭轉，兩目上視或斜視，牙關緊閉，面色紅赤，脈弦滑，苔白膩。

➡️辨證要點：**發作時昏撲倒地，四肢抽動，兩目上視，牙關緊閉。——風癇**

方藥

🌿【定癇丸】加減

組成 山羊角5錢、天麻3錢、全蠍3錢、鉤藤5錢（後下）、蟬蛻1錢、石菖蒲3錢、遠志2錢、川貝3錢、膽南星3錢、法半夏3錢、竹瀝（兌）3錢、琥珀3錢（研末沖服）、茯神3錢、蜈蚣2錢、白僵蠶3錢。

(4)症狀：多有外傷及產傷史，發作時頭暈眩撲，昏不知人，四肢抽搐，頭部刺痛，痛處固定，面唇青紫，形體消瘦，肌膚枯燥色暗，大便乾結，舌暗有瘀斑，脈細澀。

➡️辨證要點：**發作時頭暈眩撲，四肢抽搐，頭部刺痛固定，面唇青紫，肌膚枯燥色暗。——瘀癇**

方藥

🌿【通竅活血湯】加減

組成 桂枝3錢、當歸3錢、老蔥3錢、赤芍3錢、川芎3錢、天麻3錢、桃仁3錢、紅花3錢、生薑3錢、大棗3錢。

5. 水痘

水痘是由外感時行邪毒引起的急性發疹性時行疾病。以發熱並於皮膚分批出現丘疹、皰疹、結痂為特徵。因其皰疹內含水

液，形態橢圓，狀如豆粒，故稱水痘，也稱「水花」、「水瘡」、「水皰」。西醫亦稱「水痘」。

　　本病一年四季都有發生，但多見於冬春兩季。任何年齡都可能發病，而以 1～4 歲小兒為多見。本病傳染性強，容易造成流行。預後一般良好，癒後皮膚不留瘢痕。患病後可獲終身免疫。

診斷

(1)起病 2～3 週前有水痘接觸史。

(2)臨床表現初起有發熱、流涕、咳嗽、不思飲食等症，發熱大多不高，發熱 1～2 天內，頭面、髮際及全身其它部位出現紅色斑丘疹，以軀幹部位較多，四肢部位較少。疹點出現後，很快變為皰疹，呈橢圓形，大小不一，內含水液，周圍紅暈，皰壁薄易破，常伴瘙癢，繼則結成痂蓋脫落，不留疤痕。

(3)皮疹分批出現，此起彼落，在同一時期，丘疹、皰疹、乾痂並見。

鑒別診斷

(1)麻疹、風痧、奶麻、丹痧：麻疹、皮疹分布全身，形態細小如針尖或粟粒狀，無皰疹、結痂現象。

(2)膿皰瘡：天炎熱季節，皰疹較大，壁較薄，內含膿液，不透亮，容易破潰，破潰後隨膿液流溢蔓延附近皮膚而發，多發於頭面部及四肢暴露部位。

➠**辨病要點：發熱，皮膚分批出現丘疹、皰疹內含水液。**

辨治

⑴症狀：發熱輕微，或無發熱，鼻塞流涕，伴有噴嚏及咳嗽，1～2 日皮膚出疹，疹色紅潤，皰漿清亮，根盤紅暈不明顯，點粒稀疏，此起彼伏，以軀幹為多，舌苔薄白，脈浮數。

➠**辨證要點：發熱，疹色紅潤，皰漿清亮，點粒稀疏，以軀幹為多。──邪傷肺衛**

方藥

🍃【銀翹散】加減

組成 金銀花 3 錢、連翹 3 錢、荊芥 1 錢（後下）、薄荷 1 錢（後下）、牛蒡子 3 錢、桔梗 3 錢、甘草 2 錢、車前子 3 錢、生薏苡仁 5 錢、葛根 5 錢、滑石 1 兩。

⑵症狀：壯熱不退，煩躁不安，口渴欲飲，面紅目赤，水痘分布較密，根盤紅暈顯著，疹色紫暗，皰漿混濁，大便乾結，小便黃赤。舌紅或舌絳，苔黃糙而乾，脈洪數。

➠**辨證要點：壯熱、煩躁，水痘分布較密，根盤紅暈，疹色紫暗，皰漿混濁，便結溲赤。──毒熾氣營**

方藥

🍃【清營湯】加減

組成 水牛角 3 錢、生地黃 5 錢、玄參 3 錢、竹葉芯 3 錢、麥冬 3 錢、丹參 6 錢、黃連 2 錢、金銀花 3 錢、連翹芯 2 錢、蘆根 5 錢、生大黃 3 錢。

6. 痄腮

　　痄腮是因感受風溫邪毒，壅阻少陽經脈引起的時行疾病。以發熱、耳下腮部漫腫疼痛為臨床主要特徵。中醫稱為痄腮，民間亦有稱為「鸕鶿瘟」、「蛤蟆瘟」者。本病相當於西醫學的「流行性腮腺炎」。

　　本病一年四季都可能發生，冬春易於流行。學齡兒童發病率高，能在兒童群體中流行。一般預後良好。少數兒童由於病情嚴重，可能出現昏迷、驚厥變證，年長兒童如發生本病，可見少腹疼痛、睪丸腫痛等症。

診斷

⑴當地有腮腺炎流行，發病前 2～3 週有流行性腮腺炎接觸史。

⑵臨床表現初病時可有發熱，1～2 天後，以耳垂為中心腮部漫腫，邊緣不清，皮色不紅，壓之疼痛或有彈性，通常先發於一側，繼發於另一側。口腔內頰黏膜腮腺管口可見紅腫。

⑶腮腺腫脹約經 4～5 天開始消退，整個病程約 1～2 週。

⑷常見併發症有睪丸炎、卵巢炎、胰腺炎等，也有併發腦膜炎者。

鑒別診斷

◎發頤：兩頰腫脹疼痛，表皮泛紅，腮腺化膿，按摩腮部可見口腔內腮腺管口有膿液溢出。多為一側腮部腫痛，無傳染性，常繼發於熱病之後，又稱化膿性腮腺炎。

➠**辨病要點：發熱、耳下腮部漫腫疼痛。**

辨治

⑴常證：

①症狀：輕微發熱惡寒，一側或兩側耳下腮部漫腫疼痛，咀嚼不便，或伴頭痛，咽痛，納少，舌紅，苔薄白或淡黃，脈浮數。

➠**辨證要點：發熱惡寒，一側或兩側耳下腮部漫腫疼痛，咽痛。——邪犯少陽**

方藥

🌿**【銀翹散】合【小柴胡湯】加減**

組成 金銀花 3 錢、連翹 3 錢、柴胡 3 錢、黃芩 3 錢、荊芥 1 錢（後下）、薄荷 1 錢（後下）、牛蒡子 3 錢、桔梗 3 錢、甘草 2 錢、板藍根 5 錢、夏枯草 5 錢、玄參 5 錢、白僵蠶 5 錢。

註：若欲外用，可用【青黛】以醋或蜂蜜水調糊，外敷於患處。

②症狀：高熱不退，腮部腫脹疼痛，堅硬拒按，張口、咀嚼困難，煩躁不安，口渴引飲，或伴頭痛、嘔吐，咽部紅腫，食慾不振，尿少黃赤，舌紅苔黃，脈滑數。

➠**辨證要點：高熱，腮部腫痛，堅硬拒按，煩躁不安，口渴。——熱毒壅盛**

方藥

🌿**【普濟消毒飲】加減**

組成 玄參 3 錢、射干 3 錢、桔梗 3 錢、馬勃 2 錢、牛蒡子 3 錢、金銀花 3 錢、板藍根 3 錢、夏枯草 5 錢、全

瓜蔞 3 錢、浙貝母 3 錢、黃芩 3 錢、黃連 2 錢、升麻 2
錢、柴胡 3 錢、甘草 2 錢。

註：若欲外用，可用【青黛】以醋或蜂蜜水調糊，外敷
於患處。

(2)變證：

①症狀：高熱不退，神昏，嗜睡，項強，反覆抽風，腮部腫脹
疼痛，堅硬拒按，頭痛，嘔吐，舌紅，苔黃，脈洪數。

➡**辨證要點：高熱不退，神昏，抽風，腮部腫痛，堅硬拒**
按。——邪陷心肝

方藥

🌿【清營湯】加減

組成　水牛角 3 錢、生地黃 5 錢、玄參 3 錢、竹葉芯 3
錢、麥冬 3 錢、丹參 6 錢、黃連 2 錢、金銀花 3 錢、連
翹芯 2 錢、生大黃 3 錢、鉤藤 5 錢（後下）、白僵蠶 3 錢。

②症狀：病至後期，腮部腫脹漸消，一側或兩側睪丸腫脹疼
痛，或伴少腹疼痛，痛甚者拒按，舌紅，苔黃，脈數。

➡**辨證要點：腮部腫脹漸消，一側或兩側睪丸腫脹疼痛。**
——毒竄睪腹

方藥

🌿【龍膽解毒湯】加減

組成　龍膽草 3 錢、山梔子 3 錢、黃芩 3 錢、黃連 3 錢、
柴胡 3 錢、川楝子 3 錢、延胡索 3 錢、荔枝核 8 錢、桃

仁 3 錢、板藍根 5 錢、青皮 3 錢、烏藥 3 錢、莪朮 3 錢、
大黃 3 錢、枳殼 3 錢。

7. 泄瀉

　　泄瀉是以大便次數增多，糞質稀薄或如水樣為特徵的一種兒
童常見病。西醫稱本病為「腹瀉」，發於嬰幼兒者稱嬰幼兒腹
瀉。本病以 2 歲以下的兒童最為多見。雖一年四季均可發生，但
以夏秋季節發病率為高，秋冬季節發病者，則容易引起流行。

診斷

⑴大便次數增多，每日超過 3～5 次，多者達 10 次以上，呈淡黃
　色，如蛋花湯樣，或黃綠稀溏，或色褐而臭，可有少量黏液。
　或伴有噁心、嘔吐、腹痛、發熱、口渴等症。
⑵有乳食不節、飲食不潔或感受時邪等病史。
⑶重症腹瀉及嘔吐嚴重者，可見小便短少、體溫升高、煩渴神
　疲、皮膚乾癟、囟門凹陷、目眶下陷、啼哭無淚等脫水體徵，
　以及口唇櫻紅、呼吸深長、腹脹等酸鹼平衡失調和電解質紊亂
　的表現。

鑒別診斷

◎痢疾：痢疾大便稀，有黏凍或膿血，便次增多於裡急後重，腹
　痛明顯。
➠辨病要點：大便次數增多，糞質稀薄或如水樣。

辨治

(1)症狀：大便稀溏，夾有乳凝塊或食物殘渣，氣味酸臭，或如敗
　卵，脘腹脹滿，便前腹痛，瀉後痛減，腹痛拒按，噯氣酸餿，
　或有嘔吐，不思乳食，夜臥不安，舌苔厚膩，或微黃。

　➡**辨證要點：大便稀溏，氣味酸臭，噯氣酸餿。——傷食**

🌿 **【保和丸】加減**

組成　炒山楂 3 錢、炒神麴 3 錢、炒萊菔子 3 錢、陳皮
3 錢、法半夏 3 錢、茯苓 3 錢、火炭母 3 錢、布渣葉 5
錢、厚朴 3 錢。

(2)症狀：大便清稀，中多泡沫，臭氣不甚，腸鳴腹痛，或伴惡寒
　發熱，鼻流清涕，咳嗽，舌淡，苔薄白。

　➡**辨證要點：大便清稀，中多泡沫，不臭，腸鳴腹痛。——風寒**

🌿 **【藿香正氣散】加減**

組成　藿香 3 錢、紫蘇葉 2 錢、炒防風 5 錢、白芷 2 錢、
大腹皮 3 錢、茯苓 5 錢、炒白朮 3 錢、法半夏 3 錢、陳
皮 2 錢、炒厚朴 3 錢、桔梗 3 錢、甘草 3 錢、生薑 3 錢、
大棗 3 枚。

(3)症狀：大便水樣，或如蛋花湯樣，瀉下急迫，量多次頻，氣味
　穢臭，或見少許黏液，腹痛時作，食慾不振，或伴嘔惡，神疲
　乏力，或發熱煩鬧，口渴，小便短黃，舌紅，苔黃膩，脈滑數。

➠辨證要點：**大便如蛋花湯樣，瀉下急迫，氣味穢臭。**──**濕熱**

方藥

🌿【八味黃芩湯】

組成 葛根 3 錢、黃芩 3 錢、黃連 3 錢、馬齒莧 5 錢、老鸛草 5 錢、白芍 3 錢、木香 3 錢、水翁花 3 錢。

⑷症狀：大便稀溏，色淡不臭，多於食後作瀉，時輕時重，面色萎黃，形體消瘦，神疲倦怠，舌淡苔白，脈緩弱。

➠辨證要點：**大便稀溏，色淡不臭，多於食後作瀉，倦怠。**

──**脾虛**

方藥

🌿【參苓白朮散】加減

組成 黨參 3 錢、炒白朮 3 錢、茯苓 5 錢、炙甘草 3 錢、砂仁 3 錢、陳皮 2 錢、桔梗 3 錢、扁豆 3 錢、山藥 5 錢、蓮子肉 3 錢、煨訶子 3 錢、熟薏苡仁 3 錢。

⑸症狀：久瀉不止，大便清稀，完穀不化，或見脫肛，形寒肢冷，面色㿠白，精神萎靡，睡時露睛，舌淡苔白，脈細弱。

➠辨證要點：**久瀉不止，大便清稀，完穀不化，形寒肢冷。**

──**脾腎陽虛**

方藥

🌿【四神丸】合【附子理中湯】加減

組成 熟附子 3 錢、焦白朮 3 錢、炮薑 3 錢、乾薑 3 錢、生薑 3 錢、吳茱萸 3 錢、炙甘草 3 錢、米炒黨參 3 錢、蓮子 3 錢、陳皮 2 錢、五味子 2 錢。

8. 厭食

　　厭食指兒童較長時期不思進食、厭惡攝食的一種病症。本病古代的記載較少，直至 1980 年，經過系統研究後，總結了病因病機、辨證論治規律，才寫入教材。目前，本病在兒科臨床上發病率較高，尤其常見於城市兒童。好發於 1～6 歲的兒童。厭食指以厭惡攝食為主證的一種小兒脾胃病症，若是其它外感、內傷疾病中出現厭食症狀，則不屬於本病。

診斷

(1)長期不思進食，厭惡攝食，食量顯著少於同齡正常兒童。

(2)可有噯氣、泛惡、脘痞、大便不調等症，或伴見面色少華、形體偏瘦、口乾喜飲等症，但精神尚好，活動如常。

(3)排除其它外感、內傷慢性疾病。

➠**辨病要點：小兒較長時期不思進食，無它症。**

辨治

(1)症狀：厭惡進食，飲食乏味，食量減少，或有胸脘痞悶、噯氣泛惡，偶爾多食後脘腹飽脹，大便不調，精神如常，舌苔薄白或白膩。

　　➠**辨證要點：厭惡進食，胸脘痞悶。——脾運失健**

　🍃**【小兒開奶茶】加減**

　(組成) 生薏苡仁 3 錢、熟薏苡仁 3 錢、陳皮 1 錢、炒內

金3錢、炒谷芽3錢、炒麥芽3錢、焦神麴2錢、布渣葉5錢、水翁花2錢。

(2)症狀：不思進食，食不知味，食量減少，形體偏瘦，面色少華，精神欠振，或有大便溏薄夾不消化物，舌質淡，苔薄白。

➡️**辨證要點：不思進食，精神欠振，便溏。——脾胃氣虛**

方藥

🍃【馬氏香砂養胃湯】加減

組成 太子參5錢、白朮3錢、山藥3錢、茯苓3錢、木香2錢、枳實3錢、布渣葉3錢、白蔻仁2錢、炒山楂3錢、炒神麴3錢、炒麥芽3錢、炒厚朴3錢、砂仁2錢、陳皮1錢。

9. 食積

食積是因小兒餵養不當、內傷乳食、停積胃腸、脾運失司，所引起的一種小兒常見的脾胃病證。臨床以不思乳食、腹脹噯腐、大便酸臭或便秘為特徵。食積又稱「積滯」。本病與西醫學「消化不良」相近。本病一年四季皆可能發生，夏秋季節，暑濕易於困遏脾氣，發病率較高。兒童各年齡組皆可能發病，但以嬰幼兒較常見。常在感冒、泄瀉、疳證中合併出現。脾胃虛弱、先天不足以及人工餵養的嬰幼兒容易反覆發病。少數患病兒童食積日久，遷延失治，脾胃功能嚴重受損，導致兒童營養和生長發育障礙，形體日漸羸瘦，可轉化成疳，故前人有「積為疳之母，無

積不成疳」之說。

診斷

(1)乳食不思或少思，脘腹脹痛，嘔吐酸餿，大便溏瀉，臭如敗卵
　或便秘。

(2)煩躁不安，夜間哭鬧，或有發熱等症。

(3)有傷乳、傷食史。

(4)大便檢查，有不消化食物殘渣或脂肪球。

鑒別診斷

◎厭食：厭食為餵養不當，脾運失健所致。除長期食慾不振，厭
　惡進食外，一般無噯氣酸腐，大便酸臭，脘腹脹痛之症。

➡**辨病要點：不思乳食，腹脹噯腐，大便酸臭或便秘。**

辨治

(1)症狀：乳食不思，食慾不振或拒食，脘腹脹滿，疼痛拒按；或
　有噯腐惡心，嘔吐酸餿乳食，煩躁哭鬧，夜臥不安，低熱，肚
　腹熱甚，大便穢臭，舌紅苔膩。

　➡**辨證要點：乳食不思，脘腹脹滿，噯腐，大便穢臭。——乳
　食內積**

🍃**【小兒開奶茶】加減**

組成　生薏苡仁 3 錢、熟薏苡仁 3 錢、燈芯花 1 錢、淡

> 竹葉 3 錢、炒谷芽 3 錢、炒麥芽 3 錢、焦檳榔 2 錢、布渣葉 5 錢。

⑵ 症狀：神倦乏力，面色萎黃，形體消瘦，夜寐不安，不思乳食，食則飽脹，腹滿喜按，嘔吐酸餿乳食，大便溏薄、夾有乳凝塊或食物殘渣，舌淡紅，苔白膩，脈沉細而滑。

➡ **辨證要點：神倦乏力，不思乳食，腹滿喜按，便溏。——脾虛夾積**

方藥

🍃 **【馬氏香砂養胃湯】加減**

組成 白朮 3 錢、太子參 5 錢、茯苓 3 錢、木香 2 錢、枳實 3 錢、藿香 3 錢、白蔻仁 3 錢、炒山楂 3 錢、炒神麴 3 錢、炒麥芽 3 錢、炒厚朴 3 錢、砂仁 2 錢、炒內金 3 錢。

10. 夜啼

　　嬰兒白天能安靜入睡，入夜則啼哭不安，時哭時止，或每夜定時啼哭，甚則通宵達旦，稱為夜啼。多見於新生兒及 6 個月內的小嬰兒。

　　新生兒及嬰兒常以啼哭表達要求或痛苦，飢餓、驚恐、尿布潮濕、衣被過冷或過熱等，均可能引起啼哭。此時若餵以乳食、安撫親昵、更換潮濕尿布、調整衣被厚薄後，啼哭可很快停止，不屬病態。

診斷

◎嬰兒難以查明原因的入夜啼哭不安，時哭時止，或每夜定時啼哭，甚則通宵達旦，但白天如常。臨證必須詳細詢問病史，仔細檢查體格，必要時輔以有關實驗室檢查，排除外感發熱、口瘡、腸套疊、寒疝等疾病引起的啼哭，以免貽誤患病嬰兒病情。

鑒別診斷

(1)不適：小兒夜間若餵哺不足或過食，尿布潮濕未及時更換，環境及衣被過冷或過熱，繈褓中夾有縫衣針或其它異物等，均可能引起嬰兒不適而啼哭，採取相應措施後則嬰兒啼哭即止。

(2)拗哭：有些小嬰兒因不良習慣而致夜間拗哭，如夜間開燈而寐、搖籃中搖擺而寐、懷抱而寐、邊走邊拍而寐等，要注意加以糾正。

➡**辨病要點：嬰兒難以查明原因的入夜啼哭不安，但白天如常。**

辨治

◎辨證重在辨別輕重緩急，寒熱虛實。嬰兒夜間啼哭而白天能正常入睡，首先考慮由於餵養不當所致，應給予相應的指導。要仔細觀察，尋找原因，確認夜啼無直接病因者，方可按脾寒、心熱、驚恐辨治。虛實寒熱的鑒別要以哭聲的強弱、持續時間、兼症的屬性來辨別。

①症狀：啼哭時哭聲低弱，時哭時止，睡喜蜷曲，腹喜摩按。四肢欠溫，吮乳無力，胃納欠佳，大便溏薄，小便較清，面色青白，唇色淡紅，舌苔薄白，指紋多淡紅。

➠辨證要點：啼哭聲低弱，腹喜摩按，胃納欠佳，便溏。
——脾寒氣滯

方藥

✦【小建中湯】加減

組成 桂枝2錢、白芍4錢、炙甘草2錢、生薑2錢、大棗2錢、飴糖4錢、乾薑2錢。

②症狀：啼哭時哭聲較響，見燈尤甚，哭時面赤唇紅，煩躁不寧，身腹俱暖，大便秘結，小便短赤，舌尖紅，苔薄黃，指紋多紫。

➠辨證要點：啼哭時哭聲較響，煩躁不寧，便結，溲赤。
——心經積熱

方藥

✦【導赤散】加減

施用辦法 先用黃金煎水半個時辰，取出黃金後用該水煎藥。

組成 生地黃3錢、竹葉3錢、木通2錢、生甘草3錢、燈芯花6扎、麥冬3錢。

③症狀：夜間突然啼哭，似見異物狀，神情不安，時作驚惕，緊偎母懷，面色乍青乍白，哭聲時高時低，時急時緩，舌苔正常，指紋色紫，脈數。

➠辨證要點：夜間突然啼哭，神情不安，哭聲時高時低。
——驚恐傷神

> 方藥
>
> 🌿【八寶驚風散】
>
> 組成 制天麻、黃芩、天竺黃、防風、制全蠍、沉香、丁
> 香、鉤藤、冰片、茯苓、人工麝香、薄荷、川貝母、金
> 礞石（煅）、膽南星、人工牛黃、珍珠、龍齒、山梔子。
>
> 註：此為中國「國家食品藥品監督管理局」國家藥品標
> 　　準 WS3-B-3742-98 成藥。

11.遺尿

　　遺尿是指 3 歲以上的兒童不能自主控制排尿，經常睡中小便自遺，醒後方覺的一種病證。嬰幼兒時期，由於形體發育未全，臟腑嬌嫩，腎常虛，智力未全，排尿的自控能力尚未形成；學齡兒童也常因白天遊戲玩耍過度，夜晚熟睡不醒，偶然發生遺尿者，均非病態。

　　年齡超過 3 歲，特別是 5 歲以上的兒童，睡中經常遺尿，輕者數日一次，重者可一夜數次，則為病態，方稱遺尿症。

　　本病發病機率男孩高於女孩，部分有明顯的家族史。病程較長，或反覆發作，重症病例白天睡眠也會發生遺尿，嚴重者產生自卑感，影響身心健康和生長發育。

診斷

(1)發病年齡在 3 週歲以上。

(2)睡眠較深，不易喚醒，每夜或隔天發生尿床，甚則每夜遺尿數
　次者。

⟶**辨病要點：3歲以上的小兒，經常睡中小便自遺，醒後方覺。**

辨治

(1)症狀：睡中經常遺尿，甚者一夜數次，尿清而長，醒後方覺，
　神疲乏力，面白肢冷，腰腿痠軟，智力較差，舌質淡，苔薄
　白，脈沉細無力。

⟶**辨證要點：遺尿日久，小便清長，形寒肢冷。──腎虛寒**

【縮泉丸】

組成 烏藥3錢、益智仁2錢、山藥3錢。

(2)症狀：睡中遺尿，少氣懶言，神倦乏力，面色少華，常自汗
　出，食慾不振，大便溏薄，舌淡，苔薄，脈細少力。

⟶**辨證要點：睡中遺尿，少氣懶言，食慾不振，便溏。──脾
　肺氣虛**

方藥

【小建中湯】加減

組成 桂枝2錢、白芍4錢、炙甘草2錢、生薑2錢、
大棗2錢、飴糖4錢、乾薑2錢。

(3)症狀：睡中遺尿，尿黃量少，尿味臊臭，性情急躁易怒，或夜
　間夢語磨牙，舌紅，苔黃或黃膩，脈弦數。

➡辨證要點：睡中遺尿，量少，臊臭，急躁易怒。──心肝火盛

🍃【養正 3 號開奶茶】

組成 生薏苡仁 3 錢、熟薏苡仁 3 錢、燈芯花 3 錢、淡竹葉 3 錢、生穀芽 3 錢、生麥芽 3 錢、白芍 3 錢、麥冬 3 錢、山羊角絲 3 錢、通草 1 錢、生甘草 1 錢。

12.五遲、五軟

　　五遲是指立遲、行遲、語遲、發遲、齒遲；五軟是指頭項軟、口軟、手軟、足軟、肌肉軟，均屬於兒童生長發育障礙病證。西醫學上的腦發育不全、智力低下、腦性癱瘓、佝僂病等，均可見到五遲、五軟。五遲以發育遲緩為特徵，五軟以痿軟無力為主症，兩者既可單獨出現，也常互為並見。多數患病兒童由先天稟賦不足所致，證情較重，預後不良；少數由後天因素引起者，若症狀較輕，治療及時，也可康復。

診斷

(1)兒童 2～3 歲還不能站立、行走為立遲、行遲；初生無發或少發，隨年齡增長頭髮仍稀疏難長為發遲；牙齒屆時未出或出之甚少為齒遲；1～2 歲還不會說話為語遲。

(2)兒童週歲前後頭項軟弱下垂為頭項軟；咀嚼無力，時流清涎為口軟；手臂不能握舉為手軟；2～3 歲還不能站立、行走為足軟；皮寬肌肉鬆軟無力為肌肉軟。

(3)五遲、五軟之症不一定悉具，但見一、二症者可分別做出診斷。還應根據兒童生長發育規律早期發現生長發育遲緩的變化。

(4)母親孕期可能有患病用藥不當史；產傷、窒息、早產史；養育不當史；或有家族史，父母為近親結婚者。

➡️ **辨病要點：小兒生長發育遲緩。**

辨治

(1)症狀：筋骨萎弱，發育遲緩，坐起、站立、行走、生齒等明顯遲於正常同齡兒童，頭項萎軟，天柱骨倒，舌淡，苔少，脈沉細無力。

➡️ **辨證要點：筋骨萎弱，發育遲緩。——肝腎虧損**

方藥

🌿 **【六味地黃丸】加減**

組成 熟地黃 3 錢、山茱萸 3 錢、鹿茸 2 錢、五加皮 3 錢、山藥 3 錢、茯苓 3 錢、澤瀉 3 錢、牡丹皮 3 錢、紫河車 3 錢、懷牛膝 3 錢、杜仲 3 錢、狗脊 3 錢、枸杞子 3 錢、菟絲子 3 錢、巴戟天 3 錢。

(2)症狀：語言遲鈍，精神呆滯，智力低下，頭髮生長遲緩，髮稀萎黃，四肢萎軟，肌肉鬆弛，口角流涎，咀嚼吮吸無力，或見弄舌，納食欠佳，大便多秘結，舌淡苔少，脈細。

➡️ **辨證要點：語言遲鈍，智力低下，四肢萎軟。——心脾兩虛**

🌿 **【調元散】加減**

組成 人參 3 錢、黃耆 3 錢、白朮 3 錢、山藥 3 錢、茯苓 3 錢、當歸 3 錢、熟地黃 3 錢、白芍 3 錢、川芎 2 錢、石菖蒲 2 錢、雞內金 3 錢、鬱金 3 錢、制何首烏 3 錢、甘草 2 錢。

13.胎黃

胎黃以嬰兒出生後皮膚面目出現黃疸為特徵。因與胎稟因素有關，故稱「胎黃」或「胎疸」。胎黃分為生理性與病理性兩類。生理性胎黃大多在生後 2～3 天出現，4～6 天達高峰，7～10 天消退，早產兒持續時間較長，除有輕微食慾不振外，一般無其它臨床症狀。若生後 24 小時內即出現黃疸，3 週後仍不消退，甚或持續加深，或消退後復現，均為病理性黃疸。

西醫學稱本病為「新生兒黃疸」，包括了新生兒生理性黃疸和血清膽紅素增高的一系列疾病，如溶血性黃疸、膽道畸形、膽汁瘀阻、肝細胞性黃疸等。

診斷

◎黃疸出現早（出生 24 小時內），發展快，黃色明顯，也可能消退後再次出現；或黃疸出現遲，持續不退，日漸加重。肝脾可見腫大，精神倦怠，不欲吮乳，大便或呈灰白色。

➡️**辨病要點：嬰兒出生後皮膚面目出現黃疸。**

辨治

◎首先要區別其性質，以黃疸出現的時間、程度、消退情況，結合全身症狀以區別屬生理性胎黃還是病理性胎黃；其次辨別胎黃的陰陽屬性，凡黃疸色澤鮮明如橘，煩躁多啼，門渴喜飲，舌紅苔黃膩，屬陽黃；黃疸色澤晦暗，久久不退，神疲肢涼，腹脹食少，大便稀溏，舌淡苔薄，則屬陰黃。

①症狀：面目皮膚發黃，色澤鮮明如橘，哭聲響亮，不欲吮乳，口渴唇乾，或有發熱，大便秘結，小便深黃，舌質紅，苔黃膩。

➡**辨證要點：色澤鮮明如橘，小便深黃。──濕熱**

【茵陳蒿湯】加減

組成 茵陳 3 錢、山梔子 2 錢、黃芩 2 錢、金錢草 3 錢、車前子 3 錢。

②症狀：面目皮膚發黃，色澤晦暗，持久不退，精神萎靡，四肢欠溫，納呆，大便溏薄色灰白，小便短少，舌質淡，苔白膩。

➡**辨證要點：色澤晦暗，納呆，大便溏薄色灰白。──寒濕**

【茵陳朮附湯】加減

組成 茵陳 3 錢、山梔子 2 錢、白朮 3 錢、茯苓 3 錢、制附子 2 錢。

14. 夏季熱

　　夏季熱是嬰幼兒時期的一種特有疾病。臨床以入夏長期發熱、口渴多飲、多尿、汗閉為特徵。因本病有嚴格的季節性，發病於夏季，故名夏季熱。西醫學稱本病為「暑熱症」。

　　本病主要發生於南方地區，如東南、中南及西南等氣候炎熱地區。發病多見於 3 歲以下兒童。發病時間多集中於 6、7、8 三個月，與氣候有密切關係，氣溫越高，發病尤多，但在秋涼以後，症狀多能自行消退。有的患病兒童可能連續數年發病，而隨著年齡增大，其發病症狀可逐年減輕，病程亦較短。本病若無其它合併症，預後多屬良好。

診斷

(1)大多數患病兒童表現為盛夏時節漸起發熱，體溫在 38℃～40℃之間。持續不退，天氣越熱，體溫越高。發熱期可長達 1～3 月，待氣候涼爽時自然下降。

(2)患病兒童口渴多飲，尿亦頻繁、清長。

(3)大多不出汗，僅有時在起病時頭部稍有汗出。

(4)病初起時一般情況良好，不顯病容，或偶有感冒症狀，但多不嚴重，發熱持續不退時可見食慾減退，面色蒼白，形體消瘦，倦怠乏力，煩躁不安。

(5)多數歷時 1～2 月，亦可長達 3～4 月，直至秋涼後發熱及其它症狀逐漸消退。

鑒別診斷

◎疰夏：疰夏一般不發熱，或有低熱，食慾不振，精神倦怠，無汗閉、口渴多飲、多尿等症狀。

➡️**辨病要點：盛夏時節漸起發熱，多飲多尿，少汗或無汗。**

辨治

⑴症狀：發熱持續不退，熱勢多午後升高，稽留不退，氣溫越高，發熱亦越高，口渴引飲，頭額較熱，皮膚乾燥灼熱，無汗或少汗，小便頻數而清長，精神煩躁，口唇乾燥，舌質紅，苔薄黃，脈數。

➡️**辨證要點：發熱口渴多飲，納常。——暑傷肺胃**

> **【王氏清暑益氣湯】加減**
>
> **組成** 太子參 3 錢、西瓜翠衣 3 錢、荷梗 3 錢、麥冬 3 錢、石斛 3 錢、黃連 1 錢、知母 2 錢、竹葉 3 錢、粳米 3 錢、甘草 2 錢、炒麥芽 3 錢、炒神麴 2 錢、布渣葉 3 錢。

⑵症狀：身熱不退，精神萎靡或虛煩不安，身熱頭痛，口渴自汗，四肢困倦，不思飲食，胸滿身重，大便溏薄，小便短赤，舌淡苔黃，脈細數無力。

➡️**辨證要點：身熱不退，四肢困倦，納呆。——脾虛＋暑濕**

> **【東垣清暑益氣湯】加減**

> 組成 黃蓍 3 錢、太子參 3 錢、炒白朮 3 錢、蒼朮 3 錢、炒神麴 3 錢、青皮 1 錢、陳皮 1 錢、炙甘草 2 錢、麥冬 3 錢、五味子 1 錢、當歸 1 錢、酒炒黃柏 1 錢、澤瀉 2 錢、升麻 1 錢、葛根 2 錢、生薑 2 錢、大棗 3 錢、水翁花 2 錢、布渣葉 3 錢。

15.疳證

　　疳證是由於餵養不當，或因多種疾病的影響，導致脾胃受損，氣液耗傷而形成的一種小兒慢性病證。臨床以形體消瘦、面黃髮枯、精神萎靡或煩躁、飲食異常、大便不調為特徵。本病相當於西醫學的「營養不良」。

診斷

⑴飲食異常，大便乾稀不調，或肚腹膨脹等明顯脾胃功能失調者。

⑵形體消瘦，體重低於正常值 15%～40%，面色不華，毛髮稀疏枯黃。嚴重者形體乾枯羸瘦，體重可低於正常值 40% 以上。

⑶兼有精神不振，或好發脾氣，煩躁易怒，或喜揉眉擦眼，或吮指磨牙等症。

⑷有餵養不當或病後失調，及長期消瘦病史。

⑸貧血面容，或見肢體水腫。

鑒別診斷

(1)厭食：厭食以長時期的食慾不振、厭惡進食為特徵，無明顯消瘦，精神狀態尚好，病在脾胃，不涉及它臟，一般預後良好。

(2)食積：食積以不思乳食、腹脹噯腐、大便酸臭或便秘為特徵，雖可見形體消瘦，但沒有疳證明顯，一般病在脾胃，不影響它臟。二者有密切的聯繫，食積日久可致疳證。但疳證並非皆由食積轉化而成。

➥**辨病要點：形體消瘦，面黃髮枯，精神萎靡或煩躁，飲食異常，大便不調。**

辨治

(1)主證：

①疳氣：形體略較消瘦，面色萎黃少華，毛髮稀疏，食慾不振，或能食善飢，大便於稀不調，精神欠佳，易發脾氣，舌淡紅，苔薄微膩，脈細。

➥**辨證要點：食慾不振，大便溏，精神欠佳，易發脾氣。**

方藥

✔【馬氏香砂養胃湯】加減

組成 白朮3錢、山藥3錢、茯苓3錢、木香2錢、枳實3錢、藿香3錢、白蔻仁3錢、炒山楂3錢、炒神麴3錢、炒麥芽3錢、炒厚朴3錢、砂仁2錢、制香附3錢、胡黃連2錢。

②疳積：形體明顯消瘦，面色萎黃無華，肚腹膨脹，甚則青筋

暴露，毛髮稀疏如穗，精神不振或易煩躁激動，睡眠不寧，或伴揉眉挖鼻，咬指磨牙，動作異常，食慾不振或多食多便，舌淡，苔薄膩，脈沉細。

➡**辨證要點：形體明顯消瘦，面色萎黃無華，肚腹膨脹。**

✔ **【蘆薈肥兒丸】加減**

組成　蘆薈 2 錢、炒五穀蟲 3 錢、炒胡黃連 1 錢、薑炒黃連 1 錢、炒銀柴胡 1 錢、炒扁豆 3 錢、炒山藥 3 錢、焦山楂 3 錢、煨肉豆蔻 2 錢、檳榔 2 錢、炒使君子 2 錢、炒神麴 2 錢、炒麥芽 3 錢。

③乾疳：極度消瘦，呈老人貌，皮膚乾癟起皺，皮包骨頭，精神萎靡，啼哭無力且無淚，毛髮乾枯，腹凹如舟，杳不思納，大便稀溏或便秘，時有低熱，口唇乾燥，舌淡或光紅少津，脈沉細弱。

➡**辨證要點：極度消瘦，精神萎靡，腹凹如舟，杳不思納，口唇乾燥。**

✔ **【人參養榮湯】加減**

組成　太子參 3 錢、白朮 3 錢、黃蓍 3 錢、甘草 1 錢、陳皮 1 錢、肉桂（焗）1 錢、當歸 3 錢、熟地黃 3 錢、五味子 1 錢、茯苓 3 錢、遠志 1 錢、白芍 3 錢、大棗 2 錢、生薑 2 錢、炒五穀蟲 3 錢。

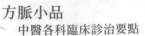

(2)兼證：

①口瘡：口舌生瘡，口腔糜爛，穢臭難聞，面赤唇紅，煩躁哭鬧，小便黃赤，或發熱，舌紅，苔薄黃，脈細數。

➠**辨證要點：形體消瘦，口舌生瘡，煩躁，溲赤。**

方藥

🌿【甘草瀉心湯】

組成 炙甘草4錢、黃芩2錢、乾薑2錢、法半夏2錢、大棗2錢、黃連1錢。

②瘡腫脹：足踝、目胞浮腫，甚則四肢浮腫，按之凹陷難起，小便短少，面色無華，全身乏力，舌質淡嫩，苔薄白。

➠**辨證要點：形體消瘦，足踝、目胞浮腫。**

方藥

🌿【歸蓍建中湯】合【五苓散】加減

組成 黃蓍3錢、當歸2錢、桂枝2錢、白芍4錢、炙甘草2錢、生薑2錢、大棗2錢、飴糖4錢、白朮3錢、豬苓3錢、澤瀉3錢、茯苓5錢。

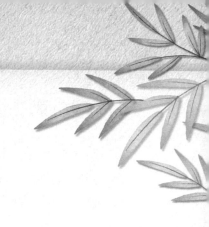

第 5 章

五官科

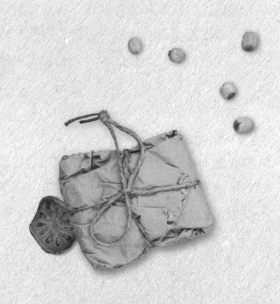

1. 耳眩暈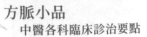

耳眩暈，是因耳竅功能失調所引起的眩暈，是指因邪犯耳竅，或臟腑虛弱，耳竅失養，或痰濁水濕泛溢耳竅所致的，以頭暈目眩、耳鳴耳聾、噁心嘔吐等為主要臨床表現的耳部疾病。

臨床表現

其臨床特點為眩暈突然發作，自覺天旋地轉，站立不穩，但神志清楚，多伴有噁心嘔吐、耳鳴、耳聾等症狀。

診斷

⑴突發性眩暈，伴耳鳴、耳聾、耳悶。常以耳鳴為先兆，隨之耳聾、眩暈。眩暈多為旋轉性，動則更甚，伴噁心嘔吐，面色蒼白，出冷汗或血壓下降，但神志清楚。

⑵上述症狀呈陣發性發作，每次持續數分鐘至數小時，突然消失或逐漸減輕。可能一日發作數次，或數年乃至終身發作一次。間歇期一般無症狀或有聽力障礙，多次發作後，間歇期耳聾嚴重程度逐次加重。

⑶鼓膜正常。

⑷有時可查見自發性眼震，呈水準型，方向不定。

⑸聽力檢查呈感音神經性聾或混合性聾，典型者為上升型曲線，多為一側性。重振試驗陽性，聲反射有重振現象。

⑹前庭功能檢查，早期反應正常或敏感，反覆發作後則反應降低，可出現向對側的優勢偏向。

(7)發作時甘油試驗陽性。

鑒別診斷

(1)膿耳眩暈症（迷路炎）：有急性膿耳或慢性膿耳急性發作病史，伴隨頭痛、耳內溢膿等症，眩暈剛開始較輕微，但可能隨病情變化而迅速加劇。

(2)藥聾（藥物中毒性聾）：多在使用耳毒性藥物後出現眩暈，常伴有口唇發麻等症，眩暈為不穩感，耳聾為雙側性，早期即有一側或雙側前庭功能減退，無反覆發作。

(3)風眩：眩暈持續時間長，非發作性，血壓增高，無耳聾。

(4)血（脈）厥：眩暈的發作常與特定的體位有關，甚者出現昏倒，無耳鳴、耳聾。

(5)聽神經瘤：眩暈漸起，較輕微，伴耳鳴及進行性或突發性聽力下降，病側前庭功能減退或消失，後期可能出現面癱或三叉神經痛，X線診斷顯示內聽道擴張。

➠**辨病要點：發作性、旋轉性眩暈，伴噁心嘔吐，耳鳴。**

辨治

(1)總法：

➠**辨證要點：眩暈，耳鳴，動悸。**

🍃**【天麻鎮眩湯】**

組成 生龍牡各1兩、茯苓5錢、當歸3錢、白芍3錢、

桂枝 3 錢、炙甘草 3 錢、川芎 3 錢、白朮 3 錢、生地黃 3 錢、天麻 3 錢、澤瀉 5 錢。

(2)症狀：突發眩暈，如坐舟車，噁心嘔吐；可伴有發熱惡風，鼻塞流涕，咳嗽，咽痛。舌質紅，苔薄黃，脈浮數。

➡️**辨證要點：突發眩暈，噁心嘔吐；伴發熱惡風。──風邪外襲，上擾耳竅**

方藥

【祛風定眩湯】加減

組成 桑葉 3 錢、菊花 3 錢、薄荷 1 錢（後下）、連翹 3 錢、桔梗 3 錢、蔓荊子 3 錢、蟬衣 2 錢、天麻 3 錢、白蒺藜 5 錢。

(3)症狀：眩暈而見頭重如蒙，胸悶不舒，嘔惡較甚，痰涎較多，或見耳鳴耳聾，心悸，納呆倦怠。舌苔白膩，脈濡滑。

➡️**辨證要點：眩暈，頭重如蒙，嘔惡較甚。──痰濁中阻，蒙閉清竅**

方藥

【半夏白朮天麻湯】加減

組成 法半夏 3 錢、天麻 3 錢、茯苓 3 錢、橘紅 3 錢、白朮 6 錢、甘草 2 錢、生薑 2 片、大棗 2 枚。

(4)症狀：眩暈時作，耳鳴耳聾，伴有頭痛，心悸健忘，失眠多夢；或見面色晦暗，口唇發紫，肌膚甲錯，舌質紫暗，或有瘀點、瘀斑。脈細澀或弦澀。

➡辨證要點：眩暈時作，耳鳴耳聾，伴頭痛，心悸，舌質紫暗。——氣血瘀滯，閉塞耳竅

方藥

🌿【通竅活血湯】加減

組成 桂枝 3 錢、當歸 3 錢、老蔥 3 錢、赤芍 3 錢、川芎 3 錢、桃仁 3 錢、紅花 3 錢、生薑 3 錢、大棗 3 錢、天麻 3 錢。

(5)症狀：眩暈每因情緒波動、心情不舒、煩惱時發作或加重，可伴頭痛；常兼耳鳴耳聾，口苦咽乾，面紅目赤，急躁易怒，胸脅苦滿，少寐多夢。舌質紅，苔黃，脈弦細數。

➡辨證要點：眩暈每因情緒波動時發作或加重，伴頭痛、耳鳴、口苦，胸脅苦滿。——肝陽上亢，擾亂清竅

方藥

🌿【鉤藤散】加減

組成 鉤藤 5 錢（後下）、陳皮 2 錢、半夏 3 錢、麥冬 5 錢、茯神 5 錢、甘菊花 3 錢（後下）、防風 5 錢、炙甘草 5 錢、石膏 8 錢、黃芩 5 錢、大黃 3 錢、生地黃 5 錢、白芍 5 錢、石決明 8 錢、懷牛膝 5 錢、杜仲 3 錢、桑寄生 3 錢、夜交藤 8 錢。

(6)症狀：眩暈發作較頻繁，發作時耳鳴較甚，聽力減退明顯。伴精神萎靡，腰膝痠軟，心煩失眠，多夢遺精，記憶力差，手足心熱，舌質紅，少苔，脈細數。

➡辨證要點：**眩暈發作較頻繁，耳鳴較甚，聽力減退，腰膝痠軟。——腎精虧虛，髓海不足**

> **方藥**
>
> 🍃【杞菊地黃丸】加減
>
> 組成 山藥 3 錢、牡丹皮 3 錢、澤瀉 3 錢、山茱萸 3 錢、茯苓 3 錢、枸杞子 3 錢、菊花 3 錢、白芍 3 錢、制何首烏 3 錢、白蒺藜 3 錢、天麻 3 錢。

(7)症狀：眩暈時發，每遇勞累時發作或加重，發作時面色蒼白，神疲思睡，耳鳴、耳聾，兼唇甲不華，食少便溏，少氣懶言，動則喘促，心悸，倦怠乏力，舌質淡，脈細弱。

➡辨證要點：**眩暈時發，每遇勞累時發作或加重，動悸。——氣血不足，耳竅失養**

> **方藥**
>
> 🍃【歸脾湯】加減
>
> 組成 天麻 3 錢、黨參 3 錢、黃蓍 3 錢、炙甘草 3 錢、茯苓 5 錢、白朮 3 錢、當歸 3 錢、龍眼肉 3 錢、熟酸棗仁 5 錢、木香 3 錢、生薑 3 錢、大棗 3 錢。

2. 耳鳴

耳鳴，即耳中鳴響。患者自覺耳中鳴響而周圍環境中並無相應的聲源。它可能發生於單側，也可能發生於雙側。有時患者自覺鳴聲來自頭顱內部，可稱為「顱鳴」或「腦鳴」。中醫古籍中

還有聊啾、苦鳴、蟬鳴、耳數鳴、耳虛鳴、暴鳴、漸鳴等名稱。
耳鳴為患者的自覺症狀，可為其它許多耳病的常見症狀之一，若
患者自覺耳內或頭顱裏有聲音為其主要症狀者，可診為耳鳴。

➡**辨病要點：自覺耳中鳴響。**

辨治

⑴症狀：耳脹耳鳴，聽力下降，頭痛惡寒，發熱口乾，舌淡紅，
苔薄黃，脈浮數。

　➡**辨證要點：耳脹耳鳴，惡寒發熱，口乾。──風熱侵襲**

方藥

✿ **【銀翹散】合【小柴胡湯】加減**

組成　金銀花3錢、連翹3錢、荊芥1錢（後下）、薄
荷1錢（後下）、牛蒡子5錢、桔梗3錢、柴胡3錢、
黃芩3錢、黨參3錢、法夏3錢、甘草2錢。

⑵症狀：耳如雷鳴，生氣加重，耳脹耳痛，頭痛眩暈，目紅面
赤，口苦咽乾，夜寐不安，便秘尿赤，舌紅苔黃，脈弦數。

　➡**辨證要點：耳如雷鳴，脹痛，目紅面赤，口乾苦，不寐。**
　──肝火上擾

方藥

✿ **【龍膽瀉肝湯】加減**

組成　龍膽草3錢、黃芩3錢、山栀子3錢、柴胡3錢、
木通3錢、車前子3錢、澤瀉3錢、當歸3錢、生地黃
3錢、川牛膝3錢、赤芍3錢、黃柏3錢、砂仁2錢、
甘草3錢、生龍牡各1兩。

(3)症狀：耳如蟬鳴，夜間較甚，聽力下降，頭暈眼花，腰膝痠軟，多夢遺精，舌紅少苔，脈細數。

➡️ **辨證要點：耳如蟬鳴，夜甚，聽力下降，腰膝痠軟。——腎精虧損**

方藥

🍃**【耳聾左慈丸】合【潛陽丹】加減**

組成 熟地黃3錢、山藥3錢、磁石3錢、山茱萸3錢、牡丹皮3錢、澤瀉3錢、茯苓3錢、五味子3錢、石菖蒲3錢、制附子5錢、龜板3錢、砂仁5錢、甘草2錢。

(4)症狀：耳鳴勞累後加重，耳內空虛或發涼。倦怠乏力，納呆便溏，面色萎黃，舌淡苔白脈弱。

➡️ **辨證要點：耳鳴勞累後加重，倦怠乏力。——脾胃虛弱**

方藥

🍃**【益氣聰明湯】加減**

組成 黃耆5錢、黨參5錢、葛根3錢、蔓荊子3錢、白芍2錢、黃柏2錢、升麻1.5錢、炙甘草1錢、炒麥芽3錢。

3. 暴聾

暴聾，系指耳內驟感脹悶堵塞，聽力急劇下降的急性耳病。現代醫學中，某些急性聽力減退或喪失的病症，以及「癔病性耳聾」等可歸入本證範疇。

診斷

(1)聽力突然下降，1～2天內聽力下降達到高峰，多為單耳發病。
　　或伴隨耳鳴、眩暈。

(2)有惱怒、勞累、感寒等誘因。

(3)進行耳部檢查，鼓膜多無明顯變化，或有鼓膜渾濁。

(4)聽力檢查呈感音神經性聾。

鑒別診斷

(1)耵耳：耵耳和外耳異物所致暴聾，作外耳道檢查便可診斷，取
　　出耵聹團塊或異物之後，患耳聽力恢復。

(2)急性膿耳：急性膿耳聽力亦可能突然減退，但多伴有發熱、耳
　　痛、耳脹不適，檢查鼓膜可見充血、外凸或穿孔溢膿，聽力減
　　退大多呈傳導性耳聾。鼓膜外傷，或穿孔較大時，可見明顯的
　　聽力減退，但有外傷史可資鑒別。檢查鼓膜，亦可明確診斷。

➠**辨病要點：耳內驟感脹悶堵塞，聽力急劇下降。**

辨治

(1)症狀：多起於熱性傳染病之後，如流行性感冒、麻疹、流行性
　　腮腺炎、風疹、耳帶狀皰疹等。突然聽力下降，或伴頭痛、鼻
　　塞、惡寒發熱等，舌質紅，苔薄白，脈浮。

　➠**辨證要點：多起於熱性傳染病之後，突然聽力下降。──風
　　邪襲肺**

方藥

🍃 【養正暴聾湯】

組成 麻黃3錢、細辛2錢、制附子5錢、蒼朮5錢、乾薑7錢、黑胡椒3錢、生薑7錢、大棗3錢、石菖蒲3錢。

(2)症狀：多起病於情緒波動、過度興奮或鬱怒之後。突然聽力下降，伴頭痛眩暈，面紅目赤，口苦咽乾，煩躁不寧，舌質紅，苔薄黃，脈弦數。

➡️辨證要點：多起病於情緒波動、過度興奮或鬱怒之後。突然聽力下降。——肝膽火盛，上擾清竅

方藥

🍃 【荊芥連翹湯】

組成 當歸3錢、連翹3錢、生地黃3錢、薄荷1錢（後下）、荊芥1錢（後下）、黃柏3錢、白芷3錢、赤芍3錢、黃連3錢、枳殼3錢、桔梗3錢、山梔子3錢、川芎3錢、防風3錢、黃芩3錢、甘草3錢、柴胡3錢。

(3)症狀：耳聾突然發生和發展，常在數小時或幾天內出現聽力嚴重減退，多為單側，舌質暗紅或瘀點，脈細澀。

➡️辨證要點：耳聾突然發生，短期內聽力嚴重減退，多為單側，舌有瘀點。——氣滯血瘀，經脈痹塞

方藥

🍃 【通竅活血湯】加減

> 組成 桂枝 3 錢、當歸 3 錢、老蔥 3 錢、赤芍 3 錢、川芎 3 錢、天麻 3 錢、桃仁 3 錢、紅花 3 錢、生薑 3 錢、大棗 3 錢、路路通 5 錢。

4. 鼻鼽

鼻鼽是指以突然和反覆發作的鼻癢、連續噴嚏、流清涕、鼻塞為特徵的鼻部疾病。本病發生多與正氣不足、外邪侵襲等因素有關。部分患者可併發鼻息肉、哮喘等疾病。西醫學的「變應性鼻炎」、「血管運動性鼻炎」、「嗜酸性粒細胞增多性非變應性鼻炎」等疾病皆屬於本病的範疇。

➠**辨病要點：突然和反覆發作性鼻塞、噴嚏、流清涕。**

辨治

⑴症狀：發作性鼻癢，噴嚏頻頻，流大量清水鼻涕，鼻塞，嗅覺減退，鼻黏膜色淡、腫脹；伴有說話聲音低，易患感冒，經常咳嗽、咳痰；舌淡紅，苔薄白，脈細弱。

➠**辨證要點：發作性噴嚏，流大量清水鼻涕，鼻塞，鼻黏膜色淡，嗅覺減退，聲怯。——肺氣虛寒**

> 方藥
>
> 🌿【小青龍湯】合【麻黃附子細辛湯】
>
> 組成 制附子 3 錢、麻黃 3 錢、桂枝 3 錢、白芍 3 錢、乾薑 3 錢、細辛 3 錢、五味子 3 錢、生薑 3 片、大棗 3 枚、甘草 3 錢。

(2)症狀：發作性鼻癢，噴嚏頻頻，清涕量多或為黏稠涕，鼻寒，嗅覺減退，鼻黏膜偏紅、腫脹；伴有口乾、煩熱；舌紅，苔薄白或薄黃，脈數。

➡ **辨證要點：發作性鼻癢，噴嚏，清涕黏稠，鼻黏膜偏紅、煩熱。——肺經伏熱**

方藥

🍃 **【小青龍加石膏湯】**

組成 制附子 3 錢、麻黃 3 錢、桂枝 3 錢、白芍 3 錢、乾薑 3 錢、細辛 3 錢、五味子 3 錢、生薑 3 片、大棗 3 枚、甘草 3 錢。

(3)症狀：發作性鼻癢，噴嚏頻頻，流大量清水鼻涕，鼻塞，嗅覺減退，鼻黏膜色淡、腫脹；伴有飲食量少，大便稀溏，倦怠乏力；舌淡紅或胖，邊有齒痕，苔薄白，脈細弱。

➡ **辨證要點：發作性鼻癢，噴嚏，流大量清水涕，嗅覺減退，鼻黏膜色淡，倦怠乏力。——脾氣虛弱**

方藥

🍃 **【桂枝湯】合【麗澤通氣湯】加減**

組成 桂枝 3 錢、白芍 3 錢、生薑 3 錢、大棗 3 錢、黃蓍 5 錢、蒼朮 3 錢、羌活 3 錢、獨活 3 錢、防風 3 錢、升麻 3 錢、葛根 3 錢、炙甘草 2 錢、川椒 3 錢、白芷 3 錢。

(4)症狀：發作性鼻癢，噴嚏頻頻，流大量清水鼻涕，鼻塞，嗅覺減退，鼻黏膜蒼白、腫脹；伴有四肢發冷，皮膚不溫，怕冷，腰膝痠軟，小便清長；舌淡，苔白，脈沉細。

➡辨證要點：發作性噴嚏，清水鼻涕，鼻塞，鼻黏膜蒼白，四肢不溫，腰膝痠軟。──腎陽不足

方藥

🖋【真武湯】合【五苓散】加減

組成　茯苓 5 錢、甘草 3 錢、桂枝 3 錢、豬苓 3 錢、細辛 3 錢、澤瀉 3 錢、辛夷花 2 錢（後下）、白芍 3 錢、白朮 3 錢、生薑 7 錢、制附子 3 錢。

5. 鼻衄

鼻腔出血，稱為鼻衄。它是血證中最常見的一種。鼻衄多由火熱迫血妄行所致，其中肺熱、胃熱、肝火較為常見。另有少數病人，可由正氣虧虛、血失統攝引起。

鼻衄可因鼻腔局部疾病及全身疾病而引起。內科範圍的鼻衄主要見於某些傳染病、發熱性疾病、血液病、風濕熱、高血壓、維生素缺乏症、化學藥品及藥物中毒等引起的鼻出血。至於鼻腔局部病變引起的鼻衄，一般屬於五官科的範疇。

診斷

⑴以鼻腔出血為主要症狀。一般發病較急，出血嚴重者可致休克。

⑵因氣候乾燥、惱怒、鼻部外傷等所致或誘發。

⑶進行鼻腔檢查，可發現出血病灶。

⑷盡可能作引起鼻衄疾病的有關實驗室檢查。

鑒別診斷

(1)鼻異物：兒童由於戲弄，將豆、紙、小玩物等放入鼻腔，引起局部炎症或損傷而致出血。

(2)全身性疾病所致鼻出血：血液病如原發性血小板減少性紫癜、白血病、再生障礙性貧血及其它原因所致的嚴重貧血等引起的鼻出血，多伴有全身症狀，不難鑒別。

➠**辨病要點：凡血自鼻道外溢而非因外傷、倒經所致者。**

辨治

(1)火：

①症狀：鼻衄點滴滲出，血色鮮紅，伴鼻塞、咳嗽，或鼻甲乾枯，鼻腔灼熱，或有發熱，便秘，舌質偏紅，脈數。本證多發生在秋冬氣候乾燥之季。

➠**辨證要點：血色鮮紅、鼻腔灼熱。──肺經熱盛**

 方藥

✿【小白石仙湯】

組成 小薊3錢、白茅根5錢、生石膏8錢、仙鶴草5錢。

②症狀：鼻中出血量多，血色深紅。身熱，口渴，便秘，鼻腔黏膜充血，舌紅苔黃膩糙厚，脈洪數或滑數。

➠**辨證要點：出血量多深紅，口渴，便秘。──胃火熾盛**

> **方藥**
>
> 🌿【小生黃白湯】
>
> **組成** 小薊3錢、白茅根5錢、生地黃8錢、大黃3錢。

③症狀：鼻衄常起於惱怒之後，血色稍暗，量或多或少，頭痛頭暈，口苦咽乾，胸脅苦滿，舌紅，苔黃，脈弦數。

　　➡**辨證要點：鼻衄常起於惱怒之後，伴有頭痛、口苦咽乾。**
　　——肝火上亢

> **方藥**
>
> 🌿【小生青白湯】
>
> **組成** 小薊3錢、白茅根5錢、生地黃8錢、大青葉3錢。

④症狀：鼻衄量少，口乾咽燥，兼有頭昏耳鳴，腰痠痛，手足心發熱，盜汗，舌紅苔少，脈細數。

　　➡**辨證要點：衄量少或點滴出血，伴有五心煩熱。——陰虛火旺**

> **方藥**
>
> 🌿【滋陰降火湯】加減
>
> **組成** 當歸3錢、白芍3錢、生地黃3錢、天門冬3錢、麥冬3錢、白朮3錢、知母3錢、黃柏3錢、甘草2錢、茜草炭3錢、懷牛膝5錢。

(2)虛：

　◎症狀：鼻衄量少，滲滲而出，血色淡紅，鼻黏膜色淡，面色不華，口淡不渴，神疲懶言，飲食量少，大便溏薄，舌淡，

苔白，脈細數，常反覆發作。

➡️**辨證要點：出血量少，色淡，伴面色不華，大便溏薄。**
——**脾不統血**

方 藥

🍃【**歸脾湯**】加減

組成 炒白朮 3 錢、茯神 3 錢、黃耆 3 錢、黨參 3 錢、炒酸棗仁 3 錢、熟地黃 3 錢、茜草炭 3 錢、側柏葉 3 錢。

6. 鼻淵

鼻淵是指鼻流濁涕，如泉下滲，量多不止為主要特徵的鼻病。常伴頭痛、鼻塞、嗅覺減退，鼻竇區疼痛，久則虛眩不已。是鼻科常見病、多發病之一。亦有「腦漏」、「腦砂」、「腦崩」、「腦淵」之稱。

診斷

⑴可能有傷風鼻塞病史。

⑵本病以膿涕量多為主要症狀，常同時伴有鼻塞及嗅覺減退，症狀可能局限於一側，也可能雙側同時發生，部分病人可能伴有明顯的頭痛，痛頭的部位常局限於前額、鼻根部或頷面部、頭頂部等，並有一定的規律性。

⑶鼻黏膜充血腫脹，尤以中鼻甲及中鼻道為甚，或淡紅，中鼻甲肥大或呈息肉樣變，中鼻道、嗅溝、下鼻道或後鼻孔可見膿涕。前額部、頷面部或鼻根部可有紅腫及壓痛。

鑒別診斷

(1)傷風鼻塞：傷風鼻塞可能伴有鼻塞、流涕、頭痛等症，但鼻涕清稀或為黏涕。檢查見下鼻甲腫脹，中鼻甲不腫。

(2)鼻窒：鼻窒可能伴有鼻塞、濁涕、嗅覺減退等症，但鼻涕量較少，多位於下鼻道。檢查見下鼻甲腫脹，中鼻甲不腫。鼻竇拍片結果無異常。

➡️**辨病要點：鼻流濁涕，量多不止。頭額、眉棱骨或頜面部叩痛。**

辨治

(1)症狀：鼻塞，鼻涕量多而白黏或黃稠，嗅覺減退，頭痛，可兼有發熱惡風，汗出，或咳嗽，痰多，舌質紅，舌苔薄白，脈浮數。

➡️**辨證要點：鼻塞，鼻涕量多而白黏或黃稠，嗅覺減退。——肺經風熱**

> 方藥
>
> 🌿**【銀翹散】合【辛荑清肺飲】加減**
>
> 組成　金銀花 3 錢、連翹 1 錢、荊芥 1 錢（後下）、薄荷 1 錢（後下）、辛荑 1 錢（後下）、牛蒡子 5 錢、桔梗 3 錢、甘草 2 錢、石膏 8 錢、枇杷葉 3 錢、升麻 3 錢、麥冬 3 錢、山梔子 3 錢、黃芩 3 錢。

(2)症狀：鼻涕膿濁，量多，色黃或黃綠，或有腥臭味，鼻塞，嗅覺減退，頭痛劇烈。可兼有煩躁易怒、口苦、咽乾、耳鳴耳聾、寐少夢多、小便黃赤等全身症狀，舌質紅，舌苔黃或膩，脈弦

數。

➠辨證要點：鼻涕膿濁，量多，色黃或黃綠，或有腥臭味，頭痛劇烈。——膽腑鬱熱

方藥

🍃【藿膽丸】合【辛荑清肺飲】加減

組成 廣藿香葉3錢、膽南星3錢、荊芥1錢（後下）、薄荷1錢（後下）、辛荑1錢（後下）、牛蒡子5錢、桔梗3錢、甘草2錢、石膏8錢、枇杷葉3錢、升麻3錢、山梔子3錢、黃芩3錢。

(3)症狀：鼻塞重而持續，鼻涕黃濁而量多，嗅覺減退，頭昏悶，或頭重脹，倦怠乏力，胸脘痞悶，納呆食少，小便黃赤，舌質紅，苔黃膩，脈滑數。

➠辨證要點：鼻塞重而持續，鼻涕黃濁而量多，嗅覺減退，頭昏悶，胸脘痞悶。——脾胃濕熱

方藥

🍃【甘露消毒丹】合【辛荑清肺飲】加減

組成 藿香3錢、石菖蒲3錢、白豆蔻2錢、滑石8錢、茵陳5錢、浙貝母3錢、射干3錢、荊芥1錢（後下）、薄荷1錢（後下）、辛荑1錢（後下）、牛蒡子5錢、桔梗3錢、甘草2錢、石膏8錢、枇杷葉3錢、升麻3錢、山梔子3錢、黃芩3錢。

(4)症狀：鼻涕白黏或黃稠，量多，稍遇風冷則鼻塞加重，嗅覺減

退，鼻塞較重，氣短乏力，語聲低微，面色蒼白，自汗畏風
寒，食少納呆，腹脹便溏，脘腹脹滿，肢困乏力，面色萎黃，
頭昏重，或頭悶脹。舌淡胖，苔薄白，脈細弱。

➡ **辨證要點：鼻涕白黏或黃稠，量多，嗅覺減退，氣短乏力，
腹脹便溏。——肺脾氣虛**

🌿 **【溫肺止流丹】合【小建中湯】加減**

組成 訶子 3 錢、甘草 3 錢、桔梗 3 錢、石首魚腦骨 3
錢、細辛 1 錢、黨參 3 錢、荊芥 1 錢（後下）、薄荷 1
錢（後下）、辛荑 1 錢（後下）、桂枝 3 錢、白芍 6 錢、
甘草 3 錢、生薑 3 錢、大棗 3 枚。

7. 綠風內障

　　綠風內障是以眼珠變硬、瞳神散大、瞳色淡綠、視力嚴重減
退為主要特徵，並伴有頭痛眼脹、噁心嘔吐的眼病。相當於西醫
學之「閉角型青光眼急性發作期」。在唐代，《外台秘要》所載
「綠翳青盲」頗為類似本病，並認為是由「內肝管缺，眼孔不
通」所致。至於「綠風內障」的病名，直到北宋時成書的《太平
聖惠方》才有記載。本病患者多在 40 歲以上，女性尤多。可能
一眼先患病，亦可能雙眼同時患病。發作有急有緩。不過無論病
勢緩急，其危害相同，故應盡早診治。若遷延失治，盲無所見，
則屬不治之症。

臨床表現

發病前，常在情志刺激或勞神過度後，自覺眼珠微脹，同側頭額作痛，鼻根發痠，觀燈火有虹暈，視物昏朦，如隔雲霧等，休息之後，諸症尚可緩解。若未及時就醫，即可能發病。

急性發作時，症狀劇烈，頭痛如劈，眼珠脹痛欲脫，痛連目眶，鼻、頰、額、顳，視力急降，甚至僅存光感或失明。全身常伴噁心嘔吐或惡寒發熱等症候。檢視眼部，胞瞼微腫，抱輪深紅，甚至白睛混赤，黑睛霧狀混濁，瞳神散大，展縮失靈，瞳內氣色略呈淡綠。指捫眼珠變硬，甚者脹硬如石，眼壓多在 6.67kPa（50mmHg）以上，高者可達 10.67kPa（80mmHg）左右。此時及時救治，諸症可以消退，視力尚能恢復。如果延誤失治，眼珠脹硬不減，則瞳神散大不收，黃仁部分變白，晶珠色呈灰黃，視覺完全喪失。

急性發作經治療之後（亦偶有未經治療者），還可轉入慢性階段，諸症減輕，但遇情志不舒，或過度勞累等，又可能急性發作。若病情經常反覆，眼珠時時脹硬，瞳神越散越大，視物更加昏朦，最終亦將失明。

診斷

(1)發病急驟，眼珠脹痛欲脫，頭痛如劈，常伴同側頭痛、虹視，全身有噁心嘔吐或發熱惡寒等症狀。

(2)視力驟降，嚴重者僅能數指或僅有光感。

(3)白睛抱輪紅赤或混赤，黑睛呈霧狀混濁。

(4)瞳神散大呈豎橢圓形，展縮失靈，瞳色呈青綠色。

(5)眼珠脹硬，甚至脹硬如石。

(6)前房變淺，房角閉塞。

(7)本病應與瞳神緊小、天行赤眼相鑒別；還應與偏頭痛、胃腸型感冒、青風內障相鑒別。

➥**辨病要點：眼珠變硬，瞳神散大，瞳色淡綠，視力嚴重減退。**

辨治

(1)症狀：發病急劇，頭痛如劈，眼珠脹痛欲脫，連及目眶，視力急降，抱輪紅赤或白睛混赤浮腫，黑睛呈霧狀混濁，瞳神散大，瞳內呈淡綠色，眼珠變硬，甚至脹硬如石。全身症有噁心嘔吐，或惡寒發熱，溲赤便結，舌紅苔黃，脈弦數。

➥**辨證要點：發病急劇，頭痛如劈，眼珠脹痛，視力急降，瞳內呈淡綠色，眼珠變硬。——肝膽火熾，風火攻目**

🍃 **【鉤藤散】加減**

組成 山羊角 5 錢、鉤藤 5 錢（後下）、陳皮 2 錢、制半夏 3 錢、麥冬 5 錢、茯苓 5 錢、茯神 5 錢、甘菊花 3 錢（後下）、防風 5 錢、炙甘草 5 錢、石膏 8 錢、黃芩 5 錢、玄參 5 錢、知母 3 錢、大黃 3 錢、生地黃 5 錢、白芍 5 錢、澤蘭 5 錢、細辛 1 錢。

(2)症狀：眼部主症具備，全身尚有情志不舒，胸悶噯氣，食少納呆，嘔吐泛惡，口苦、舌紅苔黃，脈弦數。

➥**辨證要點：眼部主症具備，情志不舒，胸悶噯氣。——肝鬱**

氣滯，氣火上逆

🍃**【丹梔逍遙散】加減**

組成 牡丹皮 3 錢、炒山梔子 3 錢、當歸 3 錢、白芍 3 錢、柴胡 3 錢、茯苓 3 錢、炙甘草 3 錢、甘菊花 3 錢（後下）、穀精草 2 錢。

(3)症狀：頭目脹痛，瞳神散大，視物昏朦，觀燈火有虹暈，眼珠變硬，心煩失眠，眩暈耳鳴，口燥咽乾，舌紅少苔，或舌絳少津，脈弦細而數或細數。

➡️**辨證要點：頭目脹痛，視物昏朦，觀燈火有虹暈，眼珠變硬，心煩，口乾。——陰虛陽亢，風陽上擾**

🍃**【知柏地黃丸】加減**

組成 生地黃 1 兩、山茱萸 3 錢、山藥 3 錢、茯苓 3 錢、牡丹皮 3 錢、知母 3 錢、黃柏 3 錢、石決明 8 錢、鈎藤 3 錢（後下）、澤蘭 5 錢、澤瀉 5 錢。

8. 針眼

本病是指胞瞼、近瞼弦部生小癤腫，形似麥粒，易於潰膿的眼病，稱為針眼。本病相當於西醫學的「麥粒腫」。

臨床表現

初起，胞瞼微癢痛，近瞼弦部皮膚微紅腫，繼之形成局限性硬結，並有壓痛，硬結與皮膚相連。若病變發生於靠小眥部者，紅腫焮痛較劇，並可引起小眥部白睛赤腫。部分患者可能伴有耳前或頷下淋巴結腫大及有壓痛，甚至伴有惡寒發熱、頭痛等全身症狀。

本病輕者可於數日內自行消散，重者3～5日後，於瞼弦近睫毛處出現黃白色膿頭，形如麥粒。待腫瘍潰破，膿出則痛減腫消。發於瞼內面者，赤痛較重，常見瞼內局部充血，並露出黃色膿點，可以自行潰破。

診斷

(1)瞼弦部位出現局限性紅腫硬結，形如麥粒，壓痛明顯。

(2)胞瞼紅腫。

(3) 3～5天後紅腫硬結表面出現黃白色膿頭。

鑒別診斷

(1)胞腫如桃：胞腫如桃指胞瞼皮膚紅赤，高腫難睜，狀如桃李，腫痛拒按，白睛赤腫，此病相當於西醫學的眼瞼炎性水腫。

(2)眼丹：眼丹的發病部位同針眼，但眼瞼赤痛漫腫，質硬拒按，常有惡寒發熱、頭痛等全身症狀。

(3)眼癰：眼癰的發病部位在眼瞼皮下，較針眼病勢兇猛，紅腫熱痛甚，化腐成膿範圍大，可波及全部眼瞼，並有畏寒高熱、頭痛等全身症狀。

➡**辨病要點：瞼弦部位出現局限性紅腫硬結，形如麥粒，壓痛，表面黃白色膿頭，胞瞼紅腫。**

辨治

⑴症狀：病初起，局部微有紅腫癢痛，並伴有頭痛、發熱、全身不適等，舌苔薄白，脈浮數。

➡**辨證要點：局部微紅腫癢痛，伴頭痛、發熱。——風熱外襲**

 方藥

🌿**【葛根湯】加川芎、大黃**

組成 葛根 5 錢、麻黃 3 錢、大棗 3 錢、川芎 3 錢、大黃 3 錢、桂皮 2 錢、赤芍 3 錢、甘草 3 錢、生薑 3 錢。

⑵症狀：胞瞼局部紅腫，硬結較大，灼熱疼痛，伴有口渴喜飲，便秘溲赤，苔黃，脈數。

➡**辨證要點：癤腫紅赤掀痛，出現黃白色膿頭。——熱毒上攻**

方藥

🌿**【荊芥連翹湯】合【排膿散及湯】**

組成 當歸 3 錢、連翹 3 錢、生地黃 3 錢、薄荷 1 錢（後下）、荊芥 1 錢（後下）、黃柏 3 錢、白芷 3 錢、赤芍 3 錢、黃連 3 錢、枳實 3 錢、桔梗 3 錢、山梔子 3 錢、川芎 3 錢、防風 3 錢、黃芩 3 錢、甘草 3 錢、柴胡 3 錢、大棗 3 錢、生薑 3 錢。

⑶症狀：針眼反覆發作，但諸症不重。

➡️**辨證要點：針眼反覆發作。──脾胃虛弱＋伏熱**

方藥

🍃【昇陽散火湯】加減

組成 生甘草 2 錢、防風 2 錢、炙甘草 3 錢、升麻 2 錢、葛根 2 錢、獨活 2 錢、白芍 2 錢、羌活 2 錢、黨參 2 錢、生黃蓍 3 錢、柴胡 3 錢。

9. 胞輪振跳

胞瞼不自主地搐惕瞤動的病症稱為「胞輪振跳」，又名「脾輪振跳」，俗稱「眼皮跳」或「眼眉跳」。本節討論的是嚴重的、久跳不止的眼皮跳，類似肌纖維顫抽現象，也包括面神經痙攣所致的眼瞼抽搐。

臨床表現

上胞或下瞼跳動，時疏時頻，不能自控。一般過勞、久視、睡眠不足時，則跳動更加頻繁，休息之後症狀可以減輕或消失。若胞瞼跳動時，連同半側面部肌肉及眉毛、口角皆瞤動者，日久不癒，恐有喎偏之變。

診斷

⑴上胞或下瞼不自主地牽拽跳動，或及眉際、面頰，不能隨意控制。
⑵胞瞼皮膚正常，無赤痛，眼外觀端好。

鑒別診斷

◎目劄：本病是眼瞼及顏面皮膚頻頻振跳；而目劄是以眼瞼頻頻眨動為主要症狀。

➡辨病要點：**上胞或下瞼跳動，時疏時頻，不能自控。**

辨治

⑴症狀：胞瞼振跳，時疏時頻，勞累時重。兼心煩失眠，怔忡健忘，食少體倦。

➡辨證要點：**胞瞼振跳，時疏時頻，勞累時重。——心脾血虛**

方藥

✔【歸脾湯】加減

組成 黨參3錢、炙黃蓍5錢、炒白朮3錢、茯苓5錢、當歸3錢、炒酸棗仁5錢、桂圓肉3錢、遠志2錢、木香3錢、白僵蠶3錢、全蠍3錢、炙甘草3錢、生薑2片、大棗3枚。

⑵症狀：胞瞼振跳不休，或與眉、額、面、口角相引，不能自控。

➡辨證要點：**胞瞼振跳不休，不能自控。——血虛生風**

方藥

✔【大定風珠】加減

組成 當歸3錢、白芍6錢、阿膠3錢、龜板5錢、生地黃6錢、火麻仁3錢、五味子3錢、生牡蠣8錢、麥冬4錢、炙甘草3錢、炙鱉甲5錢、天麻3錢、白蒺藜1兩、全蠍2錢。

10.天行赤眼

　　本病白睛暴發紅赤，眵多黏結，常累及雙眼，能迅速傳染並引起廣泛流行，故稱「天行赤眼」，又名「天行赤熱」、「天行暴赤」，俗稱「紅眼病」。多於夏秋之季發病，患者常有傳染病接觸史。本病與西醫學之「急性傳染性結膜炎」相似。

診斷

⑴白睛紅赤，或見白睛溢血呈點、呈片，胞瞼紅腫，黑睛可見星翳。耳前或頜下可捫及腫核。

⑵眼沙澀，灼痛，畏光流淚，甚者熱淚如湯，或眵清稀。

⑶起病迅速，鄰里相傳，易成流行。

⑷本病應與天行赤眼、瞳神緊小、綠風內障相鑒別。

➡️**辨病要點：發病迅速，患眼白睛紅赤，澀癢交作，怕熱羞明。**

辨治

⑴症狀：病初起，眼局部症狀俱悉，但不嚴重，全身症狀多不明顯。

　　➡️**辨證要點：發病迅速，白睛紅赤，澀癢交作。——初感癘氣**

🌿 **【葛根湯】加川芎、大黃**

組成 葛根 8 錢、桂枝 3 錢、白芍 3 錢、炙甘草 3 錢、生薑 3 錢、大棗 3 錢、麻黃 3 錢、川芎 3 錢、大黃 3 錢。

⑵症狀：患眼灼熱疼痛，胞瞼紅腫，白睛赤絲鮮紅滿布，眵淚黏

稠，兼有頭痛煩躁，或便秘溲赤，苔黃，脈數。

➠**辨證要點：患眼灼熱疼痛，胞瞼紅腫，煩躁。——肺胃積熱**

方 藥

🍃【荊芥連翹湯】

組成 當歸3錢、連翹3錢、生地黃3錢、薄荷1錢（後下）、荊芥1錢（後下）、黃柏3錢、白芷3錢、赤芍3錢、黃連3錢、枳殼3錢、桔梗3錢、山梔子3錢、川芎3錢、防風3錢、黃芩3錢、甘草3錢、柴胡3錢。

(3)症狀：眼部症狀除同上述外，尚見白睛或瞼內有點狀或片狀之溢血。

➠**辨證要點：患眼灼熱疼痛，胞瞼紅腫，白睛溢血。——疫熱傷絡**

方 藥

🍃【荊芥連翹湯】合【犀角地黃湯】

組成 當歸3錢、連翹3錢、生地黃3錢、薄荷1錢（後下）、荊芥1錢（後下）、黃柏3錢、白芷3錢、赤芍3錢、黃連3錢、枳殼3錢、桔梗3錢、山梔子3錢、川芎3錢、防風3錢、黃芩3錢、甘草3錢、柴胡3錢、水牛角3錢、牡丹皮3錢。

11.急乳蛾

急乳蛾指因風熱邪毒侵襲喉核所致。以發熱、喉核急發紅腫疼痛、狀如乳蛾或蠶蛾為主要表現的咽喉疾病。主要指西醫學所說的「急性扁桃體炎」。

診斷

(1)春秋兩季發病率高。青少年易患病，50歲以後發病者甚為少見。

(2)以受涼、勞累、煙酒過度等為常見誘因，具有一定傳染性。

(3)發病突然，有全身不適、發熱惡寒、頭痛身疼等全身症狀，體溫達 38℃～40℃ 甚至以上，嬰幼兒還可能出現抽搐。

(4)局部先有咽喉乾燥感，隨之出現咽痛，吞咽時加劇，妨礙進食，並可放射至同側耳顳部，或伴有耳鳴和聽力減退。

(5)檢查見咽部黏膜鮮紅，扁桃體明顯紅腫，隱窩開口處或其鄰近黏膜下有膿點，甚至融合成片狀假膜，但不超出扁桃體範圍，假膜易拭去，假膜下無滲血創面。多伴有同側頜下核腫痛。

鑒別診斷

(1)白喉：全身症狀明顯，但體溫升高不甚，喉痛較輕，假膜呈灰白色，常超出扁桃體範圍，與其下黏膜黏連甚緊而不易拭去，如勉強擦拭，則露出易出血之黏膜潰瘍面，分泌物塗片或培養可找到白喉桿菌。

(2)爛喉丹痧：高熱惡寒，有皮疹，可見楊梅舌，咽部黏膜彌漫性深紅色充血，軟齶點狀瘀血，扁桃體上假膜黃灰色易拭去，其

下黏膜紫紅色，不出血，可有全身核腫大。

(3)喉關癰：症狀較急乳蛾更重，膿腫範圍較大，常超出扁桃體，甚至影響呼吸、吞咽。

➡**辨病要點：發熱，喉核急發紅腫疼痛。**

辨治

(1)症狀：病初起，咽喉灼熱疼痛，吞咽不利，咽部黏膜紅赤，以喉核為著，並顯腫脹突起，惡寒發熱，頭身不適，或有咳嗽、鼻塞、聲嘶，舌尖紅，苔薄黃，脈浮數。

➡**辨證要點：咽喉灼熱疼痛，咽部黏膜紅赤，喉核腫脹突起。**
　——風熱侵咽

方藥

🌿**【銀翹散】加減**

組成 金銀花 5 錢、連翹 5 錢、荊芥 1 錢（後下）、薄荷 1 錢（後下）、牛蒡子 5 錢、桔梗 3 錢、甘草 2 錢、射干 3 錢、屈頭雞 4 錢、海星 6 錢、浙貝 5 錢、崗梅根 5 錢、土牛膝 5 錢。

(2)症狀：咽痛甚，吞咽時加劇，妨礙進食，痛連耳竅，喉核紅腫顯著，表面有膿點或假膜，頷下核腫大壓痛，發熱面赤，口渴喜飲，口臭，尿黃便結，舌質紅，苔黃厚，脈滑數。

➡**辨證要點：咽痛甚，吞咽時加劇，痛連耳竅，喉核紅腫顯著，表面有膿點或假膜。——熱毒攻喉**

方藥

🌿【普濟消毒飲】加減

組成 柴胡5錢、黃芩5錢、金蕎麥5錢、屈頭雞4錢、玄參5錢、生甘草2錢、連翹5錢、牛蒡子5錢、板藍根5錢、馬勃2錢、薄荷1錢（後下）、白僵蠶5錢、蟬衣2錢、升麻2錢、桔梗2錢、石膏1兩、大黃3錢。

12.急喉痹

　　喉痹，中醫耳鼻喉科疾病咽喉病名詞。是指以咽部紅腫疼痛，或乾燥、異物感，或咽癢不適、吞咽不利等為主要臨床表現的疾病。現代中醫「喉痹」的概念系專指急、慢性咽炎。

診斷

⑴發病較急，初起時咽部乾燥、灼熱、疼痛、吞咽痛。吞咽唾液時咽痛比進食更甚，全身症狀一般較輕，但因年齡、免疫力，以及病毒、細菌毒力之不同而程度不一，可能伴有發熱、頭痛、食慾不振、四肢痠痛等表現。

⑵懸壅垂腫脹時，吞咽痛更明顯，說話常帶鼻音，黏液積留於喉咽部，易引起咳嗽。感染向喉部擴散時咳嗽加重，出現聲音嘶啞，炎症向咽鼓管擴散時，聽力下降。

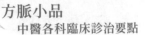
鑒別診斷

⑴乳蛾：青少年多見，以喉核紅腫疼痛為主。

⑵喉癰：急起，高熱，咽喉部劇痛。紅腫，吞咽障礙，可化膿，外周血白細胞及中性粒細胞計數升高。

⑶急喉風：病情急重，以突起咽喉緊鎖、呼吸困難、痰涎壅盛為主要特徵，而不僅是咽痛、咽癢不適等表現。

➡ **辨病要點：咽部紅腫疼痛。**

辨治

⑴症狀：咽部微紅腫，乾燥灼熱感，微痛，或癢咳，吞咽不利，可能伴有發熱、微惡寒、頭痛，咳嗽痰黃，舌質正常或稍紅，苔薄白或薄黃，脈浮數。

➡ **辨證要點：咽部微紅腫，乾燥灼熱感，微痛，可能伴有發熱。——風熱外侵**

> **方藥**
>
> 🌿 **【銀翹散】加減**
>
> **組成** 金銀花 3 錢、連翹 5 錢、荊芥 1 錢（後下）、薄荷 1 錢（後下）、牛蒡子 5 錢、桔梗 3 錢、甘草 2 錢、射干 3 錢、土牛膝 5 錢。

⑵症狀：咽部微痛或癢，黏膜淡紅不腫，吞咽不順，伴惡寒微熱，無汗，鼻流清涕，咳嗽痰清稀；舌質淡紅，苔薄白而潤，脈浮緊。

➡ **辨證要點：咽部微痛，黏膜淡紅不腫，伴惡寒微熱。——風**

寒外侵

> **方藥**
>
> 🍃 【六味湯】加減
>
> **組成** 荊芥1錢（後下）、防風3錢、桔梗3錢、甘草2錢、薄荷1錢（後下）、白僵蠶3錢、蟬衣1錢、蘇葉1錢（後下）、生薑3錢。

(3)症狀：咽部紅腫疼痛較劇，軟齶及懸壅垂亦紅腫，吞咽困難，痰多而黃，不易咯出，頜下有臖核、壓痛，發熱，口乾，頭痛，大便乾結，小便黃，舌紅，苔黃膩，脈洪數。

➡️ **辨證要點：咽部紅腫疼痛較劇，痰多而黃，頜下有臖核、壓痛。——肺胃熱盛**

> **方藥**
>
> 🍃 【普濟消毒飲】加減
>
> **組成** 黃芩5錢、金蕎麥5錢、屈頭雞4錢、玄參5錢、生甘草2錢、連翹5錢、牛蒡子5錢、板藍根5錢、馬勃2錢、薄荷1錢（後下）、白僵蠶5錢、升麻2錢、柴胡2錢、桔梗2錢、大黃3錢。

13.慢喉瘖

慢喉瘖多因內傷所致。如五勞過極、起居失調、房勞過度、飲食不節等均可耗傷陰血，克伐元氣，致肺腎虧損，津液不足，虛火上擾，循經上蒸，薰蒸咽喉而為病。另若長期受化學氣體、

粉塵等刺激，也可致本病。

主要表現為咽部不適，但其症狀的輕重往往因人而異。其表現主要有咽部異物感、乾燥、發癢、灼熱感，或夜間咽乾明顯，時常「吭喀」清嗓，病情時輕時重，經久不癒。有時發生刺激性咳嗽、少痰，咽反射敏感、易作乾嘔等。

➡️**辨病要點：咽喉長期不適，微痛，異物感。**

辨治

(1)症狀：咽部不適，微痛，口鼻乾燥，咽部有異物感。伴乾咳少痰，盜汗，氣短乏力，形體消瘦，舌紅苔少，脈細數無力。

➡️**辨證要點：咽部不適，乾咳少痰，舌紅苔少。——肺陰虛**

> 方藥
>
> 🌿【桑杏湯】合【響聲破笛丸】加減
>
> 組成 桑葉3錢、北杏仁4錢、北沙參6錢、浙貝3錢、金蕎麥3錢、山梔皮3錢、梨皮5錢、枇杷葉5錢、連翹4錢、桔梗3錢、川芎2錢、砂仁1.5錢、訶子1.5錢、薄荷1錢（後下）、大黃1.5錢、甘草3錢。

(2)症狀：咽部乾澀而痛，吞咽不利，朝輕暮重。伴腰痠膝軟，耳鳴耳聾，失眠多夢，盜汗，手足心熱，舌質紅苔少，脈細數無力。

➡️**辨證要點：咽部乾澀而痛，盜汗，手足心熱。——腎陰虛**

> 方藥
>
> 🌿【知柏地黃丸】加減
>
> 組成 生地黃1兩、山茱萸3錢、山藥3錢、茯苓3錢、

牡丹皮 3 錢、澤瀉 3 錢、知母 3 錢、黃柏 3 錢、木蝴蝶
3 錢、射干 3 錢。

(3)症狀：咽部充血色紅，乾澀疼痛較甚，伴口臭，齦腫，渴喜冷
飲，胃脘不舒，大便秘結，舌紅苔黃膩，脈滑數。
➡️**辨證要點：咽部充血色紅，乾澀疼痛，口臭，便秘。——胃
熱盛**

方藥

✦【益胃湯】合【涼膈散】加減
組成 北沙參 5 錢、麥冬 3 錢、生地黃 3 錢、玉竹 5 錢、
小環釵 3 錢、天花粉 3 錢、土牛膝 5 錢、豬仔笠 5 錢、
大黃 3 錢、甘草 3 錢、山栀子 3 錢、薄荷葉 3 錢（後
下）、黃芩 3 錢、連翹 3 錢、竹葉 3 錢、枳實 3 錢。

(4)症狀：咽乾不適，有時刺痛，或如有物梗於咽喉，時常清嗓，
遇情志不暢時加重，胸脅悶脹，舌暗或有瘀斑，脈細澀者。
➡️**辨證要點：咽乾不適刺痛，遇情志不暢時加重，胸脅悶脹。
——氣鬱血瘀**

方藥

✦【會厭逐瘀湯】加減
組成 桃仁 5 錢、紅花 2 錢、甘草 3 錢、桔梗 3 錢、生
地黃 3 錢、當歸 3 錢、玄參 3 錢、柴胡 3 錢、枳殼 3 錢、
赤芍 3 錢、土牛膝 5 錢、金蕎麥 3 錢。

14. 牙齫癰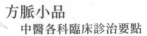

牙齫癰是因熱毒蘊結於真牙處，血敗肉腐，以發熱口臭，一側真牙齦咬合處紅腫疼痛，張口困難，潰後溢膿為主要表現的癰病類疾病。常見於西醫學「智齒冠周炎」（膿腫）及其所引起的頰間隙感染、嚼肌間隙感染。

診斷

⑴一側下頜真牙處疼痛，遇咀嚼食物碰到腫處疼痛加重，並有牙關緊張，張口受限，隨病程進展而加重，甚則吞咽困難、同側腮頰腫脹。

⑵患處真牙牙位不正或未完全萌出，牙齦紅腫，覆蓋於真牙之上，觸痛明顯，甚則齦齒間溢膿。可能伴有同側頜下臀核腫痛。

鑒別診斷

◎牙癰：牙癰任何牙齦均可發生，紅腫疼痛，或有溢膿，但牙關能開合。

➡辨病要點：牙痛較甚，牙齦紅腫或化膿。

辨治

⑴症狀：病初起，真牙處疼痛，患處齦肉微紅腫，牙關微緊。全身症狀多不明顯。或有口微乾渴。舌質偏紅，苔薄，脈浮數。局部檢查見齦肉微紅腫。

➠辨證要點：真牙處疼痛，患處齦肉微紅腫。——邪毒侵襲，風熱犯齒

方藥

🍃【荊芥連翹湯】

組成 當歸 3 錢、連翹 3 錢、生地黃 3 錢、薄荷 1 錢（後下）、荊芥 1 錢（後下）、黃柏 3 錢、白芷 3 錢、赤芍 3 錢、黃連 3 錢、枳殼 3 錢、桔梗 3 錢、山梔子 3 錢、川芎 3 錢、防風 3 錢、黃芩 3 錢、甘草 3 錢、柴胡 3 錢。

(2)症狀：真牙處疼痛劇，連及咽喉，牙關緊閉，吞咽困難。口臭，小便黃短，大便乾結，舌質紅，苔黃厚，脈滑數。局部檢查見患處齦肉紅腫、溢膿。頜下臀核腫痛。

➠辨證要點：齦肉紅腫、溢膿，疼痛劇，連及咽喉，牙關緊閉，吞咽困難。——胃火熾盛，燔灼口齒

方藥

🍃【涼膈散】合【五味消毒飲】加減

組成 大黃 3 錢、生甘草 3 錢、山梔子 3 錢、薄荷 1 錢（後下）、黃芩 3 錢、連翹 5 錢、生石膏 1 兩、金銀花 3 錢、野菊花 3 錢、蒲公英 6 錢、紫花地丁 5 錢、紫背天葵 3 錢。

金銀花　太子參　葛根

桔梗　　連翹
　　薄荷　　　甘草
　　　魚腥草

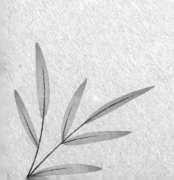

附　錄

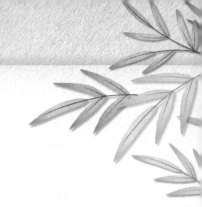

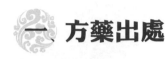

一、方藥出處

1. 中醫古籍

⑴《醫說》：黛蛤散

⑵《脾胃論》：補中益氣湯、東垣清暑益氣湯、昇陽散火湯

⑶《傷寒論》：葛根湯、小柴胡湯、麻黃附子細辛湯、大青龍湯、真武湯、桂枝湯、黃連阿膠雞子黃湯、柴胡加龍骨牡蠣湯、當歸四逆湯、四逆加人參湯、桂枝甘草龍骨牡蠣湯、白頭翁湯、豬苓湯、理中湯、苓桂朮甘湯、四逆散、葛根黃芩黃連湯、附子理中湯、小承氣湯、茵陳蒿湯、四逆湯、大黃黃連瀉心湯、當歸四逆加吳茱萸生薑湯、麻杏石甘湯、五苓散、小青龍湯、小建中湯

⑷《辨證錄》：溫肺止流丹

⑸《濟生方》：歸脾湯、濟生腎氣丸、小薊飲子、滌痰湯

⑹《女科撮要》：丹梔逍遙散

⑺《女科切要》：內補丸

⑻《六因條辨》：黃連溫膽湯

⑼《中國藥典》（2005年版）：藿膽丸

⑽《丹溪心法》：玉屏風散、保和丸、芎歸二陳湯、痛瀉要方、左金丸

⑾《古今醫鑒》：清熱調血湯、艾附暖宮丸

⑿《外台秘要》：石韋散

⒀**《外科正宗》**：除濕胃苓湯、消風散、海藻玉壺湯、辛荑清肺飲

⒁**《正體類要》**：八珍湯

⒂**《名醫方論》**：香砂六君子湯

⒃**《良方集腋》**：良附丸

⒄**《東垣十書》**：普濟消毒飲

⒅**《金匱要略》**：苓甘五味薑辛夏仁湯、金匱腎氣丸、瓜蔞薤白半夏湯、越婢加朮湯、麻黃連翹赤小豆湯、枳實薤白桂枝湯、小建中湯、大建中湯、大黃黃連瀉心湯、橘皮竹茹湯、麥門冬湯、黃蓍建中湯、大黃附子湯、厚朴三物湯、鱉甲煎丸、崔氏八味丸、半夏厚朴湯、甘麥大棗湯、百合知母湯、百合地黃湯、瓜蔞薤白白酒湯、黃土湯、溫經湯、乾薑人參半夏丸、當歸芍藥散、膠艾湯、甘草瀉心湯、小青龍加石膏湯

⒆**《指月醫集》**：御神子煮散

⒇**《活幼心書》**：調元散

㉑**《時方歌括》**：丹參飲、香砂六君子湯

㉒**《筆花醫鏡》**：知柏地黃丸

㉓**《景岳全書》**：柴胡疏肝散、大補元煎、濟川煎、右歸丸、固陰煎、大營煎、保陰煎、當歸地黃飲、通瘀煎、舉元煎、小營煎、玉女煎、左歸丸、七福飲

㉔**《黃帝內經》**：半夏秫米湯

㉕**《喉科秘旨》**：六味湯

㉖**《萬病回春》**：木香順氣散、通導散、益氣內消散、呂洞賓仙傳化毒湯、托里消毒飲、響聲破笛丸

㉗**《溫病條辨》**：銀翹散、新加香薷飲、李氏清暑益氣湯、杏蘇散、桑杏湯、沙參麥冬湯、增液湯、益胃湯、安宮牛黃丸、桑

菊飲、清營湯、大定風珠

⑵⑻《傷寒六書》：柴葛解肌湯

⑵⑼《傷寒大白》：柴芩四物湯

⑶⑴《溫熱經緯》：王氏清暑益氣湯、甘露消毒丹

⑶⑴《瘍醫大全》：四海舒鬱丸

⑶⑵《衛生寶鑒》：參蛤散

⑶⑶《韓氏醫通》：三子養親湯

⑶⑷《醫方集解》：七寶美髯丹

⑶⑸《醫林改錯》：血府逐瘀湯、少腹逐瘀湯、通竅活血湯、膈下
逐瘀湯、會厭逐瘀湯

⑶⑹《醫宗金鑒》：五味消毒飲、龍膽瀉肝湯、芎芷石膏湯、桃紅
四物湯、益陰煎、補肝湯、鎮驚丸、蘆薈肥兒丸

⑶⑺《醫門法律》：清燥救肺湯

⑶⑻《醫級寶鑒》：杞菊地黃丸

⑶⑼《醫理真傳》：潛陽丹

⑷⑴《醫學心悟》：安神定志丸、萆薢分清飲、茵陳朮附湯、半夏
白朮天麻湯、定癇丸

⑷⑴《醫學正傳》：六君子湯

⑷⑵《證治準繩》：四神丸、滋血湯

⑷⑶《攝生祕剖》：天王補心丹

⑷⑷《蘭室秘藏》：潤腸丸、秦艽羌活湯、秦艽防風湯、烏藥湯、
聖愈湯、麗澤通氣湯

⑷⑸《體仁彙編》：柏子養心湯

⑷⑹《外科全生集》：小金丹

⑷⑺《世醫得效方》：春澤湯、六磨湯

(48)《**沈氏尊生書**》：滋陰降火湯、溫清飲、柴陷湯

(49)《**東垣試效方**》：益氣聰明湯

(50)《**通俗傷寒論**》：羚角鉤藤湯

(51)《**傅青主女科**》：兩地湯、清經散、定經湯、清肝止淋湯、逐瘀止血湯、健固湯、調肝湯、完帶湯

(52)《**普濟本事方**》：鉤藤散、槐花散

(53)《**續名醫類案**》：一貫煎

(54)《**本朝經驗方**》（日）：連珠飲、治頭瘡一方

(55)《**校正方輿輗**》（日）：葛根紅花湯

(56)《**小兒藥證直訣**》：補肺阿膠湯、瀉白散、補肺阿膠散、六味地黃丸、導赤散

(57)《**內外傷辨惑論**》：枳實導滯丸、羌活勝濕湯、生脈散

(58)《**古今醫統大全**》：芩連四物湯

(59)《**重訂廣溫熱論**》：耳聾左慈丸

(60)《**校注婦人良方**》：四神丸

(61)《**婦人大全良方**》：歸脾湯、溫經湯、縮泉丸

(62)《**備急千金要方**》：無比山藥丸、犀角地黃湯

(63)《**重訂嚴氏濟生方**》：茜根散、當歸飲子

(64)《**陳素庵婦科補解**》：棕蒲散、四物二陳湯

(65)《**醫學衷中參西錄**》：參赭鎮氣湯、膏淋湯、鎮肝熄風湯、安沖湯

(66)《**三因極一病證方論**》：沉香散

(67)《**安徽中醫驗方選集**》：逐瘀止崩湯

2. 日本學者驗方

⑴**原南陽**：乙字湯

⑵**森道伯**：荊芥連翹湯、龍膽瀉肝湯、柴胡清肝湯、防風通聖散、清上防風湯

⑶**吉益東洞**：排膿散及湯

⑷**華岡青洲**：歸耆建中湯

3. 現代中醫驗方

⑴**李可教授**：破格救心湯

⑵**南方醫科大學陳寶田教授**：三小湯、二小湯、安神方、小四五湯、加味枳實消痞湯、頭痛新1號、天麻鎮眩湯、補四五湯、小烏桂湯、抗癇方

⑶**南方醫科大學臧堃堂教授**：咳喘七子湯

⑷**北京市中醫院張志禮教授**：石藍草煎劑

⑸**黑龍江中醫藥大學李延教授**：心腦通絡液

⑹**黑龍江中醫藥大學馬驥教授**：馬氏香砂養胃湯

⑺**黑龍江中醫藥大學王維昌教授**：斯立康方、天癸湯、新七七湯、養血理氣湯

⑻**黑龍江中醫藥大學韓百靈教授**：百靈調肝湯

⑼**黑龍江中醫藥大學謝晶日教授**：清肝寧胃湯、平胃正氣散、補中異功湯、金石止痛湯、胃苓甘露丹、柴胡解毒湯、柴胡活血湯、逍遙疏肝散、五磨瀉肝湯、建中旋代湯、茵陳導滯湯、謝氏舒膽2號方、通膽湯、二金湯、保肝消脂方

4. 中醫藥局處方

⑴ **太平惠民和劑局方**：蘇合香丸、八正散、藿香正氣散、二陳湯、香蘇散、香連丸、參苓白朮散、涼膈散、川芎茶調散、逍遙散、十全大補湯、人參養榮湯、加味逍遙散、四君子湯、四物湯、三拗湯

⑵ **養正堂日用處方**：白金止咳方、黃金止咳方、三參強心湯、五參養心湯、引水道方、大官人湯、歡喜方、四黃瀉心湯、四六香藥、痛瀉新方、四溫理中湯、四黃承氣湯、肝血通方、茵陳香苓湯、茵陳四六湯、散積方、扶正化積方、甲木湯、養正續命湯、黃解承氣湯、消渴 1 方、消渴 2 方、消渴 3 方、消渴 4 方、養正宣痺湯、養正溫痺湯、養正除痺湯、養正清痺湯、養正蠲痺湯、養正潤痺湯、十福飲、神農湯、養心歸脾湯、養肝補血湯、涼肺止血湯、清胃止血湯、桃紅解毒湯、牛角解毒湯、滋清固沖湯、神女方、化痰過期方、參菁魚古湯、帶下方第 2 變方、四膠種玉湯、化痰啟宮方、化瘀種玉方、禹王湯變化方 6、禹王湯變化方 7、禹王湯變化方 5、保胎 1 方、保胎 2 方、保胎 3 方、保胎 4 方、保胎 5 方、固胎 1 方、固胎 2 方、柴胡三香散、疏肝散核湯、疏肝散癖湯、甲丁湯、妃子笑 1 方、妃子笑 2 方、妃子笑 3 方、調沖散結湯、三色止咳湯、龍膽解毒湯、八味黃芩湯、養正 3 號開奶茶、祛風定眩湯、養正暴聾湯、小白石仙湯、小生黃白湯、小生青白湯

⑶ **中藥成方配本，蘇州衛生局**：黛蛤散

5. 民間偏方

⑴三三煎

⑵小兒開奶茶

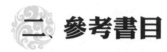

二、參考書目

1. 實體書

⑴張伯臾《中醫內科學（高等醫藥院校教材第五版）》，上海科
學技術出版社：上海，1985.10

⑵顧伯康《中醫外科學（高等醫藥院校教材第五版）》，上海科
學技術出版社：上海，1986.05

⑶羅元愷《中醫婦科學（高等醫藥院校教材第五版）》，上海科
學技術出版社：上海，1986.04

⑷江育仁《中醫兒科學（高等醫藥院校教材第五版）》，上海科
學技術出版社：上海，1985.04

⑸廖品正《中醫眼科學（高等醫藥院校教材第五版）》，上海科
學技術出版社：上海，1986.04

⑹王德鑑《中醫耳鼻喉科學（高等醫藥院校教材第五版）》，上
海科學技術出版社：上海，1985.05

⑺王國才、劉桂蘭《王維昌婦科學術經驗集》，科學出版社：北
京，2020.02

⑻黃仕營、謝煒《陳寶田教授時方臨床應用》，科學出版社：北京，2017.06

⑼臧堃堂《臧堃堂治則精華》，軍事醫學科學出版社：北京，2000.03

⑽張志禮《張志禮皮膚病臨床經驗輯要》，中國醫藥科技出版社：北京，2001.01

⑾李可《李可老中醫急危重症疑難病經驗專輯》，山西科學技術出版社：太原，2002.06

2. 電子書

⑴《A+醫學百科》，醫學電子書。

⑵《the Qi 中醫耳鼻喉科》，電子書。

《A+醫學百科》　　　《the Qi 中醫耳鼻喉科》

三、復必泰(BNT)副作用中醫診治指要

1. 復必泰副作用

　　復必泰是採用 BioNTech 的技術生產的 mRNA 新冠病毒疫

苗。在香港和台灣兩地都是疫苗接種計劃中的認可疫苗。

統整香港與台灣兩地的資料，復必泰接種後的副作用及發生率可歸納成下表：

發生率	副作用
極常見（＞ 1/10）	注射部位疼痛、腫脹；疲倦、頭痛、肌肉痛、寒顫、關節痛、腹瀉、發燒
常見（≧1/10）	注射部位發紅、噁心、嘔吐
不常見（≧1/100）	淋巴結腫大、感覺不適、手臂疼痛、失眠、注射部位發癢、過敏反應（如皮疹或瘙癢）
罕見（≧1/1000）	暫時性一側面部下垂、過敏反應（如蕁麻疹或面部腫脹）
未知（目前尚不清楚）	嚴重過敏反應；可導致氣促、心悸、胸口痛的心肌炎及心包炎

從上表可見，復必泰接種後的副作用一般是較為輕微和暫時的，嚴重的副作用較為罕見。其副作用一般都可以用中醫藥進行診治。

2. 中醫診治副作用

復必泰接種後副作用的中醫臨床診治要點，第一步是依據其主要臨床表現，結合中醫辨病要點先歸入中醫的「病」的範疇：
(1)注射部位症狀：疼痛、腫脹、發紅、發癢。
　①以疼痛為主、或腫脹、或發紅：按中醫內科雜病「痹證」辨治。
　②以瘙癢為主，無原發性皮損：按中醫外科「風瘙癢」辨治。

(2)全身症狀：疲倦、手臂疼痛、頭痛、肌肉痛、寒顫、關節痛、發燒。

 ①以寒顫、發燒為主要表現，伴其它症狀者：按中醫內科肺系病「感冒」辨治。

 ②以手臂疼痛、或肌肉痛、或關節痛為主要表現，伴其它症狀者：按中醫內科雜病「痹證」辨治。

 ③以頭痛為主要表現，伴其它症狀者：按中醫內科雜病「頭痛」辨治。

(3)消化道症狀：腹瀉、噁心、嘔吐。

 ①腹瀉：按中醫內科脾系病「泄瀉」辨治。

 ②噁心、嘔吐：按中醫內科脾系病「嘔吐」辨治。

(4)呼吸道症狀：氣促。

 ◎氣促：按中醫內科肺系病「喘病」辨治。

(5)心血管症狀：心悸、胸口痛。

 ①心悸：按中醫內科心系病「心悸」辨治。

 ②胸口痛：按中醫內科心系病「胸痹」辨治。

(6)皮膚症狀：皮疹、瘙癢、蕁麻疹。

 ①以瘙癢為主，無原發性皮損：按中醫外科「風瘙癢」辨治。

 ②以瘙癢性風團為主，發無定處，驟起驟退：按中醫外科「癮疹」辨治。

 ③以多形性皮損、對稱分布、瘙癢、紅腫、滲出為主要表現者：按中醫外科「濕疹」辨治。

 ④以蕁麻疹為主要表現者：按中醫外科「癮疹」辨治。

(7)特殊症狀：失眠、淋巴結腫大、暫時性一側面部下垂、面部腫脹。

 ①失眠：按中醫內科心系病「不寐」辨治。

②淋巴結腫大：按中醫外科「瘰癧」辨治。

③暫時性一側面部下垂：按中醫內科雜病「中風──中經絡」
或「口僻」辨治。

④面部腫脹：按中醫內科腎系病「水腫」辨治。

確定病種後，可在相應的章節檢索，進一步根據臨床收集的四診資料和各個病對應證型的辨證要點進行對照，從而得出最後的理想應用方藥。

註： 上述的病證辨治指要模式無法完全概括臨床上千變萬化的病證表現，因此僅供醫師參考；臨床上，醫師應根據患者的具體情況加以變化應用。

本文摘錄自陳曉明，Comirnaty(復必泰) ワクチン接種後の副反応に漢方薬治療が有効であった症例と考察・漢方の臨床

四、中醫教你防範新冠疫情

1. 背景

新型冠狀病毒肺炎，簡稱「新冠肺炎」，是指 2019 新型冠狀病毒（COVID-19）感染導致的肺炎。2019 年年末因此病毒引起的肺炎疫情迄今已擴散至全球，持續時間超過一年半。截至 2021 年 12 月為止，全球累積確診人數超過 2.64 億人，死亡人數超過 520 萬人。

2. 新冠肺炎資訊

⑴傳染源：目前所見傳染源主要是新型冠狀病毒感染的肺炎患者。

⑵傳播途徑：經呼吸道飛沫傳播是主要的傳播途徑，亦可通過接觸傳播。

⑶易感人群：人群普遍容易感染。老年人及有基礎疾病者遭感染後病情較重，兒童及嬰幼兒也有發病者。

⑷臨床表現：基於目前的流行病學調查，潛伏期1～14天，多在3～7天內發病。以發熱、乏力、乾咳為主要表現。少數患者伴有鼻塞、流涕、咽痛和腹瀉等症狀。重症患者多在發病一週後出現呼吸困難或低氧血症，嚴重者快速進展為急性呼吸窘迫綜合症、膿毒症休克、難以糾正的代謝性酸中毒和出凝血功能障礙等。值得注意的是，重症、危重症患者病程中可為中低熱，甚至無明顯發熱。輕型患者僅表現為低熱、輕微乏力等，無肺炎表現。從中國目前收治的病例情況看，多數患者預後良好，少數患者病情危重。老年人和有慢性基礎疾病者預後較差。兒童病例症狀相對較輕。

3. 中醫見解與建議

　　依據中國國家衛生健康委員會和國家中醫藥管理局組織專家共同修訂的《新型冠狀病毒感染的肺炎診療方案（試行第七版）》，新型冠狀病毒肺炎歸屬於「疫病」範疇，其病因為「感受疫戾之氣」，定為「寒濕（瘟）疫」。中醫認定的傳染途徑是「自口鼻而入」。

防範新冠肺炎除了正確使用口罩、勤洗手、保持室內空氣流通外，中醫藥方面也有以下建議：

⑴日常起居飲食注意：

①做好保暖工作，躲避寒濕。

②養成良好的飲食習慣；不吃生冷，辛辣，煎炸，遠離煙酒。

③注意勞逸結合。要保持足夠睡眠，同時要注意保持運動加強鍛煉。若多數時間在家中，也可以進行八段錦、太極拳或一般熱身運動至身體微出汗。

④保持神志調和。疫情及相關各種安排易使市民產生緊張、恐慌、焦慮等不良情緒，可自行用吐納（或腹式呼吸）、中醫氣功、聽古典中式樂器音樂等方式調節情志。

⑵內服方案：

①一般人士：

❶黑靈芝 10 克、五指毛桃 30 克、牛大力 30 克、茯苓 15 克、白朮 15 克。煎服或加瘦肉 250 克煲湯喝。功效為「補氣健脾，扶正抗疫」。

❷水翁花 10 克、赤靈芝 10 克、南豆花 10 克、炒麥芽 10 克、黑豆 15 克、甘草 3 克。煎水服。功效為「扶正祛濕，解毒抗疫」。

❸藿香 10 克、佩蘭 10 克、茯苓 15 克、蒼朮 10 克、金銀花 10 克。煎水服。功效為「芳香化濕，辟穢解毒」。

❹北沙參 10 克、麥冬 10 克、太子參 30 克、南北杏仁各 10 克。煎服或加瘦肉 250 克煲湯喝。功效為「養陰潤燥，補氣抗疫」。

❺黃蓍 10 克、黨參 10 克、乾薑 10 克、桂枝 6 克、紅棗 10

克、生薑 10 克。水煎服或加瘦肉 250 克煲湯喝。功效為「溫陽補氣抗疫」。

　註：高血壓、高血糖者慎用！

❻黑（或白）胡椒 10 克、桂皮 3 克、丁香 0.1 克、八角茴香 3 克、生薑 10 克。水煎服或煲湯喝或加食材煮餸。功效為「溫陽祛風，辟穢防疫」。

②氣虛人士（平素肌肉鬆軟，聲音低，易出汗，易累，易感冒）：

❶五指毛桃 30 克、牛大力 30 克、茯苓 15 克、白朮 15 克。煎服或加瘦肉 250 克煲湯喝。

❷黑靈芝 10 克煲水喝。每日一次。

③虛寒人士（平素畏冷，手足不溫，喜熱飲食，精神不振）：

❶黃蓍 10 克、桂枝 6 克、白芍 6 克、生薑 10 克、南棗 2 枚。加雞肉或羊肉煲湯喝。

❷生薑 10 克、紅棗 3 枚、炙甘草 6 克。煎水服。

　註：高血糖者慎用！

④虛火人士（平素煩熱，口燥咽乾，鼻微乾，喜冷飲，大便乾燥）：

❶桑葉 3 克、北沙參 10 克、玉竹 10 克、石斛 10 克、南北杏仁各 10 克。加瘦肉 250 克煲湯喝。

❷赤靈芝 10 克、羅漢果 3 克。煎水服。

⑤濕熱人士（平素面垢油光，口苦口乾，身重困倦，大便黏滯不暢或燥結，小便短黃）：

❶紅蘿蔔 100 克（切絲）、白蘿蔔 200 克（切絲）、生熟薏苡仁各 10 克、鯽魚 1 條、薑蔥適量。煲湯喝。

❷土茯苓 15 克、赤小豆 15 克、綠豆 10 克、黑豆 15 克、扁豆 15 克。煎水服。或加瘦肉 250 克煲湯喝。

⑥痰濕人士（平素皮膚油脂較多，多汗且黏，痰多，口黏膩，易疲勞，舌苔白厚膩）：

❶黑靈芝 10 克、茯苓 15 克、白朮 15 克、生熟薏苡仁各 10 克。煎服或加瘦肉 250 克煲湯喝。

❷土茯苓 15 克、赤小豆 15 克、生熟薏苡仁各 10 克。煎水服。

❸藿香 10 克、佩蘭 10 克、蒼朮 10 克煎水服。

註：由於個人體質不同，中藥藥性也各有不同，以上方法僅供參考，不可能適合所有人士使用，一般大眾若想借助內服中醫藥預防疫證，可先諮詢中醫師。

⑶外用方案：

①辟穢散：

❶組成（單位：份）：蒼朮 5、佩蘭 5、細辛 1、甘松 3、川芎 2、冰片 1、乳香 1、丁香 1。

❷應用：上為末，入香囊佩帶，或裝入絲襪中掛室內。

❸作用：芳香辟穢，解毒防疫。

②防疫煙：

❶組成（單位：份）：艾絨 10、蒼朮 5、甘松 3、冰片 1、乳香 1、八角茴香 1、丁香 1。

❷應用：上藥打成粗末，搓成圓椎形，如棗大。在室內點燃煙薰。1 個可用於 150 呎室內面積。或煎水入噴壺作噴霧。

❸作用：辟穢防疫，消毒空氣。

③祛穢湯：

❶組成（單位：份）：柚葉 1、佩蘭 1。

②應用：煲水洗頭或洗澡。

❸作用：芳香辟穢，潔身消毒。

④艾術泡足方：

❶組成（單位：份）：艾葉 1、蒼朮 2、佩蘭 2、生薑 5。

❷應用：上藥煮水泡腳。每日一次。每次 10 分鐘。

❸作用：驅散風寒，溫陽辟穢。

⑤溫灸法：溫灸的方法有扶陽散寒祛濕的作用。可以溫灸關元穴、足三裡穴，還可以隔姜灸神闕穴（就是肚臍），每日一次，每穴 10～15 分鐘。

註：受《香港中醫藥條例》規定，艾灸只可中醫師操作應用。一般大眾可以用丁香、肉桂各 1 份，為粉末，用膠布固定，貼敷在穴位處，每次 2 小時，每 2～3 日 1 次。

五、新冠患者後遺症診治醫案

1. 病例一：45 歲女性

⑴初診（2021/1/20）：

①主訴：嗅覺消失 1 個多月。2020/12/12 因咽痛、流清涕到西醫處求診，當時無發燒；西醫安排她進行新型冠狀病毒性肺炎快速測試。12/13 確診新型冠狀病毒性肺炎陽性，由於無發燒，也沒有典型症狀，西醫沒有處方藥物，只安排她在家進行居家隔離。12/16 嗅覺喪失。12/18 獲西醫安排，入院隔

離，處方類固醇類西藥治療。12/26出院，出院時COVID-19抗體呈陽性，嗅覺至今未恢復。

②既往史：變態反應性鼻炎。

③四診：體力稍弱，容易倦怠。雙側鼻腔嗅覺完全消失，味覺異常，晨起鼻塞，涕清稀，寐差，納便常。因疫症期間需要戴口罩防止飛沫飛濺，所以未進行舌診。脈浮、大、弱。腹皮拘急，心動悸。

➡**辨證要點：嗅覺消失，涕清稀，易倦怠——肺脾氣虛，風寒阻竅**

➡**治法治則：益氣昇陽，祛風通竅。**

方藥

【麗澤通氣湯】加減

組成 生薑6錢、白芷3錢、辛荑3錢（後下）、細辛3錢、黑胡椒3錢、吳茱萸3錢、蜀椒3錢、葛根3錢、大黃3錢、乾薑7錢、羌活2錢、獨活2錢、黃耆5錢、蒼朮3錢、炙甘草2錢、升麻2錢、防風2錢。

服用方式 三劑。飯後服，每日二次。

(2)二診（2021/1/22）：

◎自訴：睡覺轉佳，體力好轉，服第三劑藥時口中感到非常辛辣。脈、腹證如前。

方藥

【麗澤通氣湯】加減

組成 生薑5錢、白芷3錢、辛荑3錢（後下）、細辛

2錢、黑胡椒3錢、蜀椒3錢、葛根5錢、大黃3錢、乾薑5錢、羌活2錢、獨活2錢、黃蓍5錢、蒼朮3錢、升麻2錢、生甘草1錢、防風2錢。

【服用方式】三劑。早晚飯後服。

(3)三診（2021/1/26）：

◎自訴：味覺基本恢復。小便黃，口乾。脈滑數、浮。

【方藥】

◢【麗澤通氣湯】加減

【組成】生薑5錢、白芷3錢、辛荑3錢（後下）、細辛2錢、蜀椒3錢、白胡椒3錢、葛根5錢、大黃3錢、羌活2錢、獨活2錢、黃蓍7錢、蒼朮3錢、升麻2錢、路路通5錢、生甘草1錢、防風2錢、蔥白2錢（後下）。

【服用方式】三劑。早晚飯後服。

(4)四診（2021/1/28）：

◎自訴：睡覺較差，左鼻嗅覺改善。脈滑數、浮。

【方藥】

◢【麗澤通氣湯】加減

【組成】生薑5錢、白芷3錢、辛荑3錢（後下）、細辛2錢、蜀椒3錢、白胡椒3錢、葛根5錢、大黃2錢、羌活2錢、獨活2錢、黃者7錢、蒼朮3錢、升麻2錢、路路通5錢、生甘草1錢、防風2錢、蔥白2錢（後下）、生龍骨1兩、炒酸棗仁6錢。

服用方式 四劑。早晚飯後服。

⑸五診（2021/2/2）：

◎自訴：睡覺仍差，夜間發熱感，溲赤，口乾，左鼻嗅覺基本恢復，喝藥時右鼻開始可聞到蜀椒氣味。脈滑數、浮。

方藥

🍃【麗澤通氣湯】加減

組成 生薑 3 錢、白芷 3 錢、辛荑 3 錢（後下）、細辛 2 錢、蜀椒 1 錢、葛根 5 錢、大黃 2 錢、羌活 1.5 錢、獨活 1.5 錢、黃耆 7 錢、蒼朮 3 錢、升麻 2 錢、路路通 5 錢、生甘草 1.5 錢、黃連 1.5 錢、防風 2 錢、蔥白 2 錢（後下）、生龍骨 1 兩、炒酸棗仁 6 錢。

服用方式 四劑。早晚飯後服。

⑹六診（2021/2/5）：

◎自訴：睡覺改善，嗅覺基本恢復。脈滑數、浮。

方藥

🍃【麗澤通氣湯】加減

組成 生薑 5 錢、白芷 3 錢、辛荑 2 錢（後下）、薄荷 1 錢（後下）、白胡椒 2 錢、細辛 2 錢、蜀椒 1 錢、葛根 5 錢、大黃 2 錢、羌活 1.5 錢、獨活 1.5 錢、黃耆 5 錢、白薇 5 錢、蒼朮 3 錢、升麻 2 錢、路路通 5 錢、生甘草 1.5 錢、黃連 1.5 錢、防風 2 錢、蔥白 2 錢（後下）、生龍骨 1 兩、炒酸棗仁 8 錢。

> **服用方式** 四劑。早晚飯後服。

(7)服藥後痊癒。

(8)按：關於此病例感染新型冠狀病毒後嗅覺喪失的病因和致病機理，西醫認為，新型冠狀病毒侵犯鼻子的嗅神經，免疫細胞攻擊嗅神經，嗅神經受損時產生嗅覺喪失。中醫學認為肺主鼻，鼻和則知香臭。如張潔古云：「視明而清涼，香臭辨而溫暖。此內受天之氣，而外利於九竅也。夫三焦之竅開於喉，出於鼻。鼻乃肺之竅，此體也；其聞香臭者，用也。心主五臭，舍於鼻。蓋九竅之用，皆稟長生為近。心，長生於酉，酉者肺，故知臭為心之所用，而聞香臭也。」如果衛氣失守，寒邪客於頭面，鼻受之不能為用，就不能發揮聞香臭的功能。治法宜先散寒邪，後補衛氣，使心肺之氣得交通，則鼻利而聞香臭矣。主方用麗澤通氣湯，配合辛荑、細辛、胡椒等祛風散寒通竅之品，使脾胃陽氣得以恢復，心肺得以溫煦，頭面（包括鼻）風寒邪氣得以發洩，則鼻部嗅覺得以恢復。

2. 病例二：50 歲男性

(1)初診（2021/2/2）：

①主訴：持續疲勞倦怠兩個半月。2020/12 患者之妻確診為新型冠狀病毒性肺炎陽性，當天全家被強制在家隔離，接受進一步檢查。12/17 患者確診，當時只表現為非常疲倦，未發熱，也沒有其它典型症狀，所以西醫未使用任何藥物。12/18 被安排住進醫院隔離。12/26 出院，期間未使用任何藥物，出院時 COVID-19 抗體呈陽性。

②四診：體力弱，有嚴重的倦怠感，其餘如常。因疫情期間需要戴口罩防止飛沫飛濺，所以未進行舌診。脈大。心下痞，心中煩悶。

➡ **辨證要點：疲勞倦怠，心下痞，脈大——脾氣虧虛，清陽不昇**

方藥

🌿 【昇陽益胃湯】加減

組成 黑棗2粒、黨參5錢、法半夏2錢、生薑2片、白芍3錢、柴胡2錢、白朮2錢、炙甘草1錢、澤瀉1錢、防風3錢、黃蓍3錢、黃連2錢、羌活1錢、獨活1錢、五指毛桃5錢、千斤拔5錢、牛大力5錢、懷牛膝5錢。

服用方式 三劑。早晚飯後服。

(2)服藥後症狀有明顯改善，每天早上起床後可以做30分鐘的運動才去上班。

(3)按：根據中醫理論進行病機分析，患者初感染新冠病毒後沒有症狀，是正氣充足的表現。但在中醫理論中，新冠病毒的病邪屬性有濕邪的特性，侵襲人體後必定纏綿難盡，日久暗耗正氣。新型冠狀病毒性肺炎病位在肺，所以首先耗傷肺氣，日久傷及脾氣。肺脾氣虛加上濕邪久困，則出現倦怠感、少氣、食慾不振、消化不良等症狀。針對這個病機，治則應是補益肺脾、升陽除濕。經典方劑中「升陽益胃湯」是最適合的，李杲《內外傷辯惑論》：「肺之脾胃虛方，脾胃虛則怠惰嗜臥、四肢不收、時值秋燥令行、濕熱少退、體重節痛、口乾舌乾、飲

食無味、大便不調、小便頻數、不嗜食、食不消。兼見肺病、灑淅惡寒、慘慘不樂、面色惡而不和、乃陽氣不伸故也。當升陽益胃、名之曰升陽益胃湯」。選擇它為主方，有標本同治之功。另外，根據患者最苦惱的症狀，選擇合適的對症之藥加入處方，可以加快效果。這個患者最突出的症狀是疲勞，所以加入五指毛桃、千斤拔、牛大力、懷牛膝，在恢復患者肺脾之氣的同時，使氣血迅速充盈全身，消除疲勞感，盡劑而癒。

註：以上二症例曾在日本醫學期刊《漢方の臨床》發表，上文為節略版。

(1)陳曉明，新型コロナウイルス感染後嗅覚消失に麗沢通気湯加味が有効であった1例・漢方の臨床・68卷・6號，2021，P627～631

(2)陳曉明，昇陽益胃湯加味がCOVID-19感染後に倦怠感が続く症狀に有効と考えられた1例・漢方の臨床・68卷・7號，2021，P809～812

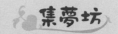

方脈小品
中醫各科臨床診治要點

出版者●集夢坊

作者●陳曉明

印行者●全球華文聯合出版平台

總顧問●王寶玲

出版總監●歐綾纖

副總編輯●陳雅貞

責任編輯●林詩庭

美術設計●陳君鳳

內文排版●王芋崴

國家圖書館出版品預行編目（CIP）資料

方脈小品：中醫各科臨床診治要點／陳曉明 著
-- 新北市：集夢坊出版，采舍國際有限公司發行
2022.1　面；　公分
ISBN 978-626-95375-1-8（平裝）
1.中醫　2.臨床醫學

413.2　　　　　　　　　110018712

台灣出版中心●新北市中和區中山路2段366巷10號10樓

電話●(02)2248-7896　　　　傳真●(02)2248-7758

ISBN●978-626-95375-1-8　　出版日期●2022年1月初版

郵撥帳號●50017206采舍國際有限公司（郵撥購買，請另付一成郵資）

全球華文國際市場總代理●采舍國際 www.silkbook.com

地址●新北市中和區中山路2段366巷10號3樓

電話●(02)8245-8786　　　　傳真●(02)8245-8718

全系列書系永久陳列展示中心

新絲路書店●新北市中和區中山路2段366巷10號10樓　　　電話●(02)8245-9896

新絲路網路書店●www.silkbook.com　　　　華文網網路書店●www.book4u.com.tw

跨視界‧雲閱讀 新絲路電子書城 全文免費下載 silkbook○com
新‧絲‧路‧網‧路‧書‧店

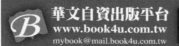